S0-AYS-375

DISCARDED BY
BURLINGTON PUBLIC LIBRARY

Cómo ayudar

a los niños

con

problemas de lenguaje

y auditivos

Dra. Patricia McAleer Hamaguchi

Cómo ayudar

a los niños

con

problemas de lenguaje

y auditivos

AGUILAR

Burlington Public Library
820 East Washington Ave.
Burlington, WA 98233

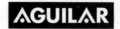

Título original: *Childhood, Speech, Language & Listening Problems*
Edición original: 2001, por John Wiley & Sons, Inc.
Traducción: Fernando Álvarez del Castillo

Copyright © 1995, 2001 por Patricia McAleer Hamaguchi

De esta edición:
D. R. © Aguilar, Altea, Taurus, Alfaguara, S.A. de C.V., 2002
Av. Universidad 767, Col. del Valle
México, 03100, D.F. Teléfono 54 20 75 30

Distribuidora y Editora Aguilar, Altea, Taurus, Alfaguara, S. A.
Calle 80 Núm. 10-23, Santafé de Bogotá, Colombia.
Santillana S. A.
Torrelaguna 60-28043, Madrid, España.
Santillana S. A.
Av. San Felipe 731, Lima, Perú.
Editorial Santillana S. A.
Av. Rómulo Gallegos, Edif. Zulia 1er. piso
Boleita Nte., 1071, Caracas, Venezuela.
Editorial Santillana Inc.
P.O. Box 19-5462 Hato Rey, 00919, San Juan, Puerto Rico.
Santillana Publishing Company Inc.
2043 N. W. 87 th Avenue, 33172. Miami, Fl., E. U. A.
Ediciones Santillana S. A. (ROU)
Cristóbal Echevarriarza 3535, A.P. 1606, Montevideo, Uruguay.
Aguilar, Altea, Taurus, Alfaguara, S. A.
Beazley 3860, 1437, Buenos Aires, Argentina.
Aguilar Chilena de Ediciones Ltda.
Dr. Aníbal Ariztía 1444, Providencia, Santiago de Chile.
Santillana de Costa Rica, S. A.
La Uruca, 100 mts. Este de Migración y Extranjería, San José, Costa Rica.

Primera edición: octubre de 2002

ISBN: 968-19-1157-1

D. R. © Diseño de cubierta: Francisco Fidalgo
Diseño de interiores: Times Editores, S.A. de C.V.

Impreso en México

Todos los derechos reservados. Esta publicación no puede ser reproducida, ni en todo ni en parte, ni registrada
en o transmitida por un sistema de recuperación de información, en ninguna forma ni por ningún medio, sea mecánico,
fotoquímico, electrónico, magnético, electroóptico, por fotocopia o cualquier otro, sin el permiso previo, por escrito,
de la editorial.

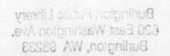
Burlington Public Library
620 East Washington Ave.
Burlington, WA 98233

A mi esposo, Norihito, por su apoyo
y paciencia en la realización de este proyecto.
Y a mi padre, Frank McAleer, quien me enseñó el poder
de las palabras,
y a mi madre, Joan McAleer, quien me enseñó
la importancia de escuchar.

Índice

Agradecimientos

Quisiera agradecer a las siguientes personas por su ayuda en la realización de este proyecto: a mi esposo Norihito, quien soportó (sin quejarse) que le preparara la cena deprisa para sentarme a escribir por las noches. A mi agente Alison Picard, por su aliento y profesionalismo. A mi primera editora, Judith N. McCarthy, por su sensibilidad con el tema y su dedicación para elaborar un libro de calidad. A mi hermana Jennifer Mayo, cuya necesidad de contar con información sobre los problemas de lenguaje y habla en los niños me sirvió de inspiración. A mi familia y amigos que no me vieron o no pudieron hablar conmigo durante el tiempo en que escribía este libro, y que aún me llamaban cuando lo terminé: mamá, papá, Jen, Sue, Keith, Frank, Heather, Janet, Gina H., Gina M., Janine, Viki, Pam y Mary. A mi colega Judy Albert, quien me brindó su valiosa opinión como madre y patóloga del lenguaje. A mi ex jefe, el Dr. Norman Bond, quien me asesoró en el uso de la computadora y me apoyó a lo largo de este proyecto. A la ex directora de mi escuela, Cheryl Dwyer, quien comprendió por qué debía abandonarla durante muchos días cuando bien pude haber fungido en algún otro comité (estoy bromeando, Cheryl). A Ken Albanese, editor de *Communication Ex-*

change, quien me proporcionó información sobre los servicios de terapia de lenguaje en Canadá. A Gail Houle y Rod Pelton, del Departamento de Educación en Washington, D. C., quienes amablemente me dispensaron su tiempo para responder una larga lista de preguntas. A Bonnie Pike, Bernice Albert y Susan Karr, de la Asociación Americana de Habla, Lenguaje y Audición (ASHA, por sus siglas en inglés), quienes cuentan con muchos datos y me brindaron mucha información valiosa. Al Centro de Información Nacional para Niños y Jóvenes Discapacitados (NICHCY, por sus siglas en inglés), quienes atendieron amablemente mi solicitud de información. A Kelly Hicks, de la Asociación Canadiense de Patólogos de Habla, Lenguaje y Audición, quien me dedicó su tiempo para hablar. A la Dra. Keat-Jin Lee, quien revisó el libro desde el punto de vista médico. A la Dra. Sandra Holley por su apoyo, a pesar de estar muy ocupada. A Kathy Kelly y Jan Frietag, por revisar el libro desde el punto de vista de los padres. Finalmente, y quizá de manera más importante, a los muchos padres con los que he trabajado y que me encomendaron la responsabilidad de ayudar a sus hijos con sus problemas de habla, lenguaje y audición. Me considero privilegiada por haber tenido la oportunidad de conocerlos y tratar a sus hijos. Espero responder sus preguntas en este libro.

Quiero agradecer especialmente a mi hermana Sue por sus revisiones del manuscrito y a mi hermana Heather McAleer por ayudarme a revisar las fuentes. Gracias a la Dra. Henriette Langdon, de la Universidad Estatal en San José, por sus sugerencias sobre temas bilingües; a Cindy Klein, de la organización Adopción Internacional, por intercambiar ideas conmigo sobre temas relacionados con la adopción; al Dr. Michael Wynne, por su asistencia en la investigación; y a Keith Christopher de la Asociación Canadiense de Patólogos de Habla, Lenguaje y Audición, por su información actualizada sobre la práctica en Canadá. Ante todo, estoy eternamente agradecida con mis hijos, Justin y Sara, quienes soportaron mi lejanía durante muchos fines de semana, mientras estaba en mi oficina, escribiendo.

Introducción

A veces, cuando trato de pensar en lo que quiero decir, mmh...
las palabras se... mmh... se mezclan en mi cabeza...
Cuando la maestra me pregunta algo en clase,
no puedo pensar en la respuesta lo suficientemente rápido,
por lo que... mmh... le digo que no sé...
Me gustaría no ser tan estúpido.

Jared, nueve años.

A veces no comprendo de qué habla la señorita Rodríguez.
He escuchado esas palabras antes, pero se me olvida qué significan.
No me gusta escribir las palabras en mis oraciones. Como que sé lo que
significan, pero no exactamente. Cuando leo un cuento,
no entiendo lo que está pasando. Y cuando tengo que presentar mis
exámenes, se me olvida todo. Los nombres de las personas y los lugares
se parecen mucho. Quizá mi maestra tenga razón:
si me dedicara, podría sacar mejores calificaciones.

Janet, diez años.

La Caperucita es acerca de un lobo y-y-y se puso las ropas de la abuelita y es que ella está recogiendo unas flores y no sabe quién es él, porque él está —mmh— ella está en el clóset y está muy asustada... Ella pensó que era ella, pero estaba equivocada, y el lobo la persiguió... Ese juego que está en la repisa... ¿es tuyo?

Michelle, siete años.

Ayer, la señorita Sauer nos estaba diciendo lo que debíamos hacer, y no pude recordar lo que dijo, por lo que le pregunté a Jamaal porque él es muy listo. Cuando me sorprendió preguntándole, se puso muy enojada y me dijo que debía prestar más atención, pero es que las palabras se escapan de mi cabeza como si fueran un pájaro.

Tamina, cinco años.

Jessica es una niña muy inteligente, y yo sé que no puede haber nada mal en ella. ¡Además, le hemos dado mucha estimulación, desde la etapa en que estaba en mi vientre! De cualquier forma, mi hermana me dijo que la niña debería decir más palabras a sus dos años y medio de edad. El pediatra no parece preocupado, así que creo que esperaré unos años para ver si se recupera sola.

Mamá de Jessica, dos años y medio de edad.

Sé que Tatiana es una niña inteligente. Obtiene siempre diez en matemáticas y es muy buena en arte, música y educación física. Me parece que esas clases le gustan más. Pero en los temas relacionadas con el lenguaje, se sienta a mirar la página durante la mitad de la clase. Si la apuro, escribe unas cuantas palabras de vez en cuando, pero es como si le estuvieran sacando una muela. Si tuviera alguna discapacidad para el aprendizaje, no sería tan buena lectora... ¿verdad? Me imagino que simplemente es floja.

F.G., maestra.

Casi siempre puedo entender lo que Ben quiere. Hemos desarrollado una especie de código. Por ejemplo, cuando dice "goge", quiere que lo lleve a alguna parte en el coche. Me siento triste cuando otras personas no le comprenden, pero nos hemos acostumbrado a traducir lo que dice.

Eso no representa un problema para nosotros, así que... ¿para qué tomarnos la molestia de someterlo a la terapia del lenguaje? No quisiera que él se sintiera diferente a los otros niños. Además, he escuchado que muchos niños superan este problema. Si él no lo logra, podrán atenderlo cuando llegue al jardín de niños.

Papá de Ben, cuatro años de edad.

Éstas son las palabras de algunos niños con problemas de comunicación y de adultos con quienes conviven. Si te resultan familiares, entonces has encontrado el libro que buscabas. Escribí este libro pensando en padres como tú. Quizá sospechas, pero no estás seguro, que tu hijo o hija tiene algún problema de habla, lenguaje o audición. O probablemente ya estás seguro, pero te gustaría entenderlo mejor o tener más información. Si cuentas con mayor información, estás en mejores condiciones para mejorar la vida de tu hijo. Porque independientemente de los maestros y especialistas, que desempeñan un papel importante en la vida del niño, los padres deben conocer mejor que nadie las *necesidades* de sus hijos. ¡Tú eres el mejor especialista en tu hijo!

Este libro trata sobre los problemas de habla, lenguaje y audición más comunes en los niños; sin embargo, no aborda los casos en que dichos problemas tienen una causa psicológica o psiquiátrica. Si los problemas de tu hijo son de esa naturaleza, hay muchos otros libros escritos por expertos en psicología y psiquiatría infantil que pueden ayudarte. Por otra parte, aunque el término "lenguaje" se refiere también a las habilidades de leer, escribir y tener buena ortografía, en este libro nos referimos únicamente al lenguaje oral. Dado que la lectura y escritura se relacionan con otras áreas (como la capacidad de percepción visual y la coordinación motora), otros profesionales expertos en estos temas los abordan mejor.

Si sospechas o te han dicho que tu hijo tiene un problema de habla, lenguaje o audición, debes saber que no estás solo. Las estimaciones más recientes señalan que más de un millón de niños (1 050 975) entre los seis y los 21 años de edad reciben educación especial relacionada con el habla y el lenguaje en las escuelas públicas de los Estados Unidos. Sin embargo, esta cifra representa sólo una quinta parte de los niños que reciben servicios de educación especial.

En los Estados Unidos, son 559 902 los niños entre los tres y cinco años de edad que reciben alguna clase de educación especial, además de 187 384 niños menores de tres años de edad (de acuerdo con el *Vigésimo Reporte Anual del Congreso sobre la Implementación de la Ley, IDEA, 1998*). Además de esos niños, seguramente hay más que podrían recibir el beneficio de los servicios de terapia o que optan por una terapia particular en vez de utilizar los servicios públicos.

Nota sobre las definiciones

La fórmula básica que resume este libro es C=H+L+A o Comunicación es igual a Habla más Lenguaje más Audición. "Habla" es el proceso mediante el cual producimos sonidos cargados de significado o palabras; "lenguaje" es el contenido del habla, el significado de las palabras; "audición" es el proceso de recepción y comprensión de dichas palabras. He intentado utilizar terminología común a la mayoría de la gente, pero que al mismo tiempo resulte aceptable desde el punto de vista profesional. Por ejemplo, los que llamo "padecimientos de la audición" son profesionalmente conocidos como "desórdenes auditivos" o "déficit en la recepción del lenguaje". Tendrás que soportar un poco de jerga técnica en estas páginas, pero intentaré traducirla conforme avancemos. En todo caso, el aprendizaje de ese vocabulario te ayudará a entender mejor los problemas de comunicación de tu hijo.

Cómo usar este libro

La primera parte contiene información general que todo padre que tiene (o pudiera tener) un hijo con problemas de comunicación necesita conocer. El capítulo 1 contiene una presentación del tema y las definiciones de habla, lenguaje y audición. En ese apartado explicamos la manera como los niños aprenden a comunicarse —además de definir el papel de los padres en dicho proceso— e identificamos las habilidades y conductas comunes a niños de diferentes edades. El capítulo 2 te indica cuándo debes buscar ayuda profesional y detalla las señales de alarma sobre problemas potenciales de tu hijo. El capítulo 3 te orienta sobre qué tipo de especialista debes consultar y describe los servicios que ofrecen diversas instituciones (escuelas, hospitales, clínicas privadas, etcétera). También te guía en el proceso de evaluación que a menudo resulta poco claro. Ofrecemos una explicación de los datos y la jerga contenida en el reporte de evaluación en el capítulo 4. Este último apartado también describe qué ocurre tras la evaluación, es decir, cuáles son tus responsabilidades y las opciones de terapia que tienes a tu disposición. Es probable que quieras leer cuidadosamente la primera parte de este libro.

La segunda parte aborda con mayor detalle problemas de comunicación específicos. Quizá quieras ser más selectivo al leer estos capítulos; en todo caso debes recordar que los padecimientos descritos se encuentran interrelacionados (C=H+L+A). Los capítulos 5, 6 y 7 abordan los temas de habla, lenguaje y audición, respectivamente. Explico el diagnóstico, características y tratamiento. Describo la manera como tu hijo puede ser afectado socialmente, en la escuela y el hogar, y la forma como puedes ayudarlo a sobreponerse y mejorar. El capítulo 8 contiene información sobre las causas o padecimientos relacionados con los problemas de habla, lenguaje y audición, como la intoxicación por plomo, las infecciones frecuentes del oído, los golpes en la cabeza, la fisura palatina, el síndrome de Down, el autismo, la parálisis cerebral y otros.

Los niños con problemas de habla, lenguaje o audición pueden enfrentar menos frustraciones, inseguridad o sentimientos de culpa por sus limitaciones si se les diagnostica y somete a tratamiento, y si la familia se informa y le brinda su apoyo. ¡Ningún niño debe tener miedo de ir a la escuela o de sostener una simple conversación! Tú puedes hacer mucho para ayudar a tu hijo a adaptarse y alcanzar su desarrollo pleno.

Primera parte
Lo que debes saber y cómo obtener ayuda

1

Habla, lenguaje y audición: cómo se desarrollan

Cuando dijiste "Buenos días" esta mañana y alguien te respondió de la misma forma, dicho intercambio de saludos no te pareció singularmente complicado. De hecho, en ese momento utilizaste tus facultades, muy desarrolladas, de habla, lenguaje y audición; todas éstas conforman tu habilidad para comunicarte. Como padre o madre de familia es importante que recuerdes que la comunicación no siempre es tan sencilla para tu hijo como lo es ahora para ti como adulto. Después de leer este capítulo tendrás una percepción más clara del complejo proceso por el cual el niño aprende a comunicarse de manera efectiva.

Los niños comienzan ese proceso hacia la comunicación efectiva tan pronto como nacen. Sin embargo, el progreso tiene lugar a ritmos diferentes. Algunos pasan rápidamente de pronunciar palabras sencillas a formar oraciones completas e inteligibles. Otros niños avanzan más lentamente, mediante pequeños pasos, agregando gradualmente palabras a su vocabulario y utilizándolas para formar oraciones. A menudo, ambos grupos alcanzan su meta —aprender a comunicarse bien— a su debido tiempo, sin necesidad de atención especial. Pero los miembros de un tercer grupo requieren de ayuda adicional.

¿Cómo se ha desarrollado el proceso de comunicación de tu hijo o hija? ¿Pertenece a alguno de los primeros dos grupos, es decir, ha progresado de manera "normal"?

Cuando nos referimos al desarrollo en la infancia, la palabra "normal" tiene la connotación de "bueno" y "correcto", quizá porque el término "anormal" no es el adjetivo con que quisiéramos referirnos a nuestros hijos. Es preciso que comprendas que los educadores y terapeutas utilizan la palabra "normal" con un significado estadístico, no valorativo, como sinónimo de "típico" o "promedio". Los estándares de desarrollo a que los especialistas se refieren como "normales" fueron establecidos tras muchos años de estudiar a niños sin discapacidades como la sordera o la parálisis cerebral. Dentro de los parámetros de lo normal encontrarás una amplia variedad de estándares.

¿Cómo es posible que dos niños con diferentes habilidades de lenguaje sean considerados "normales"? Esto se debe a que, incluso en un mismo grupo de edad, cada niño tiene su propio ritmo de desarrollo. Por ejemplo, Roberto puede tener, antes de cumplir dos años, la capacidad de expresión que corresponde al grupo de dos a tres años de edad, mientras que Mark puede comenzar a demostrar esas mismas habilidades al acercarse a su tercer cumpleaños. Ambos niños pertenecen a la categoría "normal". El solo hecho de que dos niños de la misma edad tengan diferentes habilidades para comunicarse no significa que uno de ellos tenga un problema, especialmente en los grupos de niños más pequeños.

Más adelante explicaré la manera como los niños aprenden a comunicarse. Después abordaré las etapas de la comunicación en los diferentes grupos de edades, desde el nacimiento hasta la adolescencia. Pero es necesario que establezcamos previamente un vocabulario común. De la misma forma en que nosotros, los especialistas, tenemos nuestra propia definición de lo normal, también poseemos nuestro propio concepto de la comunicación. De hecho, ese concepto es muy similar al de la mayoría de la gente. Es posible comprenderlo mejor si consideramos sus tres componentes más importantes: el habla, el lenguaje y la audición. El primer paso para comprender los problemas de tu hijo consiste en conocer esos componentes, por lo que debes familiarizarte con ellos para poder ayudarlo.

¿Qué es el habla?

El habla se compone de los sonidos que emitimos con nuestra boca y que toman la forma de palabras. Puedes darte cuenta de qué tan complejo es el proceso del habla cuando lo estudias con detalle o cuando experimentas la pérdida de la capacidad de hablar sin esfuerzo.

Es preciso que ocurran muchas cosas para que podamos hablar:

☞ El cerebro debe crear la idea que desea comunicar a otra persona.

☞ El cerebro debe enviar esa idea a la boca.

☞ El cerebro debe decirle a la boca qué palabras pronunciar y qué sonidos componen dichas palabras. A esta información se incorpora el patrón de entonación y el acento en las sílabas.

☞ Además, el cerebro debe enviar las señales adecuadas a los músculos que producen el habla, es decir, aquellos que controlan la lengua, los labios y la mandíbula.

☞ Estos músculos deben poseer la fuerza y coordinación necesarias para ejecutar las órdenes del cerebro.

☞ Los pulmones deben tener suficiente aire y los músculos del pecho deben ser lo suficientemente fuertes para hacer que las cuerdas vocales vibren. El aire debe ser expulsado para producir el habla.

☞ Las cuerdas vocales deben encontrarse en buenas condiciones para que el habla resulte lo suficientemente clara y fuerte para ser escuchada.

☞ Las palabras deben ser monitoreadas por nuestro sentido del oído. Esto nos permite revisar lo que se dice y escuchar nuevas palabras, que después imitaremos en otras situaciones. Si no escuchamos las palabras con claridad, el habla será igualmente confusa cuando las emulemos.

☞ Es preciso que otra persona tenga interés en comunicarse con nosotros y escuchar lo que decimos. Si nadie nos escucha, no tiene sentido hablar.

Para la mayoría de los niños, estos procesos tienen lugar de manera natural, si reciben la estimulación adecuada y sin que intervenga el pensamiento consciente. Para algunos, esta secuencia se interrumpe en algún punto. Una vez que identificamos la causa de esa interrupción, las demás etapas pueden ejecutarse de manera directa y consciente.

¿Qué es el lenguaje?

El lenguaje es el contenido de lo que se habla, escribe, lee o comprende. El lenguaje también puede ser transmitido por medio de gestos, como en el caso del lenguaje corporal o del lenguaje de señas. Se clasifica en dos áreas: receptivo y expresivo. La habilidad para comprender el habla o los gestos de otra persona se llama *lenguaje receptivo*. La habilidad para crear un mensaje hablado que otros puedan comprender se llama *lenguaje expresivo*.

Para que los niños puedan comprender y utilizar el lenguaje hablado de manera inteligible, debe ocurrir lo siguiente:

☞ Sus oídos deben escuchar lo suficientemente bien para que el niño distinga una palabra de otra.

☞ Alguien debe enseñarles lo que significan las palabras y la manera en que se construyen las oraciones.

☞ Los oídos deben escuchar los patrones de entonación, los acentos y los patrones de las oraciones.

☞ El cerebro debe tener la suficiente capacidad intelectual para procesar el significado de palabras y oraciones.

☞ El cerebro debe ser capaz de almacenar toda esa información para producir una respuesta.

☞ El cerebro debe tener una forma de recrear palabras y oraciones escuchadas previamente si desea comunicar una idea a otra persona.

☞ Los niños deben tener la capacidad física de hablar, para que las palabras utilizadas puedan ser escuchadas y comprendidas.

☞ Los niños deben tener la necesidad psicológica o social y el interés de utilizar esas palabras y comunicarse con otras personas.

☞ Otra persona interesada debe ayudarles en sus intentos de comunicarse.

Puede decirse que los niños con problemas de lenguaje receptivo tienen *problemas de audición*, dado que la audición es la manera más común de recibir la información del lenguaje. Es el "canal de entrada" de nuestro cerebro. Un niño con problemas de lenguaje receptivo puede encontrar que ciertas actividades —por ejemplo prestar atención a las lecciones de clase, comprender las historias que escucha o lee, mantener una conversación o recordar las instrucciones recibidas de manera oral— resultan frustrantes.

Si el lenguaje receptivo del niño no se ha desarrollado, el proceso de aprendizaje del lenguaje se detiene antes de comenzar. Los padres suelen preocuparse más si su hijo no habla de la manera esperada; los patólogos del lenguaje necesitan saber si el niño escucha con claridad y si entiende el lenguaje. De otra manera el habla (lenguaje expresivo) no se desarrollará. Ésa es la razón por la que la terapia "del habla y el lenguaje" a menudo se enfoca a la tarea de fortalecer el lenguaje receptivo, aun si lo que nos preocupa es que el niño no hable adecuadamente.

El habla es el proceso físico de formar palabras; el lenguaje expresivo es aquello que el habla crea; "el canal de salida" o producto. Aun cuando tengamos la capacidad para producir sonidos comprensibles, no podremos comunicarnos si dichos sonidos carecen de significado para los demás. Debemos utilizar palabras que otras personas puedan comprender y reunirlas en oraciones con orden y secuencia. Dichas palabras y oraciones pueden ser expresadas de manera oral, escrita o mediante gestos.

Los niños con problemas de lenguaje expresivo pueden utilizar las palabras de manera incorrecta (por ejemplo, "Él se caer"); pueden tener dificultades para organizar y ordenar sus pensamientos, así como para aprender los nombres de las cosas; es posible que no les guste mantener conversaciones largas. También es común que los niños con problemas de lenguaje expresivo tengan dificultades para pronunciar las palabras.

Muchos niños tienen dificultades tanto con el lenguaje receptivo como con el expresivo. También es posible que tengan mermadas sus facultades auditivas, toda vez que éstas son necesarias para percibir y desarrollar el lenguaje.

¿Qué es la audición?

La audición es el proceso de oír y comprender lo que se dice. De la misma forma que con el habla, deben ocurrir muchas cosas para que podamos escuchar:

☛ Las ondas sonoras deben transmitir las palabras expresadas hasta nuestros oídos.

☛ El sonido debe viajar a través de los canales auditivos externos sin obstrucción.

☛ El sonido debe pasar a través del tímpano y el oído medio sin ser distorsionado por los fluidos producto de los catarros, las infecciones o las alergias.

☛ El sonido debe viajar a través del oído interno, que también debe funcionar de manera adecuada.

☛ El sonido viaja al cerebro por conducto del nervio auditivo.

☛ El cerebro intenta comparar lo que escucha con los sonidos y palabras previamente almacenados, para encontrar el sentido del mensaje.

La buena audición es una parte tan importante del proceso de comunicación como lo es hablar con claridad y elegir las palabras correctas, porque la comunicación es un proceso de dos sentidos. Una persona envía un mensaje que, en condiciones ideales, será recibido por otra de la manera en que la primera se lo propuso. ¿A quién le gusta hablar con alguien que no presta atención a lo que se le dice? ¿A quién le gusta repetir las cosas una y otra vez sin obtener la respuesta deseada? ¿A quién le gusta que no lo entiendan? A nadie, desde luego. Un niño con problemas de audición puede ser un reto para tu paciencia, pero es probable que se encuentre aún más frustrado que tú.

La frustración de tu hijo puede manifestarse en conductas que suelen ser malinterpretadas, como si te ignorara, no prestara atención o fuera tonto. Un niño con problemas de audición tendrá dificultades para adaptarse al medio escolar, porque gran parte de la información que los maestros transmiten a los estudiantes debe ser escuchada. Sin embargo, con ayuda apropiada, el niño puede aprender a adaptarse y a mejorar sus facultades auditivas.

Si el cerebro no puede mantenerse enfocado durante el tiempo necesario para llevar a cabo las tareas de escuchar y traducir la información, el mensaje se perderá. Esto es lo que ocurre con los problemas de la *memoria auditiva*. En el caso de *deficiencia de atención* el cerebro trabaja en demasiados proyectos a la vez y no puede dedicar tiempo suficiente a un mensaje para terminar de comprenderlo. Si el cerebro tiene dificultades para almacenar la información anterior, no sabrá cómo incorporar la nueva información o encontrarle sentido. El resultado puede ser un problema de *comprensión auditiva* o de *procesamiento auditivo*. Los anteriores son sólo algunos ejemplos de los padecimientos de la audición.

¿Cómo aprenden a comunicarse los niños?

Es posible que pienses que la comunicación comienza con las primeras palabras del niño, pero es necesaria mucha preparación antes de que pronuncie la primera palabra.

La comunicación comienza contigo

Los bebés necesitan que alguien interactúe con ellos y los aliente cariñosamente. Poner a un bebé frente al televisor es una forma de exponerlo al lenguaje, pero se trata de un proceso pasivo. El bebé necesita involucrarse de manera activa con la gente para que la experiencia de la comunicación adquiera un significado. No es posible exagerar la importancia del interés y la interacción de los padres con los hijos en el desarrollo de las facultades de comunicación de estos últimos.

Los receptores en el cerebro de un niño requieren de estimulación, especialmente durante los primeros años de aprendizaje. Dichos receptores son estimulados cuando el niño es acariciado, cuando se le habla y se le muestran imágenes, objetos, lugares y personas. Sin estos estímulos es posible que el niño tenga retrasos en su aprendizaje o problemas de habla, lenguaje o audición.

El estímulo de los padres puede representar la diferencia entre un niño cuya capacidad para comunicarse está por debajo o por encima del promedio. La información tiene que encontrar una forma de llegar al cerebro. Si nadie ayuda a que la información penetre, el cerebro no estará en condiciones de procesarla una vez que el niño asista a la escuela. Desafortunadamente, muchos niños tienen problemas de comunicación, independientemente de la cantidad o calidad de la estimulación temprana.

El proceso de comunicación y aprendizaje

Los bebés practican utilizando sus cerebros para producir los sonidos que emiten. En los más pequeños, dichos sonidos adoptan la forma del llanto. Conforme los pulmones y bocas de los bebés desarrollan

Burlington Public Library

fuerza y control, pueden modular el llanto. Aprenden a intensificar el llanto cuando se encuentran realmente molestos y a moderarlo cuando sólo se encuentran incómodos o cuando tienen hambre.

Entre los tres y los seis meses de edad, los bebés "experimentan" el hacer ruidos con su boca y descubren que pueden "bablear", producir sonidos que a menudo llaman la atención de las personas que los rodean. Si se dan a notar, lo harán muchas veces. Encuentran más divertido aún que la gente repita los sonidos que ellos emiten. Los bebés escuchan las palabras que la gente dice y tratan de entender lo que significan.

Otros acontecimientos que tienen lugar durante el desarrollo, como comer alimentos sólidos, adoptar ciertas conductas de juego y mantener buena salud física, también pueden desempeñar un papel importante en el proceso de aprendizaje-comunicación. Debes familiarizarte con esas etapas del desarrollo. Se han escrito varios libros, por ejemplo los del Dr. Spock y T. Berry Brazelton, que las abordan detalladamente.

A veces un problema en una de esas áreas puede afectar el ritmo de desarrollo del habla y el lenguaje del niño. Por ejemplo, si llevan a mi consultorio un niño que ha padecido frecuentes infecciones en el oído acompañadas de un retraso en el habla, concibo la sospecha de que hay fluidos residuales en el oído medio. Es necesario buscar una solución médica a este problema para que se desarrolle un habla comprensible. En ese caso les pediría a los padres que llevaran al niño con un audiólogo y un otorrinolaringólogo (médico de oído, nariz y garganta). Si el niño tiene problemas para comer y caminar, además de para pronunciar palabras, es posible que exista un problema del sistema motriz (dificultad para mover los músculos de manera normal). En ese caso remitiría a la familia a un terapeuta físico u ocupacional, o incluso a un neurólogo.

Tu hija o hijo debe ser visto siempre de manera integral. Si nos enfocamos de manera exclusiva en una parte individual del niño, no

Burlington Public Library

podemos saber si las demás partes funcionan como deberían hacerlo. Por esa razón es una buena idea realizar evaluaciones en equipo, especialmente para los niños muy pequeños y los que están en edad preescolar.

Las etapas principales de desarrollo del habla, el lenguaje y la audición

Es probable que tu hijo adopte las conductas que referimos a la edad señalada en las siguientes listas. Puedes utilizarlas como una guía general. Como dijimos antes, cada niño es único. Si la conducta de tu hijo es similar a la que describimos para su edad, no debes preocuparte. Si no ha desarrollado algunas de las habilidades que mencionamos, lee el capítulo 2 para saber si necesitas consultar a un especialista.

Del nacimiento a los tres meses de edad

☞ Reacciona a ruidos repentinos mediante el llanto o el movimiento corporal.

☞ Reacciona ante los objetos familiares, como el biberón o gente conocida, como sus padres.

☞ Muestra diferencias entre el llanto producido por el dolor y por el hambre.

☞ Hace ruidos con la boca, emite vocales prolongadas con cambios en la entonación ("¡Ahhhh-AH-aaah!").

☞ Fija la vista en los objetos.

De tres a seis meses de edad

☛ Comienza a balbucear, utiliza sílabas formadas por una consonante y una vocal ("¡baa-ba-BA-ba-ba!") y cambia la entonación.

☛ Se ríe y demuestra placer cuando está contento.

☛ Gira la cabeza para localizar el origen de un sonido.

☛ Reacciona cuando escucha su nombre.

☛ El volumen de sus llantos y balbuceos es más alto que antes.

☛ Expresa placer cuando ve el biberón o los senos de su madre.

De seis a nueve meses de edad

☛ Comienza a comprender palabras sencillas como "no" y voltea para mirar a los miembros de la familia cuando alguien dice su nombre.

☛ Ocasionalmente balbucea de manera cantarina.

☛ Reduce el balbuceo a dos sílabas, que en ocasiones suenan de manera similar a palabras como "mamá", aunque generalmente no comprende aún el significado.

☛ Comprende las expresiones del rostro y reacciona a las mismas.

☛ Intenta realizar gestos para responder a "hola" o "adiós".

☛ Mueve la cabeza para decir "no".

☛ Usa más y más sonidos cuando balbucea, como las sílabas "da", "ba", "ca", "pa", "ma" y "gua".

De nueve a 12 meses de edad

☞ Se divierte balbuceando y emulando sonidos sencillos.

☞ Comienza a decir "mamá", "papá" o en ocasiones alguna otra palabra.

☞ Comienza a comprender que las palabras representan objetos.

☞ Farfulla en voz alta.

☞ Reacciona a la música.

☞ Ofrece o busca un juguete u objeto común cuando se le pide.

☞ Imita sonidos comunes de los animales.

☞ Hace gestos para pedir algo.

☞ Voltea a mirar inmediatamente hacia el punto donde se origina un sonido.

☞ Observa e imita lo que tú haces.

De 12 a 18 meses de edad

☞ Comprende entre 50 y 75 palabras.

☞ Usa de tres a 20 palabras "verdaderas", aunque no las pronuncia con total claridad.

☞ Señala hacia el lugar correcto o responde ("cama") cuando se le hace una pregunta ("¿Dónde está tu almohada?").

☞ Señala hacia objetos conocidos cuando se les menciona.

☞ Señala algunas partes de su cuerpo, como los ojos o la nariz.

☞ Balbucea y dice palabras sin sentido cuando señala algo.

☞ Sigue instrucciones sencillas de una sola etapa.

☞ Usa palabras como "más", "se terminó", "mío" y "abajo".

☞ Imita palabras.

☞ Pronuncia algunas palabras comprensibles.

☞ Expresiones típicas de esta edad:

"¡Mamá!"

"¡No!"

"¡Papá, ven!"

"Futa" ("fruta")

"Dame"

"Plota" ("pelota")

"illo-entes" ("cepillo de dientes").

De 18 meses a dos años de edad

☞ Entiende cerca de 300 palabras.

☞ Utiliza cerca de 50 palabras comprensibles, principalmente nombres.

☞ Se expresa a menudo con palabras "verdaderas", pero aún balbucea y en ocasiones usa sonidos carentes de sentido.

☞ Quiere escuchar la misma historia una y otra vez.

☞ Usa un patrón de entonación ascendente para enfatizar que formula una pregunta.

☞ Mueve la cabeza para responder "sí" o "no" ("¿Quieres más leche?").

☞ Obedece dos órdenes relacionadas ("Sube a tu cuarto y trae tu biberón").

☞ Comienza a utilizar algunos verbos ("ir") y adjetivos ("grande").

☞ Une dos palabras diferentes para formar una sola ("allabajo").

☞ Comienza a preguntar "¿Queseso?" ("¿Qué es eso?").

☞ Frecuentemente es difícil entender lo que dice.

☞ Pronuncia su nombre cuando se le pregunta.

☞ Se te une al cantar rondas o canciones para niños, pero a menudo balbucea y sólo comprende una o dos palabras.

☞ Habla haciendo pausas entre las palabras.

☞ Expresiones típicas de esta edad:

"Pero malo" ("Perro malo")

"Vete aquí" ("Vete de aquí")

"No, mamá".

"¡Mira... caballito... papi!"

"Sammich... meno... mami" ("Sandwich bueno, mami")

"¿Momir ahora?" ("¿Dormir ya?")

"¿Mamos tena?" ("¿Vamos a la tienda?").

De dos a tres años de edad

☞ Comprende cerca de 900 palabras.

☞ Utiliza cerca de 500 palabras.

☞ Es posible comprender entre 50 y 70 % de lo que dice.

☞ Mira a los ojos mientras platica y ocasionalmente se distrae.

☞ Hace saber aquello que no le gusta cada vez más por medio de palabras y menos mediante rabietas o llanto.

☞ Quiere mostrarte cosas o llamar tu atención constantemente, utilizando palabras ("Mira, papi, ese cochecito").

☞ Entiende la diferencia entre un niño y una niña.

☞ Responde preguntas sencillas que comienzan con "quién", "dónde" y "qué" ("¿Quién maneja el camión de bomberos?").

☞ Comprende y usa preposiciones como "en", "para", etcétera.

☞ Comienza a formular preguntas "cerradas", es decir, que admiten como respuesta "sí" o "no". ("¿Está lloviendo?").

☞ Habla a solas cuando juega.

☞ Comienza a utilizar verbos como "ser" ("la pelota es roja").

☞ Comienza a conjugar el pretérito ("caminó", "pateó").

☞ A veces "tartamudea" cuando se emociona o repite palabras completas ("¿Puedo-puedo-puedo ir a jugar ahora?").

☞ Pronuncia los siguientes sonidos de manera consistente en las palabras: m, n, p, f, b, d, j, y.

☞ Expresiones típicas de esta edad:

"¡El coche de papi grandote!" ("¡El coche de papi es muy grande!").

"¿Mami puso eso abajo?"

"¡Oh, no! Mi vetido está sucio" ("¡Oh, no! Mi vestido está sucio").

"¿Queres un pátano, tía Paty?" ("¿Quieres un plátano, tía Paty?").

"¡No quero!" ("¡No quiero!").

"¡El conejo se comió la zanoria!" ("¡El conejo se comió la zanahoria!").

De tres a cuatro años de edad

☞ Comienza a utilizar los verbos "ser" o "estar" al comenzar las preguntas.

☞ Comprende cerca de 1 200 palabras.

☞ Utiliza cerca de 800 palabras.

☞ Mantiene el contacto visual de manera consistente durante las conversaciones.

☞ Hace muchas preguntas, generalmente las que comienzan con "qué" y "quién".

☞ Comprende conceptos relacionados con el tiempo, como "mañana", "hora de la comida" o "esta noche".

☞ Comprende palabras relacionadas con la posición, como "enfrente", "detrás", "arriba" y "abajo".

☞ Comienza a conjugar los verbos correctamente en el tiempo presente.

☞ Utiliza la conjunción "y".

☞ Utiliza el plural de forma consistente ("libros", "juguetes").

☞ Utiliza los verbos "ser" y "estar" con nombres en plural ("Los niños están jugando afuera").

☞ Inicia la conversación al realizar comentarios u observaciones.

☞ Formula muchas preguntas, en ocasiones la misma en un periodo corto.

☞ Comprende una trama sencilla de un libro de cuentos para niños.

☞ Se sienta y realiza una actividad entre diez y 15 minutos.

☞ "Duda" o "tartamudea" con menos frecuencia.

☞ Pronuncia los sonidos iniciales, intermedios y finales en las palabras, excepto aquéllas en que hay consonantes que se encuentran juntas, como "bl", "fr", "cr".

☞ Es posible comprender 70 u 80 % de lo que dice.

☞ Pronuncia correctamente el sonido de la c y de la g, pero en ocasiones distorsiona la s, la r y la l. Es posible que a veces no pronuncie bien la v, la ch y la j.

☞ Expresiones típicas de esa edad:

"La'raña está subiendo por el álbol" ("La araña está subiendo por el árbol").

"Papá, el gatito lompió el plato" ("Papá, el gatito rompió el plato").

"¿Va a venir mamá?"

"¿Dónde está el hop-sital?" ("¿Dónde está el hospital?").

"Ayer mi pero se comió seis galetas" ("Ayer mi perro se comió seis galletas").

De cuatro a cinco años de edad

☞ Comprende entre 2 500 y 2 800 palabras.

☞ Utiliza entre 1 500 y 2 000 palabras.

☞ Entre 80 y 90 % de su habla es comprensible.

☞ Describe escenas mediante oraciones completas.

☞ Inventa historias.

☞ Utiliza todos los pronombres correctamente: él, ella, yo, tú, su.

☞ Describe lo que se hace con objetos comunes.

☞ Se expresa mediante oraciones complejas que a menudo se relacionan.

☞ Utiliza los tiempos presente, pretérito y futuro ("sentarse, sentado, se sienta, se sentó, se sentará").

☞ Utiliza verbos irregulares ("anduvo, cayó") y nombres en plural (ferrocarriles) de manera inconsistente.

☞ Puede obedecer órdenes de tres etapas.

☞ Explica detalladamente acontecimientos que tuvieron lugar en el pasado.

☞ Conoce los antónimos como grande/pequeño, pesado/ligero.

☞ Juega y platica mucho.

☞ Puede repetir una oración de 10 a 12 sílabas.

☞ Escucha atentamente historias, conversaciones y películas.

☞ Puede pronunciar incorrectamente la s, r, l, v, ch, j y las combinaciones.

☞ Expresiones típicas de esa edad:

"Papi, quero ir a casa de Pepito después de comer porque tiene un nuevo coche con que quiero jugar".

"¿Es tuya esa bolsa? ¿Puedo *ber* (ver) lo que hay dentro?"

"¿Tienes chicle ahí?"

"Encontré todas estas canicas rojas en casa de Paco, mami.

¿Puedo quedarme con ellas? Quiero jugar con ellas un rato".

"¡Mira todas esas *ordillas* (ardillas) en la carretera!"

"Juanito cortó todo el papel".

De cinco a siete años de edad: la etapa de refinamiento

☛ Mejora la pronunciación, la estructura de las oraciones, el uso de las palabras, la capacidad de prestar atención y la memoria para seguir instrucciones.

☛ Incrementa su vocabulario; incorpora palabras nuevas a su habla espontánea.

☛ Vuelve a contar historias; explica más sus experiencias, de manera coherente y secuencial, y de forma más elaborada.

☛ Participa en discusiones de grupo y toma su turno en una conversación; sus comentarios se relacionan más con el tema de la misma.

☛ Comienza a aprender las relaciones del lenguaje: antónimos (grande/pequeño), sinónimos (grande/amplio), asociaciones (pan/mantequilla, lápiz/borrador) y clasificaciones (camisas, pantalones, calcetines pertenecen a la categoría "ropa").

☛ Expresiones típicas de esa edad:

"La semana pasada papi nos llevó al zoológico, a Levonne y a mí."

"¡Hubieras visto los monos y los elefantes!"

"En el camino de regreso pasamos al hospital para visitar a la Sra. Stro... strogin... hausen... algo así. Es una compañera de trabajo de mi papá."

"Tiene *numonía* (neumonía) y está muy enferma, así que tiene que quedarse otra semana en el *hopsital*."

43

Cuando los niños comienzan a ir a la escuela, el lenguaje se convierte en símbolos escritos, que son comprendidos mediante la lectura. Las palabras escritas forman oraciones e historias. Aquellos niños cuyo lenguaje oral es deficiente (más allá de los errores comunes que comete un niño de esa edad) corren el riesgo de tener problemas de lectura, escritura y ortografía. De cualquier manera, los maestros reciben entrenamiento para enseñar a los niños con el fin de satisfacer sus necesidades individuales. Por esa razón, a pesar de que los problemas de comunicación pueden representar un reto, pueden ser manejados con trabajo en equipo, creatividad y paciencia.

De los siete años hasta la adolescencia

☞ Posee un sistema de lenguaje funcional y abstracto.

☞ Demuestra tener habilidades acordes a su edad en la lectura, la escritura, el habla y la audición.

☞ Tiene menos titubeos al utilizar las palabras.

☞ Agrupa las oraciones para formar historias e ideas coherentes y descriptivas; quienes los escuchan no quedan confundidos.

☞ Domina las relaciones entre palabras (sinónimos, antónimos, asociaciones, clasificaciones, etcétera).

☞ Pronuncia palabras de varias sílabas correctamente, tras practicarlas varias veces.

☞ Comprende la información que escucha y lee cuando se le enseña y explica adecuadamente.

☞ Comprende y utiliza expresiones coloquiales ("tomar el pelo", "andar en la luna").

☞ Comprende tramas más complejas o profundas cuando lee, ve una película o un programa de televisión.

☛ Expresiones típicas de esa edad:

"No entiendo cómo construyeron este aparato, mamá".

"¿Crees que alguien se dé cuenta si me pongo mi playera vieja para ir al partido de basquetbol?"

A esa edad el lenguaje del niño refleja el de los adultos, aunque de manera más sencilla.

En resumen, éstas son las diferentes etapas que los niños deben atravesar a su manera, a su propio ritmo. El capítulo siguiente detalla las señales de alerta que pueden revelar que tu hijo tiene más problemas de lo normal en el desarrollo de sus habilidades de comunicación. Es importante que lo leas para averiguar la manera de reconocer esas señales y para que sepas qué hacer con el fin de ayudar a que tu hijo enfrente los problemas especiales.

2
¿Necesita ayuda tu hijo?
Las señales de alerta

Si tienes alguna duda sobre el desarrollo del habla, el lenguaje y la audición de tu hijo, siempre será mejor asegurarte y buscar ayuda profesional. Esto puede resultar muy simple, pero es importante. No tomes como un hecho que tu hijo "superará el problema", aunque muchos niños logran hacerlo con el tiempo. ¿Dónde puedes encontrar esa ayuda profesional? Probablemente en la escuela primaria local. Todos los sistemas de educación básica de Estados Unidos están obligados a realizar exámenes gratuitos a los niños si los padres lo solicitan aun antes de que el niño ingrese a la escuela. Esa obligación legal se deriva del "Acta sobre Educación para Individuos con Discapacidades" (IDEA, por sus siglas en inglés), que es la ley pública número 101- 476. No tienes nada que perder si buscas ayuda. Ni tú ni tu hijo pueden darse el lujo de esperar para saber si hay un problema.

En este capítulo explicaré por qué casi siempre es mejor obtener un diagnóstico profesional a edad temprana, y te ayudaré a identificar el momento en que debes hacer la primera visita al especialista. También describiré las señales de alerta sobre problemas de recepción y expresión de lenguaje y dividiré por grupos de edad las señales que indican la existencia de otros problemas de habla, lenguaje y audición.

Cuándo buscar ayuda

Generalmente los niños aprenden a hablar de manera natural al escuchar y repetir lo que oyen. Sin embargo, el aprendizaje del habla y el lenguaje no se producen de la misma manera en todos los niños. Es posible que tu hijo necesite un método diferente si tiene algún problema de habla o lenguaje. *Casi siempre* es mejor actuar cuanto antes.

Hay algunos casos en que *es mejor* no intervenir, especialmente cuando hay problemas de pronunciación. Sin embargo, tras la lectura de este libro debe quedarte una idea más clara de cuándo darle tiempo al niño para que supere su problema.

Si tienes inquietudes sobre el desarrollo del habla, lenguaje y audición de tu hijo, hay buenas razones por las que debes considerar la idea de obtener una opinión profesional ahora, con el fin de estar seguro:

☛ Los estudios demuestran que los niños cuyo retraso en el lenguaje es detectado a edad temprana tienen mejores oportunidades de desarrollar las habilidades académicas necesarias antes de aprender a leer que aquellos niños cuyo problema no es identificado oportunamente (Snyder-McLean y McLean, 1987; Stedman, 1989-1990; Warren y Kaiser, 1988).

☛ Los niños que están conscientes de sus problemas de habla pueden desarrollar problemas de autoestima. Por experiencia propia sé que los niños más pequeños están menos conscientes de sus problemas al hablar. Por esa razón pueden ser tratados de manera exitosa, en muchos casos *antes* de que adviertan que hablan de manera diferente.

☛ Desde un punto de vista práctico es mejor evaluar y tratar a los niños antes de que entren a la escuela. Las investigaciones demuestran que los niños más pequeños tienen mejor capacidad para adaptarse a los nuevos patrones de habla y lenguaje. En muchos casos los niños ya no requieren terapia para el momento en que ingresan al jardín de niños y los padres evitan enfrentar el dilema de tener que sacar al niño de clases para llevarlo a la terapia.

☞ Sin asesoría profesional, mientras más trates de ayudar a tu hijo, más frustrante puede resultar la experiencia. Puede ser que sin proponértelo causes más daño que beneficio a tu hijo, al insistir en que imite sonidos o palabras antes de que esté listo para hacerlo. Un especialista puede decirte cómo ayudar a tu hijo sin causarle frustración o problemas de autoestima.

☞ En muchos casos el terapeuta del lenguaje puede tranquilizarte al decirte que el "problema" de tu hijo es una etapa normal de su desarrollo.

¿Cuál es la "edad correcta" para buscar ayuda?

Desafortunadamente no existe una edad "universal" en la que los padres deban buscar ayuda profesional para los problemas de habla, lenguaje o audición, porque el desarrollo de cada niño es único y diferente. Además, algunos problemas son menos graves que otros y se hacen evidentes cuando el niño crece. Los problemas de audición o el daño cerebral puede tener lugar a cualquier edad. Sin embargo, las habilidades de comunicación de tu hijo pueden ser analizadas por los especialistas en habla y lenguaje, y comparadas con las de niños con un "desarrollo normal" para esa edad. En función de ese contexto relativo, tu patólogo o terapeuta puede ayudarte a determinar si la comunicación de tu hijo se ajusta a un patrón típico de desarrollo del habla y el lenguaje o si muestra síntomas que debes considerar más detenidamente.

Estudio de un caso: Tawana

Conocí a Tawana cuando tenía dos años de edad y aunque no poseía habilidades de comunicación avanzadas, aún se encontraba en ese gran espectro que llamamos "promedio". Sin embargo, sus habilidades lingüísticas estaban cerca del rango más bajo, por lo que le pedí a sus padres que realizaran ciertas actividades en casa para ayudarle a mejorar. Pedí que me permitieran ver a Tawana seis u ocho meses después, para asegurarme de que progresaba en la forma debida. Cuando volví a verla, ocho meses después, aún hablaba como lo hacía cuando tenía dos años. Desde luego, lo que resulta normal en un niño de dos años ocho meses, es un poco más avanzado que lo normal en un niño de dos años. Por esa razón, las habilidades lingüísticas de Tawana estaban ahora por debajo del promedio. No se había mantenido al nivel de otros niños de su edad, como habíamos esperado.

¿Debí saber que la niña tenía problemas? ¿Debió recibir Tawana una terapia de lenguaje más activa con el fin de prevenirlos? ¿Esperamos demasiado tiempo? La respuesta a todas estas preguntas es "no". Ella recibió ayuda de manera oportuna. Su desarrollo en otras áreas era apropiado para su edad y sus padres eran personas educadas y atentas. Los padres de Tawana la llevaron conmigo en cuanto notaron algo preocupante. Esta intervención temprana me ayudó a darle seguimiento a su progreso y a ayudarle cuando era más apropiado, de la manera más benéfica para Tawana.

Es difícil predecir si un niño tendrá problemas más adelante, aunque no resulta imposible. Sólo podemos examinar lo que el niño está haciendo *ahora*, estimular su crecimiento tanto como sea posible, y monitorear cuidadosamente su progreso. No es apropiado ni benéfico someter a un niño a la terapia preventiva cuando no existen las condiciones que describí en el caso de Tawana.

La edad en la que un niño requiere de terapia depende de su naturaleza y grado del problema. Muchas veces el niño se encuentra en un área "gris" —puede haber déficit en algunas áreas del habla y el lenguaje— pero en general el niño se encuentra dentro de los límites normales. Es posible que el pequeño alcance a los demás niños con el tiempo, pero también que se retrase más. Si no existen antecedentes familiares sobre este tipo de problemas u otras variables, no hay manera de predecir lo que ocurrirá después.

Lo mejor que puedes hacer es visitar a un especialista y explicarle tus inquietudes. En el capítulo 3 explicaré cómo encontrar un especialista.

¿Debes esperar a que tu hijo vaya a la escuela?

Mientras atiendes tus preocupaciones, ten en cuenta que un niño con problemas de habla, lenguaje o audición se encontrará en desventaja al entrar al jardín de niños, en lo referente al aprendizaje y la participación en clase.

A continuación se enumeran algunas de las formas en que las habilidades de habla, lenguaje y audición resultan esenciales para tener éxito en la escuela:

☞ La capacidad de seguir las instrucciones en el ámbito de un grupo requiere de prestar atención adecuada, conocimiento de conceptos básicos, buena audición y memoria para el lenguaje oral.

☞ El aprendizaje de cómo pronunciar las palabras y cómo asociar letras con sonidos demanda buena audición, memoria para los sonidos y la comprensión de la manera en que los sonidos forman las palabras y cambian su significado.

☞ Para comprender la trama de una historia es necesario tener la capacidad de procesar el lenguaje e integrar las palabras aprendidas con las nuevas.

☞ Elaborar una historia o explicar algo tan simple como "muestra y di" requiere la habilidad de reunir las palabras en forma organizada y utilizar los patrones de lenguaje comprensibles para otras personas.

El hecho de obtener ayuda antes del jardín de niños no garantiza que tu hijo tendrá una experiencia escolar libre de problemas. Sin embargo, si hay alguno, la intervención temprana de un especialista posibilitará la solución del mismo.

¿Puede un niño inteligente tener problemas de habla, lenguaje o audición?

No cometas el error de confundir la inteligencia con las habilidades de habla, lenguaje y audición. A pesar de que los niños con capacidad intelectual limitada tienen problemas de comunicación, los niños con retraso en el desarrollo de sus habilidades comunicativas no necesariamente tienen una inteligencia inferior al promedio, puede ser que tengan una inteligencia promedio superior. Puede tratarse de niños dotados y talentosos en muchas formas. *Al solicitar una evaluación sobre el habla y lenguaje de tu hijo no estás poniendo en duda su inteligencia.* Un psicólogo puede hacer una prueba de coeficiente intelectual al niño. Se trata de dos temas relacionados, pero independientes.

En Estados Unidos, algunos padres se resisten a practicar un examen a su hijo por temor a que éste sea "etiquetado" por el sistema escolar. Sin embargo un niño que es sometido al examen no es "etiquetado" como un estudiante "de educación especial", a menos que la evaluación demuestre que requiere de ese servicio y se tenga el consentimiento de los padres. Si el niño no necesita ayuda, es importante que sepas que *la etiqueta de "educación especial" no tiene relación con el coeficiente intelectual del niño*. Actualmente la educación especial abarca una amplia gama de servicios para atender las necesidades individuales del niño. En muchos casos, los niños con coeficiente intelectual alto también tienen necesidades especiales.

Señales de alerta que debes buscar

Muchos de los padres con quienes tengo relación son muy perceptivos con sus hijos. Aunque a veces desestiman sus propias observaciones o temores, generalmente están en lo correcto. *Confía en tus corazonadas.* Es posible que no conozcas la jerga profesional, pero sabes cuando algo no anda bien. Además, las siguientes señales de alerta pueden orientarte para determinar si tu niño necesita ayuda especial relacionada con un problema de comunicación.

Señales de un problema de lenguaje receptivo

Como mencionamos en el capítulo 1, el lenguaje "receptivo" se refiere a la manera como el niño comprende y recuerda lo que se le dice. Las siguientes conductas pueden ser la señal de un problema de lenguaje receptivo:

☞ Tu niño tiene dificultades para comprender las historias que le lees en voz alta. Esto es particularmente evidente cuando no hay ilustraciones con las que el niño pueda acompañar la trama. A menudo se interpreta esta señal como "desinterés", pero de hecho la indiferencia se debe a la confusión o dificultad para procesar la información que escucha.

☞ Tu niño tiene dificultades para comprender lo que lee. A pesar de que puede resultar de ayuda una tutoría sobre la lectura, el problema puede tener su origen en el lenguaje y demandar el tratamiento y la atención de un patólogo o terapeuta del lenguaje.

☞ Tu niño no participa en conversaciones de tipo social o intenta desarrollar sus relaciones por medio de actividades físicas. El niño "atlético", que puede jugar durante horas con sus amigos, en realidad puede sentirse incómodo cuando las actividades toman la forma de una conversación. Conforme el niño crece, la interacción social se relaciona menos con la actividad física y el problema puede agudizarse.

☞ Tu niño puede ser "muy olvidadizo". Parece prestar atención a lo que se le dice, pero en realidad olvida lo que debe hacer. Esta conducta suele ser confundida con desobediencia o "pereza". Sin embargo, he conocido muy pocos niños "perezosos". A menudo hay una razón legítima, fuera de su control, que ocasiona que no sigan las instrucciones. Una vez que conoces la razón por la que tu niño "olvida" las cosas, podrás comunicarte con él de manera que pueda entenderte y recordar.

☞ Tu niño malinterpreta lo que otros le dicen. Esto ocasiona a veces sentimientos de culpa o conductas rebeldes. Dichas conductas rebeldes se expresan como conductas agresivas desde el punto de vista físico, como patear, arrojar, empujar o golpear.

☞ Tu niño tiene dificultades para seguir instrucciones. Los niños que tienen problemas de lenguaje receptivo encuentran difícil recordar qué cosas deben hacer y en qué orden. El procesamiento simultáneo de una gran cantidad de lenguaje puede ser desconcertante. A menudo, el niño "compensa" ese problema al imitar lo que otros niños hacen, al aparentar que sabe lo que debe hacer (aunque a menudo lo haga de manera incorrecta) o fingiendo que se distrae con el fin de evitar realizar una tarea.

Señales de un problema de lenguaje expresivo

Como mencionamos en el capítulo 1, el "lenguaje expresivo" se refiere a aquello que el niño es capaz de decir y la manera como lo dice. Las conductas enumeradas a continuación pueden ser señal de un problema de lenguaje expresivo:

- Tu hijo rara vez inicia la conversación y tiende a dar respuestas breves a tus preguntas. En ocasiones esto se confunde con tener una personalidad "tímida".
- Tu hijo tiende a generalizar el nombre de las cosas. Por ejemplo, todas las bebidas pueden ser "jugo" para un niño de cuatro años de edad, en vez de utilizar nombres más específicos para cada bebida, como "limonada" o "té helado". Un niño de 11 años de edad puede identificar una pulsera como una "cosa que llevas en la mano".
- Tu hijo habla con rodeos. Esta tendencia hace más difícil encontrar el principio o final de una historia o explicación. La secuencia de lo que ocurrió puede estar alterada (empieza por el final y sigue hacia el principio) o poco clara. Los niños muy pequeños hacen esto, pero a la edad de seis o siete años deben haber superado dicha tendencia.
- Tu hijo tiene dificultades para recordar los nombres de las personas, lugares y cosas. Estas dificultades pueden ser especialmente

notables en la escuela, cuando tu hijo estudia para presentar un examen. Llenar los espacios en blanco se convierte para él en una tarea abrumadora.

☞ Tu hijo tiene dificultades para agrupar las oraciones utilizando las palabras correctas o colocándolas en el orden adecuado. Es posible que no utilice adecuadamente el plural ("Tres coche afuera"), los posesivos ("Casa Sally es bonita") o el pretérito ("Él trabaja ayer"). Puede excluir algunas palabras; por ejemplo: "El vestido mamá no en una cama". Este tipo de oración es típica de un niño muy pequeño, pero no es normal en un niño de cuatro años o más.

Alerta roja: Infecciones frecuentes del oído

Si tu hijo padece frecuentemente infecciones del oído debes mantenerte alerta porque posiblemente tendrá retrasos en sus habilidades de habla, lenguaje y audición. En algunas ocasiones, estas infecciones recurrentes del oído se asocian con el retraso de dichas facultades, aun años después de que las infecciones hayan desaparecido.

Las investigaciones demuestran de manera fehaciente que incluso una pequeña pérdida o disminución de la claridad auditiva de un oído puede afectar de manera importante la capacidad de procesar el habla del niño. Conozco esta experiencia de primera mano debido a que, cuando mi hijo tenía cinco años, comenzó a preguntar constantemente "¿Qué?" Mi hijo tuvo dificultades para mantenerse al día en las clases.

Alerta roja: Problemas de conducta

Las investigaciones demuestran que muchos niños a quienes se diagnostica como "perturbados emocionalmente" o que muestran otro tipo de conducta antisocial tienen mal desarrolladas sus habilidades de lenguaje y audición (Mack y Warr-Leeper, 1992; Prizant *et al.*, 1990). Es difícil saber en ese punto si los problemas de comunicación son la causa de los problemas de conducta o si se trata solamente de una pieza del rompecabezas de esos niños en particular. Independientemente, con el fin de ayudarlos a desarrollar sus habilidades de lenguaje y audición, necesitan de la misma comprensión y tratamiento que se proporciona a otros niños con problemas de comunicación.

Los niños cuyos problemas de habla y lenguaje no son atendidos, suelen expresar sus sentimientos y frustraciones mediante el uso de los puños en vez de las palabras. Su autoestima puede resultar dañada, lo que afecta de manera adversa la percepción que tienen de sí mismos, su interés en participar en clase y su habilidad para sostener una conversación pacífica con sus amiguitos. En ocasiones el "bufón de la clase" sólo trata de bromear para salir del aprieto pues no comprende una pregunta o una conversación.

Por lo anterior, en todos aquellos casos en que el niño observa una mala conducta social debe realizarse una evaluación exhaustiva de sus habilidades de aprendizaje y de habla-lenguaje, como parte del grupo de análisis al que debe someterse. De acuerdo con mi experiencia, este tipo de problemas suelen ser pasados por alto o únicamente referidos al psicólogo. Aunque la terapia y la modificación de la conducta constituyen un método apropiado para tratar los síntomas conductuales, es posible que no se atiendan de raíz los problemas de conducta.

Muchos estudiantes muestran una mejoría notable en su conducta una vez que el programa educativo se ajusta para satisfacer sus necesidades y se les hace sentir que no son tontos ni flojos: cuando los padres comprenden por qué su niño no sigue sus instrucciones o por qué no recuerda la conversación que sostuvieron con él durante el desayuno, serán capaces de superar la ira y dejarán de pensar que el niño los ignora deliberadamente. Una vez diagnosticado adecuadamente un problema de lenguaje o audición, el padre y la madre pueden aprender a comunicarse mejor con el niño, de manera menos confusa o frustrante para todos.

Otras señales de alerta

Por otra parte, la presencia de cualquiera de las conductas que enumero a continuación puede constituir una señal de alerta sobre un posible problema de habla, lenguaje o audición. Debes preocuparte si tu hijo:

Del nacimiento a los 12 meses

☞ Evita mirarte a los ojos.
☞ Rara vez balbucea y normalmente está callado.
☞ No responde de manera consistente cuando le hablas en voz baja.
☞ Muestra poco interés en imitar gestos como "adiós".
☞ Llora a menudo, sin cambiar el tono o la intensidad.
☞ Muestra poca emoción.

De los 12 a los 18 meses

☞ Evita mirarte a los ojos.

☞ No dice "mamá" o "papá".

☞ No es capaz de señalar las partes del cuerpo cuando se le pregunta por éstas.

☞ No es capaz de seguir una instrucción de una sola etapa, como "Ve por la taza", a menos que se acompañe dicha orden con un gesto.

De los 18 a los 24 meses

☞ Evita mirarte a los ojos.

☞ Tiene dificultad para señalar una imagen que le mencionas.

☞ Está callado la mayor parte del tiempo y sólo en raras ocasiones intenta imitar o emitir palabras.

☞ Ignora frecuentemente a los demás.

☞ No muestra interés en hablar.

De los 24 a los 36 meses

☞ Evita mirarte a los ojos.

☞ Tiene dificultades para cantar o para imitar algunas partes de una ronda infantil.

☞ Tiene dificultades para nombrar objetos comunes en el hogar.

☞ No agrupa frases cortas de dos o tres palabras.

☞ Tiene dificultades para sentarse o para prestar atención a un libro o película por un periodo mayor a unos cuantos minutos.

☞ Es muy difícil de comprender cuando habla.

Edad preescolar (de los tres a los cinco años)

☞ Habla de manera diferente de los demás niños de su edad; es difícil de entender.

☞ Tiene dificultades para mirar a los ojos mientras escucha o habla.

☞ No tiene interés en jugar con otros niños de la misma edad y prefiere jugar solo.

☞ Hace ruidos o gestos para expresar sus necesidades en vez de utilizar palabras y oraciones.

☞ Tiene dificultades para comprender o sostener una conversación (o cumplir instrucciones sencillas).

☞ Observa lo que otros hacen o necesita mirar sus gestos antes de intentar cumplir con una instrucción que se le da.

☞ La mayor parte del tiempo utiliza frases cortas en vez de oraciones completas.

☞ Omite algunas palabras, como "es" o "el" (por ejemplo: "Patty no va en coche").

☞ Omite alguna letra al final de las palabras (por ejemplo: "Él juega con juguete bonitos") o al inicio ("pote" en vez de "popote").

Edad escolar (de los cinco a los 12 años)

☞ Habla de manera diferente de los demás niños de su misma edad.

☞ Tiene dificultades para leer, escribir o deletrear.

☞ Tiene dificultades para aprobar los exámenes, aun cuando estudia.

☞ Olvida el significado de las palabras.

☞ Titubea al reunir las palabras o evita sostener conversaciones prolongadas.

☞ Tiene dificultades para comprender la información oral o escrita.

☞ Pronuncia de manera incorrecta las palabras compuestas por varias sílabas o palabras nuevas, a menos que las repita y practique muchas veces.

☞ Habla "como bebito" o de manera extraña.

☞ Se distrae fácilmente.

☞ Necesita que le repitan las instrucciones que se le dieron verbalmente.

☞ A menudo dice "No sé lo que debo hacer" tras escuchar las instrucciones.

☞ Utiliza un lenguaje vago para volver a contar una historia o acontecimiento y deja confundido a quien le escucha (por ejemplo: "Ese señor por allá, y esa cosa grande estaba cerca de lo otro").

☞ Salta de un tema a otro o hace comentarios que no tienen relación en el curso de una conversación.

☞ Tiene dificultades para "comenzar" o responder cuando se le formula una pregunta "abierta" (que admite varias respuestas), como "¿De qué trató la película?"

☞ Omite el final de algunas palabras o distorsiona algún sonido.

☞ Tiene problemas de conducta o sociabilidad.

☞ Suena muy "ronco" cuando habla.

☞ Omite la consonante inicial de algunas palabras.

Si tu hijo muestra *cualquiera* de estas señales, debes consultar a un especialista para exponerle tus inquietudes. Consulta al pediatra si el desarrollo de otras áreas, además del habla y el lenguaje, se encuentra retrasado (especialmente si el niño tiene menos de dos años). Consulta a un patólogo del lenguaje si el problema de tu hijo consiste solamente en un retraso del habla o el lenguaje. En el capítulo 3 abordamos el tema de a quién llamar y cómo localizarlo. En ese punto, el especialista puede determinar si es conveniente tener un encuentro personal con tu hijo.

3
La evaluación de tu hijo

Una vez que hayas advertido la presencia de alguna de estas señales de alerta, el siguiente paso consiste en buscar un especialista. En muchas ocasiones se necesita sólo una conversación telefónica para obtener tranquilidad. Sin embargo, muchas veces es necesario que el especialista vea personalmente a tu hijo para determinar si es preciso realizar una evaluación integral. ¿Dónde debes comenzar? ¿A quién debes llamar? ¿Cómo saber si esa persona está calificada? Este capítulo trata sobre cómo seleccionar a la persona correcta que pueda ayudar a tu hijo o hija. En primer término me refiero a los diferentes tipos de especialistas que existen y te ayudo a entender los distintos títulos que ostentan. A continuación identifico los sitios en que esas personas trabajan —consultorios privados, escuelas públicas, hospitales, clínicas universitarias del lenguaje, agencias— y enumero las ventajas y desventajas de cada uno de ellos. Finalmente, describo el proceso de evaluación y los componentes de las pruebas formales e informales a las que tu hijo probablemente será sometido.

¿A quién consultar?

Como dijimos antes, existen diferentes especialistas que pueden ayudar a los niños con retraso en el desarrollo de la comunicación. Sin embargo, si tu preocupación principal es el lenguaje hablado, la comprensión o el procesamiento del lenguaje hablado, es mejor que comiences con un patólogo del habla y el lenguaje. Una vez que se ha realizado la evaluación, el patólogo del lenguaje puede determinar si debe remitir al niño a otro especialista. Es posible que el procedimiento estándar en la región donde vives consista en realizar una evaluación en equipo para los niños más pequeños. Esto permite que los especialistas analicen a tu hijo desde diferentes perspectivas y realicen un estudio integral. Este procedimiento evita que tengas que ir a varios lugares y suprime los tiempos de espera para las citas.

En Canadá la terapia del habla-lenguaje es un asunto de el Ministerio de Educación o el Ministerio de Salud. En muchas provincias los padres deben hablar primero con el médico o con el maestro del niño si tienen algún motivo de preocupación. Algunos sistemas escolares de Canadá tienen terapeutas del habla-lenguaje asignados a las escuelas por medio del Ministerio de Educación o bien del Ministerio de Salud y proporcionan la terapia en un hospital. El personal es más limitado que en los Estados Unidos y muchos terapeutas tienen largas listas de espera. A menudo otros especialistas de la escuela, como los maestros normales o los maestros de educación especial, ayudan a facilitar el desarrollo del habla y el lenguaje, mientras el terapeuta actúa como un consultor.

Tanto en Estados Unidos como en Canadá, un maestro de educación especial (también llamado en algunas regiones "consultor en discapacidades de aprendizaje") puede ser consultado para determinar si existen otras discapacidades de aprendizaje que dificulten la lectura y la escritura. La opinión de un psicólogo puede ser útil para determinar si el desarrollo del lenguaje está siendo afectado por razones emocionales o si el niño tiene limitaciones intelectuales. Generalmente el psicólogo y/o el maestro de educación especial son los especialistas más importantes en problemas de déficit de atención (ADD, por sus siglas en inglés), mientras que el patólogo o terapeuta del habla-lenguaje participa como un consultor, en carácter de servicio relacionado. Lo mismo puede ocurrir con los niños que muestran tendencias al autismo o que padecen retraso mental.

Un especialista en audición debe encargarse de atender al niño que padece una enfermedad de la audición o la enfermedad del procesamiento central de la audición. Los terapeutas ocupacionales son entrenados para ayudar al desarrollo de las habilidades motoras que pueden afectar tanto a la alimentación como al habla.

Aunque todos estos especialistas son una parte importante del equipo, el patólogo del habla-lenguaje es el único calificado para diagnosticar y tratar adecuadamente los problemas del lenguaje oral.

Patólogos de habla-lenguaje, especialistas del habla, terapeutas del lenguaje y otros títulos

Los términos "patólogo del habla-lenguaje", "especialista del habla", "terapeuta del lenguaje" y "terapeuta del habla" se utilizan de manera indistinta en una conversación. La Asociación Americana del Habla, Lenguaje y Audición (ASHA, por sus siglas en inglés), que en Estados Unidos es la organización nacional que otorga licencia a los patólogos del habla-lenguaje, ha pugnado porque se utilicen menos los términos "terapeuta del habla" y "patólogo del habla" y se emplee mejor el de "patólogo del habla-lenguaje", término más adecuado para reflejar la orientación profesional hacia el diagnóstico y tratamiento de los problemas del lenguaje. Muchos especialistas utilizan ahora esta expresión en sus reportes y documentos formales. Aunque se trata de un término más descriptivo, es en ocasiones un tanto incómodo... ¡Especialmente cuando escribimos un libro! En el ámbito de la disciplina algunas veces nos referimos a este tipo de especialista mediante las iniciales PHL.

En muchas entidades de los Estados Unidos los patólogos de habla-lenguaje necesitan tener una maestría en ciencias de la comunicación o en patología del habla-lenguaje. Los requisitos para el otorgamiento de los permisos y certificados para practicar la especialidad varían de un estado a otro. Los sistemas escolares sólo pueden contratar a patólogos del habla-lenguaje certificados que además cuenten con entrenamiento en temas relacionados con la educación. En el nivel nacional, los exámenes y licencias de la ASHA conducen a un programa acreditado o un especialista autorizado. Las iniciales CCC-PHL (Certificado de Competencia Clínica - Patología del Habla-Lenguaje, o CCC-SLP por sus siglas en inglés) suelen colocarse después del nombre del patólogo para indicar que está autorizado para practicar la especialidad.

¿A dónde acudir?

Una vez que has decidido consultar a un especialista sobre las facultades de habla y lenguaje de tu hijo, el siguiente paso es determinar a quién llamar.

Consultorios privados

Los consultorios de los especialistas suelen encontrarse en el directorio telefónico bajo el título de "terapeuta del lenguaje". Algunos terapeutas privados realizan visitas a domicilio, pero la mayor parte tiene consultorio propio. Debes solicitar que te muestren su cédula profesional. Aunque no es necesario que cuente con la licencia otorgada por la ASHA, dicha autorización es recomendable.

Entre las ventajas de consultar a un patólogo privado se encuentran las siguientes:

☞ *Conveniencia.* La visita al patólogo para las sesiones de terapia cuenta con mayor flexibilidad de horarios y posibles visitas a domicilio.

☞ *Conocimiento especializado.* En algunos casos el patólogo del habla-lenguaje puede tener su especialidad en el área particular de tu hijo, como puede ser el caso de niños tartamudos, los que tienen problemas para tragar, los de voz ininteligible o los que sufren problemas de audición.

☞ *Cuidado personalizado.* El tratamiento individualizado permite que los niños con problemas graves reciban una terapia más intensiva y personalizada. Tendrás comunicación con el patólogo de manera más frecuente, porque lo verás cada vez que el niño asista a la terapia.

☞ *Amplia gama de servicios.* Muchas escuelas no proporcionan servicios relacionados con problemas leves de articulación o anormalidades ligeras de la lengua. Un especialista privado puede trabajar con tu hijo para superar este tipo de problemas.

Entre las desventajas de acudir a un especialista privado se encuentran las siguientes:

☞ *Costo.* A menos que cuentes con seguro de gastos médicos o dispongas de los recursos económicos, la terapia privada puede resultar muy cara. Llega a costar el equivalente de 70 hasta 150 dólares por hora en el caso de tratamiento individual. Pregunta siempre cuánto cobra el terapeuta antes de hacer una cita.

☞ *Aislamiento de la escuela.* El especialista privado tiene más dificultades para trabajar con los maestros de tu hijo de manera regular, lo cual resulta muy importante si tiene problemas graves de lenguaje o audición.

☞ *Posibles limitaciones de experiencia, materiales y comodidad con los niños.* Muchos patólogos del habla privados pasan más tiempo con pacientes adultos. Sus consultorios pueden resultar inadecuados o contar con pocos materiales para los niños pequeños. Asegúrate que el especialista tenga experiencia y se encuentre cómodo cuando trabaja con niños.

Escuelas públicas

Si tu hijo asiste a una escuela pública, es probable que dispongas de orientación y servicio gratuitos. Tú pagas impuestos que sirven para financiar los servicios, de manera que no debes dudar en utilizarlos. Los niños que asisten a las escuelas privadas también tienen derecho a recibir la atención de los especialistas, pero con limitaciones. Es conveniente que te comuniques con las autoridades educativas de tu estado con el fin de conocer tus derechos en este caso. En muchos lugares los patólogos del habla-lenguaje asignados a las escuelas públicas tienen el mismo entrenamiento (o incluso mejor) que los especialistas que trabajan en hospitales o consultorios privados. En este caso no se trata de "obtener calidad de acuerdo con el precio".

Las escuelas públicas proporcionan actualmente servicios de evaluación y terapia a los niños *antes* de que entren a la escuela. Ponte en contacto con el sistema escolar local y pregunta por el área de educación especial para averiguar qué servicios ofrece.

Entre las ventajas de consultar al patólogo del habla-lenguaje asignado a la escuela pública se encuentran:

☞ *Experiencia, materiales y comodidad para trabajar con niños.* Dado que los patólogos o terapeutas de habla-lenguaje trabajan literalmente con cientos de niños, deben sentirse cómodos y aptos para diagnosticar y tratar los problemas de habla y lenguaje de los pequeños. Además tienen acceso a una gran variedad de materiales diseñados especialmente para los niños.

☞ *Acceso y disponibilidad de otros especialistas.* En el caso de los niños muy pequeños y los que están en edad preescolar, el terapeuta del lenguaje suele trabajar como miembro de un equipo. Tu hijo tendrá acceso a los servicios de los demás integrantes del mismo. El patólogo del habla-lenguaje puede trabajar más fácilmente con los maestros para ayudar a que tu hijo se adapte exitosamente al salón de clases.

☞ *Costo.* ¡Es gratis!

Entre las desventajas de consultar al patólogo del habla-lenguaje del sector público se encuentran:

☞ *Falta de tiempo.* Muchos sistemas escolares adolecen de falta de personal y de suficiente presupuesto. Un especialista que atiende muchos casos tiene menos tiempo para planear sus lecciones, trabajar con los estudiantes y hablar con los padres. Además, con tantas vacaciones escolares, asambleas sindicales y otras interferencias, la terapia no siempre es tan regular como la que se da en otros ámbitos.

☞ *Falta de individualización.* Debido a las razones mencionadas anteriormente, muchos especialistas asignados a las escuelas se ven obligados a aceptar a niños que estarían mejor atendidos de manera individual o en un grupo más adecuado en condiciones ideales.

☞ *Burocracia.* Obtener ayuda en el ámbito de las escuelas públicas puede ser un proceso burocrático, que demande llenar muchas formas, tener muchas entrevistas y esperar largo tiempo.

Hospitales

Para averiguar si tu hospital local puede ayudarte, llama al número de informes y pregunta si cuentan con un departamento de terapia del habla-lenguaje. Los patólogos asignados a los hospitales cuentan siempre con autorización oficial y generalmente atienden a pacientes de todos los grupos de edades.

Entre las ventajas de utilizar los servicios de un terapeuta del lenguaje asignado a un hospital, se encuentran las siguientes:

☞ *Acceso al equipo técnico.* Los hospitales cuentan con equipos que pueden resultar especialmente útiles para el tratamiento de algunos problemas del habla, como los padecimientos de la audición, problemas de la voz, fisura palatina, problemas para tragar y tartamudeo.

☛ *Acceso al personal médico*. Este recurso es particularmente importante en ciertos casos, especialmente para los niños que han sufrido traumas craneoencefálicos, implante coclear, problemas psicológicos o psiquiátricos graves, enfermedades biológicas o neurológicas, defectos prenatales o deformidades faciales.

☛ *Especialización*. En aquellos hospitales especializados en la atención a niños puedes encontrar a los expertos más prominentes en problemas del habla relacionados con padecimientos médicos como los mencionados. En muchas ocasiones, se realizan investigaciones en dichos hospitales, lo que permite que su personal se encuentre al día en cuanto a los últimos avances en la disciplina.

Entre las desventajas de acudir al patólogo del habla-lenguaje asignado a un hospital se encuentran las siguientes:

☛ *Costo*. A menos que tengas seguro de gastos médicos, el costo puede ser muy alto. Pregunta siempre sobre el costo antes de hacer una cita.

☛ *Aislamiento de la escuela*. Un especialista que trabaja en el hospital, como aquel que tiene su consultorio privado, tendrá más dificultades para consultar regularmente a los maestros del niño. Además, las recomendaciones del patólogo pueden ser más difíciles de seguir en el ámbito de la escuela pública.

☛ *Posibles limitaciones de experiencia, materiales y comodidad con los niños*. Dado que los niños suelen ser atendidos principalmente por medio de las escuelas públicas, los patólogos del habla asignados a muchos hospitales ocupan la mayor parte de su tiempo con pacientes adultos. Sin embargo, éste no es el caso en un hospital pediátrico o en un gran hospital urbano.

Clínicas universitarias

Para averiguar si una universidad ofrece los servicios que necesitas, comunícate al número telefónico de información general y pregunta si existe una clínica del habla y audición o un departamento de ciencias de la comunicación. Las secretarias de esas áreas pueden indicarte quién es el profesor que informa sobre el programa universitario de terapia del habla-lenguaje, si existe alguno. Las universidades que ofrecen la especialidad en patología del habla-lenguaje generalmente proporcionan servicios con el apoyo de estudiantes calificados. Un terapeuta del habla-lenguaje autorizado supervisa a dichos estudiantes, revisa los planes para las lecciones y proporciona sugerencias útiles.

Entre las ventajas de utilizar a un estudiante de terapia del habla-lenguaje en una clínica universitaria, se encuentran:

☞ *Costo.* En algunos casos el costo de la terapia puede ser reducido o eliminado para aquellas personas con limitaciones económicas. En cualquier caso, los honorarios son considerablemente menores a los de un terapeuta privado o a los de un hospital.

☞ *Disponibilidad de los servicios.* En algunas áreas rurales la clínica universitaria puede ser el único lugar en que el niño puede recibir el servicio.

☞ *Utilización de las teorías y prácticas más recientes.* Debido a la naturaleza misma de las universidades, los profesores están siempre al día en cuanto a la información y las investigaciones

72

más recientes. Los estudiantes cuentan con el beneficio de su consejo y conocimiento.

Entre las desventajas de utilizar a un estudiante de terapia del habla-lenguaje se encuentran las siguientes:

☛ *Falta de continuidad.* Debido a que los estudiantes vienen y van de un semestre a otro y de un año a otro, tu hijo tendrá que volver a establecer relación con cada nuevo terapeuta. Además, el terapeuta necesita tiempo para conocer a tu hijo.

☛ *Incomodidades.* Muchas universidades tienen pocos espacios de estacionamiento, por lo que tendrás que caminar largas distancias con tu hijo. Generalmente hay poca flexibilidad para fijar el horario de las sesiones debido a que el supervisor debe estar presente o por lo menos disponible.

☛ *Inexperiencia.* Un estudiante lleva consigo un entrenamiento intensivo en las sesiones de terapia, por lo que no debe ser menospreciado. Además, muchos estudiantes en las clínicas universitarias tienen un "don" natural para tratar a los niños y pueden hacer un trabajo muy bueno. Sin embargo, aún están aprendiendo y es posible que en algunas ocasiones cometan errores de jucio de poca importancia. Aunque los supervisores resolverán rápidamente los problemas, no pueden estar en todos los cuartos de terapia al mismo tiempo y pueden no estar presentes en momentos como ése.

Agencias

El término "agencias" es relativamente amplio. Algunas agencias se encargan de atender a niños con problemas específicos como la parálisis cerebral, el retraso mental, la sordera o la recuperación luego de una lesión cerebral. Pueden ser organizaciones públicas o privadas no lucrativas. Los sistemas escolares que no cuentan con suficiente personal o que forman parte de un programa regional de servicio a niños menores de tres o cinco años, recurren cada vez más a los servicios de las agencias. Generalmente, éstas proporcionan una amplia variedad de servicios como terapia física y terapia ocupacional.

Entre las ventajas de recurrir al terapeuta del habla-lenguaje de una agencia se encuentran las siguientes:

☛ *Especialización.* En algunas ocasiones los terapeutas del habla-lenguaje que laboran en este ámbito trabajan predominantemente con niños que tienen un tipo específico de problemas que generalmente requiere entrenamiento especializado. Este enfoque es importante si tu hijo requiere de atención especial.

☛ *Disponibilidad de otro tipo de personal y servicios.* Debido a su naturaleza, una agencia puede coordinar los servicios en caso de que tu hijo los requiera. Esto permite que no tengas que ir de un lugar a otro y facilita el trabajo en equipo.

☛ *Experiencia, material y comodidad para trabajar con niños.* Al igual que en las escuelas públicas, los patólogos de las agencias tratan a muchos niños y deben sentirse cómodos y ser aptos para realizar el diagnóstico y tratamiento de los problemas de habla y lenguaje de tu hijo. Además, tienen acceso a una gran variedad de materiales diseñados para los niños.

Entre las desventajas de recurrir a un patólogo del habla-lenguaje de una agencia, se encuentran las siguientes:

☞ *Poca coordinación.* Si un niño recibe diferentes tipos de terapia de parte de muchos individuos, el programa puede resultar fragmentario. Puede ser más útil que reciba la terapia como parte de una "clase" integrada. Muchas agencias no ofrecen esta clase de "escuela". Por el contrario, los especialistas analizan problemas aislados del niño y trabajan en sus áreas de especialidad. En el caso de los niños pequeños, esto no representa un problema, pero cuando el menor alcanza los tres años de edad puede resultar más adecuado otro tipo de método.

☞ *Costo.* Los costos varían de una agencia a otra. Sin embargo, incluso las organizaciones no lucrativas necesitan cobrar honorarios para cubrir sus gastos. Si el sistema escolar ha contratado sus servicios, tú no tendrás que pagar por éstos. En el caso de algunos programas es posible que pague el seguro. Pregunta antes.

☞ *Programación y conveniencia.* Esto puede resultar especialmente problemático si tu hijo tiene que asistir a la terapia después de ir a la escuela. Muchos niños aborrecen hacer esto y lo sienten como una imposición. También te obliga a ir de un lugar a otro.

Sobre la cobertura del seguro

Muchas compañías de seguros de gastos médicos *no cubren* los gastos de evaluación o terapia del habla-lenguaje, a menos que el problema esté relacionado con una enfermedad o un accidente automovilístico. Es necesario que un médico mande la orden para que se realice la evaluación inicial y se autorice el tratamiento. Frecuentemente este último sólo tiene cobertura limitada a un número de sesiones o una cantidad de dinero determinada.

La evaluación

Una vez que has decidido *quién* quieres que realice la evaluación, querrás saber *qué* debes esperar al hacer la primera llamada telefónica. ¿Qué ocurre durante una evaluación? ¿Qué debo decirle a mi hijo? Sigue leyendo para averiguar las respuestas a estas y otras preguntas.

El primer paso: la revisión inicial

Antes de la evaluación formal, es posible que el patólogo quiera conocer a tu hijo y realizar una prueba preliminar, llamada "revisión". La revisión inicial ayuda a confirmar si es necesario o no realizar la evaluación y, en caso afirmativo, qué pruebas resultan más apropiadas para el niño. Generalmente la revisión tarda entre cinco y 20 minutos. Probablemente el terapeuta quiera observar a tu hijo en un salón de clase o al interactuar con sus compañeritos. En las escuelas públicas, los terapeutas del habla-lenguaje realizan una revisión a todos los estudiantes que ingresan al jardín de niños y vuelven a hacerla después, generalmente en el segundo grado. Los niños que han mostrado dificultades durante la revisión son monitoreados o remitidos para que se practique una evaluación completa. El permiso de los padres para la revisión inicial puede o no ser necesario, dependiendo del estado y de la naturaleza de la revisión. Como padre o madre puedes (¡y debes!) pedir que se haga una revisión si tienes alguna preocupación sobre las facultades de comunicación de tu hijo. Dado que la palabra "prueba" a menudo intimida al niño al grado de ponerlo incómodo y tenso antes de entrar al consultorio, al igual que durante todas las fases de la misma, sólo necesitas decirle que "El sr. o la sra. Smith tiene deseos de conocerte y hablar contigo un rato". En caso de que el niño pregunte por qué, generalmente basta con decirle "porque es tu turno".

El proceso legal

Una vez que el terapeuta del lenguaje decide llevar a cabo una evaluación completa de habla-lenguaje, tiene lugar cierto proceso legal (nota: es posible que escojas omitir la revisión inicial y solicitar una evaluación completa desde el principio). Cuando la evaluación tiene lugar por medio del sistema de escuelas públicas, es posible que soliciten primero una entrevista. A veces sólo se requiere de la autorización por escrito del padre o tutor para llevar a cabo la evaluación, en lugar de tener una entrevista. Las escuelas públicas consideran que la terapia de habla-lenguaje es un servicio de "educación especial" o un "servicio relacionado" y, por lo tanto, siguen este proceso.

Debes ser notificado antes de que la entrevista con tu hijo sea programada. Si se considera necesaria esa entrevista, serás invitado a escuchar los motivos de la evaluación. Generalmente asistirán a la reunión el administrador de la escuela, los especialistas que trabajen con el niño, los maestros (si el niño está en la escuela) y los padres. Durante la reunión se discuten aquellas estrategias informales que han sido implementadas para tratar de solucionar el problema, en caso de que lo amerite. Te pedirán que firmes los documentos formales por los que autorizas la evaluación de habla-lenguaje. Si no puedes acudir a la entrevista, los documentos serán enviados a tu domicilio para que los firmes. *Si no otorgas tu permiso por escrito, la evaluación no puede llevarse a cabo.* Es importante destacar que el otorgamiento del permiso para la evaluación no significa que has dado permiso para que comience la terapia.

¿Qué busca el patólogo del habla-lenguaje?

La evaluación del habla-lenguaje busca la respuesta a las siguientes preguntas:

☞ ¿Existe un problema de comunicación?

☞ ¿Qué clase de problema es?

☞ ¿Hasta qué grado está incapacitado el niño?

☞ ¿Debe llamarse a otros especialistas para que hagan evaluaciones? Por ejemplo, remitirlo a un psicólogo, neurólogo o maestro especializado en incapacidad de aprendizaje.

☞ ¿Cómo afecta este problema al niño en su vida cotidiana, en el hogar y la escuela?

☞ De ser necesaria, ¿qué clase de atención será de mayor utilidad para este niño?

☞ ¿Qué pueden hacer los padres (y los maestros si el niño está en edad escolar) para ayudarlo?

Pruebas informales y formales

Se utilizan tanto las pruebas *informales* como las *formales* para responder a las preguntas mencionadas. Las pruebas informales (o "tareas") son actividades iniciadas por el terapeuta del lenguaje con un propósito específico. No se trata de actividades elaboradas por una compañía especializada en pruebas educativas ni son practicadas de manera uniforme para todos los niños. El patólogo sabe cómo debe responder un niño promedio de cierta edad a las preguntas de la conversación.

Por ejemplo, frecuentemente doy inicio a mi evaluación mediante una conversación con el estudiante sobre cualquier número de temas casuales, como qué hizo en clase ese mismo día. Esto puede parecer una pérdida de tiempo para un observador no entrenado, pero la charla proporciona al especialista mucha información sobre la manera como el niño procesa las preguntas, se mantiene en un tema, articula las palabras, utiliza el vocabulario y agrupa las oraciones. Otros ejemplos de tareas informales consisten en hacerle seguir instrucciones, contar historias y describir imágenes. Generalmente, los resultados se reportan mediante la anotación de que las respuestas del niño son "apropiadas para su edad" o, si tiene dificultades para completar la tarea, de manera más descriptiva (digamos, "Johnny describió la imagen del sitio de construcción con pocos detalles y fraseo extraño. Mostró la misma deficiencia de sintaxis en su conversación. Por ejemplo: 'Yo quiero no salchicha en la pizza para comer'").

Las pruebas formales son elaboradas por compañías que han desarrollado un producto. La información que se proporciona a quienes aplican la prueba señala lo que debe ser un desempeño "típico" en una prueba formal particular. Estas *normas* han sido desarrolladas para aplicar la prueba a cientos y a veces miles de niños. Las respuestas y el desempeño de los niños "normales" de siete años a quienes se aplicó la prueba determinan lo que se espera (el "estándar") de un niño de siete años a quien se le aplica una vez publicada. Por esa razón se conoce a las pruebas formales como *pruebas estandarizadas.*

¿Qué ocurrirá durante la evaluación?

Muchas evaluaciones de habla-lenguaje incluyen un conjunto de pruebas que tienen una duración de entre 30 minutos y tres horas, dependiendo de la edad de tu hijo y la naturaleza de la evaluación. Generalmente la evaluación es realizada en varias sesiones y no en una sola. Se utilizará una combinación de pruebas formales e informales con el fin de obtener una perspectiva completa de la capacidad y empleo del habla y el lenguaje del niño. La evaluación consta de las siguientes partes:

Información de antecedentes

El especialista conversará contigo sobre tus inquietudes. Ambos revisarán la salud y desarrollo del niño en sus primeras etapas de vida. La historia de su desarrollo es una parte importante de cualquier evaluación. Ayuda a identificar las áreas de "alerta roja", como el retraso al caminar, los antecedentes familiares de problemas de lenguaje o aprendizaje, las complicaciones durante el parto, las frecuentes infecciones del oído, las alergias o cualquier otra razón pertinente en torno a la existencia de un problema. El especialista debe hablar también con el maestro del niño para averiguar cómo se comporta en el salón de clases. Tomará en cuenta algunas muestras del trabajo escolar de tu hijo, así como las calificaciones durante los exámenes de lectura previos. *Cada vez que un niño es evaluado en busca de un problema de habla o lenguaje, debe incluirse en su historial una revisión reciente de su audición.* Aunque dicha revisión puede realizarse en la escuela, recomiendo un especialista en audición. A menudo es posible que pidas que tu pediatra solicite dicha revisión por medio de tu compañía de seguros. Si no es así, págala de tu bolsillo. Normalmente cuesta el equivalente de 50 hasta 100 dólares, y vale cada centavo de lo que cuesta. ¿Por qué? Porque la revisión normal sólo analiza la percepción de un selecto número de frecuencias, por lo que puede no detectar un problema leve de audición. Básicamente te dice si tu hijo pasó o no la prueba, pero no te dice el nivel más bajo de decibeles que tu hijo puede escuchar. Esto es importante porque recientemente hemos descubierto que aun cuando la audición de un niño se encuentre dentro del rango "normal" (entre cero y veinte decibeles), la discrepancia entre los dos oídos puede ser una señal de que existe un problema, aun en el rango de veinte y veinticinco decibeles. Es posible que no se detecte el fluido o la cerilla que afecta la audición. Actualmente se piensa que incluso si el niño escucha *demasiado* bien, algunas veces puede existir un problema que consiste en que el niño lo escucha todo, incluyendo el ruido, y por lo tanto no puede "filtrar" la voz de su maestro ni comprender bien la clase. Sin embargo, es necesario realizar más estudios en esta área.

Capacidad para el lenguaje receptivo

Como hemos señalado, el "lenguaje receptivo" se refiere a lo que el niño es capaz de comprender. La prueba de este lenguaje se realiza por medio de una gama de actividades de señalización y seguimiento de instrucciones. Dicha prueba determina si el niño comprende palabras, oraciones o historias, y si la comprensión se torna más fácil o difícil cuando se agregan una ilustración o una respuesta motriz, como subrayar un texto o caminar a otra parte para recoger algo. Muchos niños con problemas de habla y lenguaje no tienen dificultad para comprender lo que otros les dicen. Otros niños se confunden con el lenguaje oral. Entienden algunas partes pero no la totalidad del mensaje o viceversa. Por ejemplo, cuando se le pidió a Zeb —un niño con problema de lenguaje receptivo— que señalara la ilustración donde "las niñas están comiendo", señaló una foto que mostraba a una sola niña comiendo. Zeb no se había dado cuenta de algo que la mayoría de los niños entiende sin que se les enseñe directamente: que la palabra "niñas" significa más de una. Cuando se le pidió a Zeb que señalara un "gran círculo café", escogió un gran círculo rojo. Lo que el terapeuta del habla y lenguaje desea averiguar es si a Zeb nunca se le enseñaron los colores, si los olvidó o si olvidó las instrucciones que se le dieron.

Capacidad para el lenguaje expresivo

La prueba de lenguaje expresivo examina el lenguaje oral de tu hijo: su uso de las formas y terminaciones de las palabras (morfología), estructura de las oraciones (sintaxis) y el significado de las palabras (semántica) adecuadas para su edad. Adicionalmente analiza la manera como tu hijo o hija agrupa las oraciones para volver a contar una historia. ¿Puede seguir la trama o se confunde? ¿Utiliza gestos o ruidos para darse a entender? También se consideran aquellas habilidades importantes para utilizar el lenguaje en la escuela o en el ámbito social, como responder preguntas "abiertas" y directas de manera que sea fácil de comprender.

Capacidad auditiva

La capacidad auditiva se refiere a la manera como tu hijo escucha lo que se le dice. ¿Escucha tu hijo los sonidos y procesa el habla de manera normal? ¿Puede recordar y repetir lo que se le dice? Esta pregunta se refiere a su memoria auditiva. ¿Puede escuchar tu hijo los sonidos (por ejemplo, g-a-t-o) y entender que la palabra es "gato" cuando los sonidos de esas letras son agrupados? Esta pregunta se refiere a su capacidad fonética. ¿Puede escuchar tu hijo con atención el sonido de una voz cuando hay ruido de fondo? A eso se le conoce como capacidad "de discriminación auditiva". Se trata de algunas de las muchas capacidades auditivas que tu patólogo debe evaluar, especialmente en un niño en edad escolar, porque son necesarias para aprender a leer y para seguir una lección en un salón de clases.

La pragmática

La pragmática se refiere a un uso del lenguaje que resulta apropiado para cada situación. ¿Mantiene tu hijo el contacto visual con la persona con la que habla o a la que escucha? ¿Utiliza las palabras adecuadas? ¿Interrumpe frecuentemente la conversación para referirse a historias o hacer comentarios sin relación con lo que se platica?

Poco a poco descubrimos que la dificultad pragmática es un síntoma clave de un leve padecimiento de percepción del espectro auditivo, más sutil y menos grave, llamado Desorden Grave del Desarrollo (o PPD, por sus siglas en inglés). La dificultad para entender el humor expresado verbalmente, las expresiones faciales y para "leer entre líneas", son señales de un problema pragmático de lenguaje. Otras señales consisten en cambiar intempestivamente de tema, mantener una conversación basada en un monólogo o realizar comentarios inadecuados ("Sra. Lee, acabo de echarme un pedo") sin darse cuenta.

Articulación y fonología

La articulación se refiere a la manera como tu hijo pronuncia las palabras. Cuando los niños pronuncian mal una palabra, debido a que no comprenden las reglas del habla (en contraposición a ser físicamente incapaces de pronunciarla, como en el caso de un simple retraso de la articulación), enfrentan un problema más grave llamado desorden fonológico. ¿Por qué razón un niño pronuncia perfectamente la "s" en la palabra "sol" pero la omite en la palabra "serpiente"? ¿Existe un patrón de comportamiento o una razón para lo anterior? ¿Pronuncia las palabras de manera aceptable para su edad? ¿Afecta este problema la manera como ejecuta sus tareas de leer y escribir?

El terapeuta también deseará saber si tu hijo está consciente de sus dificultades para pronunciar ciertos sonidos. Si el niño no puede "oír" la diferencia, será muy importante llevar a cabo pruebas más exhaustivas de audición. Si el terapeuta descubre que la articulación del niño es problemática, deberá incluirse un examen de su capacidad motriz para hablar.

Función motriz para hablar

El examen de la función motriz para hablar determina la capacidad de la lengua, labios y otros músculos para realizar movimientos adecuados que permitan hablar y tragar bien. Esta prueba es particularmente necesaria cuando el niño muestra dificultades para pronunciar palabras o comienza a hablar muy tardíamente. También debe revisarse la dentadura para asegurarse de que puede morder adecuadamente. Por otra parte debe examinarse la manera como tu hijo traga, con y sin comida.

Aun cuando los músculos sean lo suficientemente fuertes, el patólogo querrá ver si el niño es capaz de controlarlos adecuadamente. Se le pedirá a tu hijo que haga ciertas cosas como abrir y cerrar la boca, mover la lengua de un lado a otro (dentro y fuera de la boca) y tocar la bóveda del paladar con su lengua. Se trata de una revisión en busca de apraxia oral. También le pedirá a tu hijo que diga una serie de palabras y oraciones de longitud creciente, en busca de irregularidades del habla. Esa revisión tiene por objeto saber si tu hijo tiene dispraxia, que ha sido diagnosticada de manera más común, particularmente en niños en edad preescolar, desde mediados hasta finales de los noventa.

Calidad de la voz

El terapeuta debe tomar nota de la calidad de la voz de tu hijo. Si el niño se encuentra resfriado o enfermo de la garganta ese día, de manera que la enfermedad afecte su voz, deberá ser revisado en otra ocasión para asegurarse que retorna a su estado normal. Es probable que en esta etapa el patólogo le pida a tu hijo que realice algunas tareas informales para analizar la calidad de su voz. También es posible que lo someta a algunas pruebas formales de la voz.

PATRICIA MCALEER HAMAGUCHI

Fluidez

El tartamudeo es también llamado "falta de fluidez" por los especialistas en esta área. La evaluación se realiza al observar y analizar el tartamudeo del niño en muchas y muy diferentes situaciones en que habla. Se registran el tipo de tartamudeo (repeticiones, titubeos, etc.) y su cantidad. También se toma nota de las conductas físicas de esfuerzo, cuando el niño hace muecas o aprieta los puños. Puede ser que se utilicen algunas pruebas formales.

Pensamiento crítico y capacidad de razonar

Este aspecto se refiere a la capacidad para resolver problemas y la habilidad del niño para encontrar y explicar una solución a algún problema. ¿Puede entender tu hijo una relación causa-efecto? ¿Analiza lo que escucha y saca conclusiones o se forma una opinión?

En la mayoría de los casos, debe examinarse una combinación de las áreas mencionadas, dependiendo de las necesidades individuales del niño.

Consideraciones especiales: las pruebas para los niños muy pequeños y en edad preescolar

Generalmente los niños muy pequeños son evaluados por medio de las pruebas informales, que consisten en observarlos y jugar con ellos en diferentes situaciones (con uno de los padres, con juguetes, comida, etcétera) y analizar lo que hacen. ¿Hace tu bebé algún ruido? ¿Parece anticipar los objetos que le presentas o advertirlos del todo? ¿Te mira tu bebé? La otra parte de esta evaluación consiste en una entrevista contigo, porque tú puedes responder preguntas sobre los hábitos de tu bebé, su desarrollo y su historial médico. Una parte concluyente de la evaluación consiste en permitir que el terapeuta observe a tu bebé mientras come, porque de esa manera puede observar la manera en que los "músculos del habla" de tu bebé funcionan mientras se alimenta.

Las pruebas aplicadas a los niños en edad preescolar son frecuentemente una combinación de pruebas formales e informales. Las pruebas formales han sido diseñadas para ajustarse a la brevedad de los periodos de atención y a las aún pocas habilidades que posee un niño pequeño. Puedes estar presente en la habitación durante la prueba, pero a menudo el niño responde mejor cuando el padre o madre se encuentra cerca pero fuera de su área de visión. El patólogo te hará saber qué prefiere en ese caso. Frecuentemente las actividades son más prácticas y menos clínicas. Como dije anteriormente, con el fin de mantener relajado a tu hijo, evita comentar las pruebas antes de tiempo y no utilices la palabra "prueba" para describir lo que va a ocurrir. Tu hijo sólo necesita saber que va a jugar con algunas personas que no conoce.

En el caso de este grupo de edad, la prueba es frecuentemente aplicada por un equipo, en vez de por un individuo. El equipo evalúa el habla y el lenguaje, así como otras facultades de desarrollo, como los conceptos básicos, la capacidad de prestar atención, las habilidades de socialización, de auto ayuda, equilibrio, coordinación y tono muscular. Entre los miembros del equipo deben encontrarse un terapeuta del habla-lenguaje, un terapeuta físico y/o un terapeuta ocupacional y un maestro de educación especial. La ayuda de un psicólogo puede aportar una perspectiva valiosa al diagnóstico y al desarrollo del programa. Dado que los retrasos en el desarrollo de los niños pequeños y en edad preescolar suelen no ser problemas aislados de habla y lenguaje, la evaluación en equipo arroja una gran cantidad de beneficios. Los otros especialistas pueden detectar deficiencias en el desarrollo en áreas en que un terapeuta del habla-lenguaje difícilmente podría. Esta clase de retrasos en el desarrollo son difíciles de detectar y a menudo pasan inadevertidos incluso por los padres.

Después de la evaluación, se rinde un informe con información y terminología que probablemente tengas problemas para interpretar. En el siguiente capítulo "traduciré" ese informe para ti. El capítulo 4 también te ayudará a planear el mejor programa de tratamiento para tu hija o hijo, en colaboración con los especialistas apropiados.

4

Después de la evaluación: cómo entender la jerga técnica del informe y el programa educativo individualizado

Una vez que el patólogo del habla-lenguaje ha llevado a cabo la evaluación, te hará comentarios sobre la misma en ese momento o te pedirá que regreses después para discutir los resultados. En cualquier caso, el médico debe enviarte un informe por escrito en el curso de las siguientes semanas. Sin embargo, si no te mandan el informe con los resultados detallados de la evaluación, solicita que lo hagan. A pesar de que no siempre es obligatorio, la mayoría de los especialistas del habla-lenguaje te lo proporcionarán.

En este capítulo explicaré el significado de las cifras y la terminología que muy probablemente encontrarás en el informe del patólogo. Comúnmente los especialistas hablan y escriben sobre tu hijo mediante porcentajes, equivalencias de edad, desviaciones estándar y calificaciones. Esta jerga profesional puede parecer enigmática si no la has estudiado previamente. También describiré el proceso legal que tiene lugar después de la evaluación escolar, es decir, el papeleo formal que es necesario realizar. Dependiendo de la edad de tu hijo y de su problema de comunicación, se sugieren diferentes opciones de tratamiento. Te ayudaré a saber qué debes esperar, qué preguntas debes hacer y qué rol deberás jugar. Finalmente detallaré las opciones de terapia de habla y lenguaje que pueden estar a la disposición de tu hijo, de manera que puedas saber qué esperar y qué elecciones hacer.

Los números utilizados para medir el desempeño

Como dijimos en el capítulo 3, los terapeutas del habla-lenguaje utilizan tareas informales (a veces llamadas "pruebas informales") y pruebas formales (algunas veces conocidas como "pruebas estandarizadas") para evaluar a un niño.

Las pruebas estandarizadas remiten a tablas que indican qué desempeño cabe esperar en diferentes áreas de habilidad por cada edad. El terapeuta señala cuál fue el desempeño de un niño en particular, en comparación con un niño "promedio" de la misma edad. Estas comparaciones pueden ser realizadas por medio de porcentajes, puntajes estandarizados, desviaciones estandarizadas, calificaciones y equivalencias de edad. Muchas pruebas tienen tablas que proporcionan información en varias de estas escalas. No es raro que los padres se confundan con estos informes.

No necesitas convertirte en un experto en estadísticas de pruebas para comprender estos números. Casi todas utilizan porcentajes y/o equivalencias de edad como la medida principal del desempeño. Los otros números proporcionan datos adicionales para interpretar esa información. Si te familiarizas con los porcentajes y los equivalentes de edad, podrás entender la mayoría de los informes.

¿Qué significan los porcentajes?

Los porcentajes, también llamados "rangos de porcentaje", se abrevian en los reportes mediante el signo "%". Muchas calificaciones de desempeño se consignan como porcentajes y son especialmente útiles al comparar el desempeño de un niño con otros de su misma edad (o en ocasiones de su mismo grado escolar). Los porcentajes van del 1 al 99 y suelen ser interpretados de la siguiente manera:

☞ 95-99   Muy superior.

☞ 75-94   Excede el desempeño promedio.

☞ 60-74   En la parte superior del promedio.

☞ 40-59   Promedio.

☞ 25-39   En la parte inferior del promedio.

☞ 15-24   Debajo del promedio (puede necesitar ayuda).

☞ 1-14   Bajo (necesita ayuda).

Las escuelas y otras instituciones con programas de habla-lenguaje establecen sus propios criterios en lo que respecta a qué tan abajo en el porcentaje debe estar un niño para ameritar el servicio. Por ejemplo, todos los niños que califican por debajo de 20% —o incluso de 10%— pueden ser considerados lo suficientemente deficientes como para tenerlos por "discapacitados" en un área particular del lenguaje. Las escuelas de California utilizan el criterio de 7% como límite. Esta heterogeneidad en los estados y distritos escolares puede constituir un problema cuando un niño se muda de un sistema escolar a otro. Si el niño tiene una baja calificación, pero no lo suficientemente baja para ameritar que reciba el servicio en las escuelas públicas, es posible que los padres tengan que pagar una terapia privada.

Es importante destacar que la abrumadora mayoría de los niños califican entre 25% y 75% en cualquier prueba estandarizada. Estos porcentajes de calificación no corresponden exactamente al porcentaje de respuestas correctas, sino al criterio del terapeuta. Los porcentajes a que se refiere el informe no reflejan necesariamente el número de preguntas que fueron respondidas de manera incorrecta. Por ejemplo, tal vez un niño de cinco años necesite responder correctamente sólo cinco de 15 preguntas para ser considerado dentro del rango "promedio" (o "normal"), porque dichas preguntas son difíciles. Esas mismas preguntas pueden ser formuladas a un niño de siete años de edad, y es posible que este último necesite responder correctamente ocho preguntas para ser considerado dentro de los límites normales. El número de respuestas "correctas" se incrementa con la edad. (Si dichas preguntas fueran calificadas de acuerdo al porcentaje "tradicional", el niño de cinco años recibiría 30%, lo que haría parecer que ha reprobado la prueba; pero en realidad el porcentaje de calificación que obtiene es de 63%, que está dentro del rango promedio.)

El número a que se refiere el porcentaje —por ejemplo, 65— indica que tu hijo obtuvo una calificación mejor que 65% de los niños a quienes se aplicó la misma prueba. En otras palabras, una calificación de 65 significa que tu hijo se encuentra entre 35% de los niños con mejor calificación en la prueba. El interés principal del patólogo del habla-lenguaje es el desarrollo de tu hijo, en términos de lo que resulta normal para otros niños de la misma edad. Por esta razón, los porcentajes constituyen una excelente herramienta para hacer la comparación.

Equivalencias de edad

Aunque la *edad cronológica* de tu hijo pueda ser siete años y cuatro meses, su desarrollo o *equivalencia de edad* (que a veces se abrevia como EE), puede ser comparable a la de un niño más chico, de cinco años y tres meses en cualquier prueba formal. Los resultados de estas pruebas se escriben en años y meses, de la misma forma que la edad cronológica. La calificación significa que tu hijo tuvo un desempeño al nivel de un niño de una edad determinada.

Calificaciones estándar

Las calificaciones estándar (en ocasiones abreviadas como CE) se basan en un sistema en que el 100 es la calificación promedio. Cualquier calificación que se obtenga, inferior o superior pero dentro de un rango de 15 puntos (es decir, entre 85 y 115) está considerada dentro de los límites inferior y superior del promedio. Las calificaciones inferiores a 85 puntos se encuentran debajo del promedio y, las superiores a 115, arriba del promedio. Los informes sobre las pruebas de coeficiente intelectual (IQ, por sus siglas en inglés) suelen utilizar las calificaciones estándar y algunas pruebas de lenguaje y audición también utilizan este sistema.

Desviación estándar

Cada prueba posee su propia medida de lo que constituye una desviación estándar (DE). El especialista que aplica la prueba cuenta con esa información en el manual de la misma. Las desviaciones estándar miden qué tan lejos del promedio (también conocido como "la media") se encuentra la calificación de un niño. Una desviación estándar debajo de la media se escribe –1 DE, y está debajo del promedio. Sin embargo, lo anterior no significa necesariamente que sea lo suficientemente baja como para que tu hijo necesite un programa correctivo. De la misma forma, cualquier desviación estándar arriba de la media se considera como muestra de un desempeño superior al promedio. Por ejemplo, una desviación estándar arriba de la media se expresa como +1 DE.

Muchos especialistas consideran que dos o más desviaciones estándar debajo de la media son suficientes para que el niño amerite la terapia. Esta medida se escribe normalmente como -2 DE.

Calificaciones

Las calificaciones se basan en una escala del uno al nueve. Se considera que el promedio es cinco. Una calificación de uno o dos indica un desempeño por debajo del promedio. Una calificación de ocho o nueve indica un desempeño superior al promedio. Si multiplicas una calificación de esta escala por diez obtendrás un número equivalente al porcentaje al que nos referíamos antes.

¿Qué ocurre después de la evaluación?

Generalmente se programa una segunda reunión para analizar los resultados de la evaluación y discutir las recomendaciones. En esa reunión debe estar presente un administrador escolar, así como cualquier maestro o especialista que trabaje con tu hijo.

El IEP y IFSP

En la reunión a celebrarse después de la evaluación, el equipo desarrolla un plan denominado *Programa Educativo Individualizado* (PEI). Un PEI que ha sido firmado es un documento con validez legal, lo que significa que el sistema escolar *está obligado a proporcionar* el programa al que se ha comprometido. Los padres son miembros del equipo de planeación; tienen derecho a expresar su opinión sobre qué servicio recibirá su hijo, con qué frecuencia, dónde se llevará a cabo y lo que debe aprender. Para los niños de tres años de edad o menores, el plan se denomina *Programa Individual de Servicio Familiar* (PISF). *En tu carácter de padre o madre tienes muchos derechos y de manera paralela a éstos la responsabilidad final. Si no otorgas permiso por escrito para dar inicio a la terapia tal y como fue especificada en el PEI o el PISF, la terapia no puede tener lugar.*

Las siguientes preguntas deben ser respondidas durante la entrevista con el equipo de la escuela. Si el equipo no aborda estos temas, asegúrate de formularlas tú mismo.

☞   ¿Cuál será el efecto de estas deficiencias del habla y lenguaje en el desempeño académico de mi hijo?

☞   ¿Que modificaciones deben hacerse en el salón de clase para minimizar el efecto de estas deficiencias?

☞   ¿Requiere mi hijo de un aparato para mejorar su audición?

☞   ¿Cual es el ambiente más apropiado para el aprendizaje de mi hijo?

☞   ¿Cómo pueden fortalecerse las habilidades de comunicación de mi hijo en el salón de clases?

☞   ¿Qué puedo hacer en el hogar para fomentar el desarrollo de esas habilidades?

☞   ¿De qué manera afectan a mi hijo estas deficiencias del habla, lenguaje o audición, social y emocionalmente?

Con base en la perspectiva general puede elaborarse un programa educativo de acuerdo con las necesidades individuales de tu hijo, en la medida de lo posible. Es importante que tu hijo sea obligado a alcanzar metas educativas nuevas, pero posibles.

El PEI y el IFSP deben incluir la siguiente información:

☞ Una descripción del nivel de funcionamiento y diagnóstico actual de tu hijo.
☞ Las metas del programa de terapia.
☞ La frecuencia con que la terapia tendrá lugar.
☞ El (los) especialista (s) que desarrollarán el programa.
☞ El sitio en que la terapia tendrá lugar (generalmente un salón de clases, un cuarto especial o un cuarto de terapia).
☞ Si la terapia será individual o de grupo.
☞ Los métodos y materiales que serán utilizados.
☞ Los criterios para que el niño deje de recibir el programa.

En Canadá cada provincia tiene total autonomía para proporcionar terapia del habla-lenguaje y servicios educativos. A diferencia de Estados Unidos, Canadá no tiene leyes nacionales que determinen la manera como estos servicios deben ser prestados. Sin embargo, las juntas escolares locales deben proporcionar programas adecuados para niños "excepcionales". Los problemas de habla y lenguaje son considerados como "excepciones de comunicación". La escuela o el patólogo del habla-lenguaje prepararán un informe y un programa para tu hijo. No existe un estándar nacional sobre el carácter de la información que debe contener dicho informe. La escuela puede decidir proporcionar o no los servicios de un patólogo del habla-lenguaje, porque se considera que es un tema de salud. A diferencia de las escuelas de Estados Unidos, las escuelas canadienses no tienen la obligación de contar con patólogos del habla y muchas de éstas carecen de ellos. A menudo ocurre que el maestro y otros especialistas del aprendizaje toman cursos para ayudar a sus estudiantes a desarrollar sus habilidades de lenguaje y audición. Algunas provincias ofrecen incentivos financieros a las juntas escolares locales para que contraten especialistas del habla-lenguaje o psicólogos. Al igual que en Estados Unidos, si no estás de acuerdo con sus recomendaciones puedes inconformarte con el programa que ha sido recomendado en el informe.

Modificaciones del programa educativo

Adicionalmente, dado que el PEI y el PISF son documentos legales prescritos por la ley con el propósito de individualizar el programa educativo del menor, cualquier modificación debe ser incluida en estos documentos. Las modificaciones describen lo que el maestro debe hacer para ajustar las necesidades especiales de tu hijo al salón de clases. Las nuevas regulaciones de IDEA ("Parte B") fueron implementadas en 1999. Dichas regulaciones establecen que el niño "*no puede* ser removido de la educación en una clase regular sólo por las modificaciones necesarias en el programa de estudios general" (*Guía del ASHA,* Abril de 1999). Las nuevas modificaciones deben hacerse únicamente con tu conocimiento y consentimiento. De acuerdo con la ley, cualquier modificación por escrito del PEI debe ser seguida por el maestro en el salón de clases y no quedar a su arbitrio. Sin embargo, muchos PEI otorgan a los maestros cierta flexibilidad sobre la manera como deben llevarse a cabo las modificaciones.

Las modificaciones son valiosas y necesarias porque permiten que el niño compense una debilidad particular. Las modificaciones adecuadas pueden significar la diferencia entre un niño que trabaja con todo su potencial y que, por lo tanto, disfruta de la escuela y un niño con baja autoestima que tiene miedo de ir a la escuela debido a ciertas deficiencias. Ningún niño debe ser abrumado por el sistema educativo de manera cotidiana por un problema que escapa a su voluntad.

A continuación presento algunos ejemplos de las modificaciones típicas para niños con problemas de lenguaje. Los maestros pueden hacer lo siguiente:

☞ Escribir las instrucciones y las tareas asignadas en el pizarrón (para los estudiantes con problemas de memoria auditiva).

☞ Hablar a un ritmo más lento (para los estudiantes con problemas de memoria auditiva o de procesamiento del lenguaje).

☞ Dar tiempo para que el niño piense y se organice mentalmente antes de esperar una respuesta verbal (para los estudiantes con deficiencias de lenguaje expresivo como el problema de recordar las palabras o la dificultad para organizarlas en secuencia).

☞ Aplicar pruebas escritas en vez de pruebas orales (para los estudiantes con deficiencias de memoria auditiva o de procesamiento).

☞ Utilizar exámenes de opción múltiple o de "relación de palabras" en vez de utilizar el formato consistente en llenar los espacios en blanco (para los estudiantes con problemas para recordar las palabras o con problemas de ortografía).

☞ Simplificar, parafrasear y establecer prioridades en la información oral y escrita que debe aprender el niño (para los estudiantes con deficiencia de lenguaje receptivo o de procesamiento de lenguaje).

☞ Exentar a los estudiantes de las pruebas anuales estandarizadas o permitir pruebas sin límite de tiempo (para los estudiantes con deficiencias de lenguaje receptivo o expresivo, en cuyo caso es mejor evaluar sus capacidades de manera individual).

Las modificaciones: ¿son un trato especial injusto?

Un problema de lenguaje o audición es una condición de discapacidad que afecta frecuentemente el desempeño escolar de una persona en muchas áreas. En los últimos años, los especialistas de habla y lenguaje se han dado cuenta de la gran necesidad —y la utilidad— de combinar la terapia con las adecuaciones en el salón de clases. Las leyes nacionales establecen que los estudiantes deben ser educados en el "ambiente menos restrictivo"; esto significa que los estudiantes de educación especial no deben ser atendidos en salones de clase separados, a menos que se hayan intentado todas las demás opciones y éstas hayan fracasado. La mayoría de los programas académicos de los niños con problemas de lenguaje deben tener alguna clase de modificación con el fin de permitirles mantenerse al día con sus compañeros sin discapacidades.

Hacer dichas modificaciones no es "hacer trampa" ni constituye una injusticia para los otros niños del salón de clases. Después de todo, los demás niños no tienen la carga de vivir con un problema de comunicación. ¿Constituye el uso de lentes una ventaja injusta para los niños con un problema de la visión? ¿Tiene una "ventaja injusta" un niño que utiliza un dispositivo auditivo? Desde luego que no. Se trata de herramientas que les permiten competir en igualdad de circunstancias. Lo mismo ocurre con un niño con problemas de lenguaje. Desafortunadamente, estos problemas no pueden ser detectados por la vista o el oído de quienes no son especialistas y, por lo tanto, pueden no ser considerados como deberían serlo.

Si te inquieta la idea de que tu hijo sea tratado "de manera distinta" por medio de esa ayuda adicional o de dichas modificaciones, recuerda lo siguiente: debido al gran número de niños con programas educativos individuales que asisten hoy a las escuelas (generalmente entre 8% y

15%), los niños están acostumbrados a que algunos estudiantes reciban tareas o sean sometidos a pruebas ligeramente diferentes, y a que sean ayudados por otros maestros tanto dentro como fuera del salón de clases. Actualmente, no es algo inusual en las escuelas.

Tiempo de consulta

El tiempo de consulta se refiere al número de minutos a la semana que un especialista pasará con el maestro de tu hijo o con el equipo de maestros para discutir temas como las metas de la terapia y las modificaciones. Dado que algunas modificaciones son vitales para la mayoría de los niños con problemas de lenguaje, la guía del especialista y su colaboración con los maestros son importantes para asegurarse que han comprendido sus recomendaciones y que éstas han sido implementadas de acuerdo con su propósito, y que también han sido ajustadas correctamente cuando ha sido apropiado. El tiempo de consulta programado es un concepto relativamente nuevo para la mayoría de los especialistas del habla-lenguaje, quienes anteriormente trabajaban de manera aislada. En la actualidad no sólo se alienta sino que se espera que los terapeutas actúen como consultores en las escuelas públicas.

Un programa de educación especial individualizado debe ser evaluado constantemente por los maestros y especialistas para asegurarse que las cosas marchan como es debido. En algunas ocasiones, un niño empieza a tener dificultades para mantenerse al nivel de sus compañeros cuando la clase empieza a trabajar en algún proyecto o en un capítulo difícil. Esta situación demanda soluciones creativas e individualizadas.

No existe un estándar para determinar el número de minutos por semana necesarios para la consulta. Obviamente, los niños con un mayor grado de incapacidad necesitan de más tiempo de consulta y creatividad al elaborar el programa. Una cantidad razonable de tiempo puede variar entre diez y 15 minutos al mes por niño con problemas menores y hasta 30 minutos a la semana para un niño cuya discapacidad es más grave.

Desafortunadamente, debido a los recortes presupuestales se cuenta con menos personal para trabajar. El tiempo de consulta puede tener una gran demanda y es posible que el especialista tenga que sacrificar sus periodos de almuerzo o trabajar antes de que empiecen las labores escolares. Esta situación es indeseable pero no siempre puede ser controlada.

Opciones de terapia de habla y lenguaje

Es importante saber que no hay reglas fijas, en lo profesional o en lo legal, sobre la frecuencia y la manera como un niño recibe la terapia. Estos factores se determinan de acuerdo con cada caso individual, dependiendo de las necesidades de tu hijo, de sus deseos y del tiempo disponible tanto del niño como del especialista que proporcionará la asistencia.

¿Terapia individual o de grupo?

La terapia individual es benéfica en ciertos casos, especialmente cuando el problema del niño es único o grave o cuando simplemente no puede reprogramarse una cita. Sin embargo, en otros casos, la terapia de grupo puede ser más productiva y útil. En la terapia de grupo la clave estriba en asegurarse de que los miembros del grupo sean compatibles entre

101

sí, aunque no necesariamente trabajen en las mismas habilidades. Por ejemplo, un niño que cursa el quinto grado no debe ser incluido en un grupo de niños del jardín de niños o de niños de primer grado, sin importar qué tipo de habilidades necesite desarrollar. Sencillamente sería degradante para él y extraño para los demás estudiantes. Por otra parte, el programa de los escolares no debe interferir con alguna materia importante, lo cual puede limitar las opciones de programación y de integración a un grupo, que a su vez ocasiona que se formen grupos pequeños o se celebren sesiones individuales.

Terapia de habla-lenguaje en el salón de clases

Es frecuente que los padres se preocupen porque los niños sean "aislados" al tener que abandonar el salón de clases para recibir ayuda especial. Hoy en día es común que los niños abandonen el salón para recibir diversos servicios y programas. Sin embargo, recientemente la tendencia ha sido tratar de proporcionar dichos servicios en el salón de clases, de manera que el programa diario del niño no sea fragmentado. Esto es particularmente benéfico para los niños que reciben diferentes tipos de ayuda. Debes considerar los siguientes factores al decidir lo que es mejor para tu hijo.

Enseñanza en equipo

Algunos especialistas del habla-lenguaje van al salón de clases para trabajar con los niños e impartir "enseñanza en equipo" con el maestro, de manera periódica. Esto permite al maestro conocer la manera de estructurar las lecciones de habla y lenguaje de manera más efectiva, y brinda a los niños una oportunidad de recibir terapia para reforzar las habilidades aprendidas en la terapia en el salón de clases. En otros escenarios de "enseñanza en equipo", el maestro y el patólogo preparan e imparten juntos las lecciones. Por ejemplo, una vez que el maestro ha hecho la introducción de la lección, el patólogo modera la discusión de la misma entre los estudiantes, con el fin de optimizar la participación de aquellos que tienen metas del habla y lenguaje específicas. La enseñanza en equipo tiene lugar para todo el grupo y no sólo para los estudiantes con necesidades especiales.

No se ha comprobado si esta dinámica es más efectiva para atender las necesidades de habla y lenguaje del niño que el programa de terapia tradicional que consiste en aislarlo del grupo. En el caso de un niño que tenga una deficiencia específica, moderada o grave, del habla o el lenguaje (pero con un coeficiente intelectual normal), no recomendaría la dinámica de enseñanza en equipo como un programa integral, a menos que el maestro regular cuente con algún tipo de entrenamiento especial en esta área y sea capaz de enseñar y reforzar las habilidades necesarias a lo largo de la jornada.

Por otra parte, los niños con síndrome de Down y otras formas de retraso mental frecuentemente responden bien a la dinámica de enseñanza en equipo, y mejoran su habla y lenguaje al imitar el habla de los demás niños con una cantidad mínima de terapia directa. Los niños con bajo coeficiente intelectual se benefician de esta dinámica (ASHA, 1993) porque aprenden mejor en ambientes naturales y cotidianos, en contraposición a los ambientes clínicos "aislados". Sin embargo, si un niño con retraso mental tiene un problema específico de habla o lenguaje, la terapia individual o de grupo puede ser adecuada.

En el caso de los niños con autismo, muchos objetivos de lenguaje social (pragmático) son alcanzados al incorporarlos al ambiente de salón de clases en vez de aislarlos. De la misma forma, en el caso de los niños con problemas de audición, la enseñanza en equipo puede ser una manera efectiva de alcanzar diversas metas relacionadas con su capacidad auditiva.

En general, mi experiencia me demuestra que la enseñanza en equipo es adecuada (y a menudo ideal) en el caso de los estudiantes con problemas moderados o con ciertos tipos de debilidad en el lenguaje o la audición. Sin embargo, la enseñanza en equipo por sí sola no proporciona suficiente atención individual ni oportunidades para los niños con problemas graves o específicos, especialmente en el área de la articulación. Por otra parte, no es posible esperar que el maestro regular se convierta en un substituto de un profesional entrenado en habla y lenguaje, o que tenga tiempo de dar terapia de habla y lenguaje a varios niños en una clase compuesta por 25 o más estudiantes.

Terapia en clase

En cuanto a los estudiantes en edad preescolar y a los de primaria, la presencia de un terapeuta del habla-lenguaje en el salón de clases —para proporcionar terapia a nivel individual o a pequeños grupos— encuentra fácilmente acomodo y en ocasiones es preferible. Los niños con problemas moderados o aquellos que tratan de integrar las habilidades previamente aprendidas pueden beneficiarse de esa terapia en clase. Los niños con retraso en su lenguaje pragmático (el uso social del lenguaje) también se benefician al trabajar en esa área en el ámbito del salón de clases. Las aulas en que varios niños requieren servicios proporcionan una excelente oportunidad para que el patólogo del habla-lenguaje agrupe a los estudiantes y utilice juegos interactivos. Cuando la terapia es proporcionada en clase, generalmente sólo reciben el servicio directo aquellos estudiantes en quienes se han detectado previamente problemas de habla, lenguaje y audición.

Sin embargo, la conducción de las sesiones de terapia en clase encuentra una limitación en la naturaleza de las lecciones que se imparten. Por ejemplo, las actividades musicales y que implican movimiento, que son muy útiles con niños más pequeños, pueden distraer a otros estudiantes. De la misma forma, algunos ejercicios para los músculos del habla que consisten en tocar instrumentos de viento o hacer burbujas de jabón, no pueden efectuarse en un salón de clases donde se imparte simultáneamente otra lección. Los niños que necesitan realizar ejercicios con los labios y la lengua pueden sentirse avergonzados al hacerlo enfrente a sus compañeros. Los niños que trabajan en ciertas áreas de la audición pueden requerir de una habitación silenciosa, con un mínimo de distracciones, especialmente en las primeras etapas del programa de terapia. Los niños que trabajan en mejorar su habla necesitan hablar a un volumen de conversación normal con el fin de que el terapeuta pueda escuchar si están pronunciando las palabras correctamente. Cuando un maestro trata de impartir una lección, lo anterior puede distraer al niño, al maestro y al grupo. Por esa razón en muchos casos la terapia en clase no es la mejor manera de practicarla.

Algunos padres prefieren la terapia en clase con el fin de que sus hijos no se sientan diferentes por tener que ir a recibir ayuda especial. Sin embargo, en ese orden de ideas, el resto de los compañeros del niño advierte que la terapia tiene lugar en el mismo salón de clases, lo que en ocasiones llama más la atención hacia el niño. Es importante ponderar todos los factores al decidir el lugar donde la terapia se realizará. En este sentido, muchas escuelas tratan de ajustarse a los deseos de los padres, si son apropiados y viables.

La terapia en los consultorios, clínicas y hospitales

Si llevas a tu hijo al consultorio de un terapeuta del habla-lenguaje, a una clínica u hospital, cabe esperar que pidan que tu hijo asista a las sesiones dos veces por semana, durante 30 hasta 60 minutos por sesión. Este tiempo puede ser incrementado o reducido según las necesidades y puede realizarse de manera individual o en un pequeño grupo.

El terapeuta que trabaja con tu hijo debe sugerirte la manera de reforzar en casa las habilidades que se enseñan durante las sesiones. Adicionalmente, si tu hijo está en edad escolar, el maestro del niño debe estar al tanto de que el niño reciba la terapia. Es conveniente que el terapeuta le comunique al maestro, ya sea mediante un informe o una llamada telefónica, la naturaleza de la terapia y la manera como el maestro puede ayudar. También es una buena idea informar al especialista del habla-lenguaje asignado a la escuela, de manera que este último sepa que las necesidades del niño están recibiendo atención.

La terapia en las escuelas públicas de Estados Unidos

En el sistema de escuelas públicas, los servicios ofrecidos a los niños con problemas de habla y lenguaje varían en cuanto a qué terapia proporcionan y dónde tiene lugar, en función de la edad del menor y sus necesidades.

Programas de terapia de las escuelas públicas para niños menores de cinco años de edad

El desarrollo del habla, lenguaje y audición de los niños pequeños puede ser atendido de diversas maneras, dependiendo de sus necesidades particulares. Nuevamente, no existe una manera "única" de proporcionar la ayuda o la terapia.

Si tu hijo es menor de tres años de edad, el patólogo del habla-lenguaje puede ser contactado por medio de la escuela, y generalmente, trabajará contigo en tu casa, te pedirá que lleves a tu hijo o hija a un sitio determinado para brindarle la terapia. En ocasiones la terapia puede realizarse mensualmente. A esa edad el terapeuta te ayuda —y a otros miembros de la familia que cuiden al niño— a proporcionarle al pequeño el estímulo que permita su desarrollo. En casos especiales, como el de un impedimento de la audición (especialmente en aquellos niños con implante de caracol) o de fisura palatina, la terapia puede ser más frecuente y directa. Nuevamente, las necesidades particulares del niño deben ser tomadas en cuenta.

Si tu hijo tiene entre tres y cinco años de edad, la intervención generalmente se realiza mediante sesiones de terapia en la escuela pública local o como parte del programa preescolar. El terapeuta puede ir al salón de clases de preescolares y trabajar con tu hijo o con todo el grupo. Muchas escuelas cuentan ahora con sus propias clases de educación preescolar, por la mañana o por la tarde, varios días a la semana, con el fin de atender las necesidades de los niños con necesidades especiales. Lo anterior ayuda a estos estudiantes, al permitirles conocer a niños de su propia edad que les ponen un buen ejemplo. Los niños "normales" también se benefician porque reciben un programa preescolar (en ocasiones de manera gratuita) con grupos más pequeños y más maestros que en el programa preescolar tradicional. Muchas entidades de Estados Unidos alientan y patrocinan dichos programas, como resultado de los cambios recientes en la legislación federal y a los éxitos obtenidos en el pasado.

Programas de terapia de las escuelas públicas para los niños de educación primaria

Una vez que tu hijo ha llegado al jardín de niños, la terapia de habla y lenguaje se proporciona de muchas maneras diferentes.

Para los casos de niños con problemas de habla y lenguaje moderados puedes esperar lo siguiente:

☞ Las sesiones de terapia individual o de grupo, en caso de ser necesarias, pueden ser celebradas una vez a la semana o, incluso, con menor frecuencia. Es posible que la terapia se concentre en el salón de clases de tu hijo o en una salón especial. Otra posibilidad consiste en la enseñanza en equipo o la consultoría que describimos antes en este capítulo.

☞ El terapeuta se comunicará regularmente contigo y con el maestro regular.

☞ El progreso de tu hijo en lo que respecta a su habla, lenguaje y audición, así como a otras áreas académicas como la lectura, será monitoreado.

En el caso de los problemas de habla y lenguaje más graves puedes esperar lo siguiente:

☞ Las sesiones de terapia individual o de grupo pueden celebrarse dos o más veces por semana. Dichas sesiones pueden tener lugar en el salón de clases de tu hijo, en el cuarto de terapia, en el centro de recursos y aprendizaje o en una combinación de todos estos lugares.

☞ La enseñanza en equipo (cuando sea posible) y/o las sesiones de planeación conjunta (denominadas "consulta") serán conducidas por el maestro regular de tu hijo y cualquiera de los otros especialistas que atiendan al pequeño, para preparar las lecciones y planear las estrategias que producirán un beneficio en su desarrollo del habla y lenguaje, en relación con el plan de estudios regular. Es posible que esto sea necesario de manera semanal para algunos niños y debe ser incorporado al PEI si se espera que ocurra. Sin embargo, como dijimos anteriormente, muchas escuelas padecen por la escasez de patólogos del habla-lenguaje y pueden tener dificultades para programar el tiempo de consulta semanal.

☞ El terapeuta se mantendrá en comunicación regular contigo y, de ser conveniente, te recomendará actividades de seguimiento que puedes realizar en casa para mejorar las habilidades de habla y lenguaje de tu hijo.

Programas de terapia de las escuelas públicas para los adolescentes

Cuando tu hijo ingresa a la secundaria se presentan nuevos factores. Tú mismo, el terapeuta y los maestros deben establecer prioridades y examinar el progreso de tu hijo en la terapia. ¿Todavía está mejorando el niño? ¿Se resiste a ir a la terapia o a realizar en casa las actividades que te han recomendado? ¿Se siente abrumado por todas las responsabilidades y cambios en la escuela secundaria? Es válido formular estas preguntas a cualquier edad, pero se hace particularmente necesario hacerlo una vez que tu hijo se gradúe de la escuela primaria. Si tu hijo todavía tiene un problema de lenguaje o audición (podemos asumir que se trata de un problema permanente si continúa a esa edad), debe ser discutido en una reunión que sostendrás con el patólogo y con todos los maestros involucrados. De ser necesario hacer cambios (modificaciones) en la manera como los maestros imparten sus lecciones y/o realizan los exámenes con el fin de que tu hijo tenga éxito. Dichos cambios deben ser discutidos e incorporados al PEI, independientemente de que tu hijo reciba terapia directa.

Las siguientes son algunas razones por las que la terapia puede no ser apropiada a esa edad:

☞ Es posible que los adolescentes se resistan a recibir ayuda y por lo tanto sean muy malos candidatos para la terapia.

☞ Las necesidades de programación crean frecuentemente problemas. Es posible que un estudiante se niegue vehementemente a abandonar un curso en que tiene buen desempeño para asistir a las sesiones de terapia, aunque lógicamente el estudiante podría faltar a esa clase en vez de faltar a otra que represente un reto mayor. Dado que el estudiante tiene más maestros, hay menos flexibilidad durante el día.

☞ El progreso de tu hijo puede haber alcanzado una "planicie". El hecho es que existen algunos estudiantes que siempre tendrán un problema de habla, lenguaje o audición. Una vez que se han enseñado estrategias para compensar estos problemas, los ejercicios aislados y la terapia pueden ser de poca ayuda al llegar a esa edad, especialmente en el caso de niños con problemas de lenguaje o audición.

☞ Los estudiantes con otras discapacidades para el aprendizaje pueden tener la necesidad de enfocar su atención en el aprendizaje de sus materias, lo que les deja poco tiempo y energía para asistir a clases separadas o para cumplir con tareas independientes a realizar en casa. Nuevamente, la clave estriba en asignar las prioridades en lo referente a las necesidades de tu hijo.

Recuerda que no existe una forma "única" de planear el programa de habla, lenguaje y audición de un estudiante. Muchos adolescentes continúan asistiendo a clases de habla y lenguaje durante la secundaria y la preparatoria y continúan mejorando. Si tu hijo progresa constantemente y no se resiste a seguir asistiendo a la terapia o a las clases de lenguaje, te recomiendo que continúe el programa, incluso en la secundaria o la preparatoria. Muchas escuelas intentan encontrar formas innovadoras de involucrar al terapeuta del habla-lenguaje en el salón de clases y hacer que los objetivos y actividades sean más funcionales y significativos para aquellos estudiantes que necesitan de ayuda especial.

Segunda parte

Los problemas de habla, lenguaje y audición

5

Para comprender los problemas del habla

Es frecuente que los problemas del habla causen más dificultades a los padres que a los hijos. Si los niños pueden hablar lo suficientemente bien para hacerse entender, especialmente cuando son pequeños, generalmente están satisfechos. Pero como padre o madre puede ser desalentador escuchar que tu hijo tartamudea o dice "quedo una cgayola", como lo hacía Elmer Fudd, el personaje de las caricaturas. "Oh, no", puedes pensar. "Recuerdo que mi compañero de escuela Jimmy Wesner hablaba así en la preparatoria. La gente se burlaba de él. No quiero que nadie se burle de *mi* hijo".

En el fondo de tu corazón tal vez sepas que se trata de algo que tu hijo probablemente superará en unos cuantos años. Después de leer los primeros capítulos de este libro, quizás hayas confirmado esa impresión. Sin embargo, sentarte a esperar que eso ocurra es algo muy duro para cualquier padre de familia. Recuerda siempre que un problema de habla, lenguaje o audición es sólo una pequeña parte de lo que tu hijo es en su conjunto. No se trata de algo que lo defina.

Las cosas han cambiado de manera importante desde que Jimmy Wesner estaba en la escuela. Es probable que Jimmy Wesner nunca haya tenido la oportunidad de asistir a una terapia del habla, porque las leyes de los Estados Unidos, que obligan a las escuelas a ofrecer ese servicio, fueron aprobadas hasta 1975. Asimismo, las leyes de los Estados Unidos que obligan a las escuelas a proporcionar terapia del habla a nivel preescolar fueron aprobadas hasta principios de los noventa. Debido a esto y al cambio de actitud respecto a las discapacidades y diferencias de todos tipos, los niños de hoy tienen contacto con muchas personas de su misma edad que son diferentes a ellos. Para el momento en que tu hijo estudie la preparatoria, el hecho de ver a alguien cuyo aspecto, conducta o habla son diferentes debe ser mucho menos inusual de lo que fue para las generaciones anteriores.

En este capítulo presento de manera general los problemas de habla más comunes. Explico la naturaleza y el tratamiendo de la tartamudez, los problemas de pronunciación y los problemas de voz. En cada caso describo las características del problema, la manera como afectan al niño y lo que tú puedes hacer, en tu calidad de padre o madre, para ayudar a tu hijo.

No es necesario que te conviertas en un experto en la materia; sin embargo, al obtener la información tendrás una mejor manera de comprender a tu hijo y sus necesidades especiales.

La tartamudez

¿Mmm-ma-má? ¿Pue-pue-do ir a ca-ca-casa de Billy?
Vo-vo-volveré después de la co-co-comida.
¿Qué... qué... vamos a co-co-mer?

Jamie, seis años de edad.

Todos hemos cometido errores al pronunciar las palabras. Si prestas atención a lo que dirás este día, puedo apostar a que descubrirás que repites varias palabras. De hecho, el tartamudeo es parte normal de nuestras conversaciones diarias. La función del habla demanda coordinación entre la boca, las cuerdas vocales y el cerebro. En ocasiones una de esas partes se mueve más rápidamente que la otra, y... uh... y... tartamudeamos. ¿Qué hace que esas repeticiones normales de palabras sean diferentes a un problema de tartamudez? En este apartado aprenderás a reconocer y a comprender a un niño con el problema de Jamie, así como lo que puede hacerse por alguien como él.

Cuando el niño aprende a hablar, atraviesa por una fase normal en la que repite las palabras o las oraciones. Por ejemplo, "¡Mami, mami, mira, mira!" Suena y parece como un tartamudeo. Esto suele ocurrir entre los dos y los cinco años de edad. A veces, el niño hace esto durante unos cuantos días; en otros casos dura meses o, incluso años, aun cuando el niño no tenga un problema de tartamudez. La clave para distinguir entre una fase normal y un problema de tartamudez consiste en qué tan a menudo tartamudea el niño y de qué forma.

Diagnóstico y causas de la tartamudez

Se dice que un niño que tartamudea no habla de manera fluida. Aunque resulta complicado diagnosticar la diferencia entre una fase normal de tartamudeo y un auténtico patrón de tartamudez en los niños en edad preescolar, existen algunos indicadores específicos que el especialista del habla-lenguaje examinará. Por ejemplo, los tartamudos como Jamie tienden a "atorarse" con el primer sonido de la palabra y, a menudo, con la primera palabra de una oración. Es posible que repitan el primer sonido o la primera sílaba varias veces, en vez de hacerlo en una o

117

hasta en dos ocasiones. Una vez que logran pronunciar la palabra, los tartamudos tienden a hablar rápidamente, como si tuvieran una prisa loca por terminar antes de que se atoren nuevamente. Jamie sabe lo que quiere decir. Los titubeos ocurren cuando la palabra se queda atorada en su garganta, no porque necesite tiempo para agrupar sus ideas.

Generalmente la tartamudez comienza de manera gradual, en la etapa en que el niño tiene cinco años. Sin embargo, en ocasiones la única manera de estar seguros de que un niño es tartamudo consiste en observar lo que ocurre con el tiempo para averiguar si mejora o empeora.

Con el fin de diagnosticar la tartamudez, el terapeuta observa al niño mientras éste habla en diversas situaciones y toma notas cuidadosas del número de veces que el niño tartamudea; el terapeuta registra también si el niño muestra alguna frustración. Entre las conductas que revelan frustración están: patear el suelo, apretar los puños, cerrar los ojos o hacer muecas. También existen pruebas estandarizadas y métodos informales para diagnosticar y advertir la gravedad de la tartamudez. Generalmente, se utiliza una combinación de ambos con el fin de diagnosticarla.

Otro tipo de problema del habla consiste en expresarse de manera confusa o desordenada. Los niños que tienen un patrón de habla desordenada suelen hablar rápidamente y con rodeos; se detienen y reinician las palabras. Su articulación es algunas veces imprecisa y la dificultad para recordar las palabras puede contribuir a la dificultad para organizar sus ideas de manera coherente.

¿Qué causa la tartamudez? Para decirlo de manera sencilla, no existe una respuesta clara. En el pasado, se creía que la tartamudez era un problema psicológico. Aunque sabemos que la ansiedad puede empeorar la tartamudez, también sabemos que hay mucho más en el fondo. Algunos investigadores han propuesto la teoría de que ésta tiene una base psicológica o una predisposición genética (Kidd, 1977);

pero en realidad, no sabemos por qué ocurre en algunos niños y en otros no. Es posible que la tartamudez tenga muchas causas.

Características de los niños con problemas de tartamudez

Es posible que los niños con problemas de tartamudez hagan lo siguiente:

☞ Repitan el sonido inicial de una palabra ("E-e-e-ella es linda").

☞ Repitan alguna parte de las palabras ("El se-se-señor Jones está aquí").

☞ Prolonguen el sonido inicial de una palabra ("M——ami está en casa").

☞ Digan "¡No puedo decirlo!" o "¡No me sale!"

☞ Duden antes de hablar, aunque parezca que están listos para decir algo ("...Quiero un poco de jugo").

☞ Se atoren en la primera palabra de una idea u oración.

☞ Se apresuren a decir el resto de la oración una vez que pronuncian la palabra en que se habían atorado.

☞ Abran la boca sin emitir sonidos cuando intentan hablar.

☞ Hagan muecas cuando tratan de hablar sin lograrlo.

☞ Muestren frustración, al parpadear, patear el suelo o apretar los puños.

¿Cómo afecta la tartamudez al niño?

Un problema de tartamudez puede causar frustración al niño. Como en todos los demás problemas de habla, lenguaje o audición, cada niño responderá ante la frustración de manera personal. Algunos tratan de evitar las situaciones en que deben hablar y se vuelven "tímidos". Algunas veces los niños tartamudos que no reaccionan a la terapia tienen otros motivos de ansiedad o factores no relacionados con la tartamudez que "alimentan el fuego" de ésta. En el caso de este tipo de niños, la atención psicológica encaminada a enfrentar esas causas subyacentes de estrés puede ayudarlos a beneficiarse de la terapia del habla-lenguaje. Cualquier tipo de estrés o motivo de excitación puede agravar el problema de la tartamudez, por lo que los días festivos, cumpleaños y el inicio del año escolar son momentos particularmente difíciles para un niño que tartamudea. De la misma forma, algunas situaciones como hablar por teléfono o decir unas palabras frente a una audiencia pueden ser problemáticas para los niños. Es posible que eviten hablar en dichas situaciones porque las asocian con incidentes pasados de tartamudeo. En ocasiones, ciertas palabras desencadenan el miedo a tartamudear y el niño encuentra formas creativas de evitar el uso de éstas. Dado que el miedo puede empujar al niño tartamudo a tener más episodios de tartamudeo, evitará situaciones o palabras que le producen este sentimiento. El terapeuta del habla ayudará a que el niño recobre la confianza al generar situaciones en que debe hablar y que no le resulten intimidatorias, antes de hacer frente a las situaciones o palabras que le provocan miedo.

Sin embargo, de acuerdo con mi experiencia es frecuente que los niños tartamudos no estén muy conscientes de su problema o se inhiban al hablar, especialmente cuando son pequeños. Esto resulta particularmente cierto si los padres son tolerantes con sus tartamudeos.

En ocasiones, los adultos están a tal grado conscientes de su aspecto y conducta que dan por hecho que el niño también lo está. Sin embargo, muchos niños tartamudos han aprendido a aceptar sus diferencias y a expresarse de manera abierta y dispuesta. Tu reacción ante los tartamudeos del niño le transmite uno de los siguientes mensajes: o bien estás interesado en lo que el niño quiere decir o estás impaciente y distraído por el tartamudeo. Los niños que perciben que son escuchados con interés tienden a querer hablar más y a no permitir que el tartamudeo los detenga.

En cuanto a la manera como la tartamudez afecta el desempeño académico del niño, ninguna investigación señala que exista alguna relación entre ambos.

La terapia del niño tartamudo

Existen muchas maneras de orientar la terapia de la tartamudez. Anteriormente, muchos terapeutas asumían la actitud consistente en "esperar y ver" con los tartamudos en edad preescolar y posponían la terapia formal hasta que el niño estaba en edad de ingresar a la escuela primaria. Sin embargo, hoy en día la mayoría de los terapeutas comienzan a intervenir de manera exitosa a una edad más temprana. Generalmente se monitorea al niño durante un periodo, quizás de seis meses, para ver si un problema reciente o esporádico se convierte en uno más consistente y de largo plazo. Por ejemplo, antes de comenzar la terapia formal, el terapeuta puede sugerir a los padres la manera de crear un ambiente favorable para que el niño hable en casa. Si los tartamudeos no cesan o si empeoran, puede darse inicio a la terapia formal, aun en la edad preescolar.

¿Superan los niños este problema si no se hace algo? Es probable que sí. De hecho, aproximadamente 80% de los niños que tartamudean eventualmente dejan de hacerlo sin ayuda. Las razones de lo anterior son tan misteriosas como las causas de la tartamudez.

La terapia del habla ha sido diseñada para lograr que el niño hable de manera más *fluida*. En el caso de un tartamudo grave, la terapia intensiva, varias veces por semana, puede ser de utilidad, especialmente al principio. Conforme el niño logra tener más confianza y control en las situaciones en que debe hablar es posible reducir la frecuencia de las sesiones. A pesar de que algunos niños dejan de tartamudear tras asistir a la terapia, ésta no es una cura. Sólo proporciona al niño estrategias para minimizar los bloqueos de tartamudeo y le enseña técnicas especiales de respiración y relajación para mantener el habla de manera más fluida. En el caso de muchos tartamudos estas técnicas demandan pensar consciente y constantemente mientras hablan —es decir, no siempre pueden hablar libremente sin enfocarse en dichas estrategias. Sin embargo, para muchos otros las estrategias mencionadas se tornan naturales. También algunos tartamudos, por alguna razón, no responden a la terapia del habla, a pesar de que hacen su mejor esfuerzo.

¿Qué pueden hacer los padres para ayudar a un hijo tartamudo?

El terapeuta del habla de tu hijo indudablemente tiene actividades específicas que tú debes realizar regularmente para "jugar" con tu hijo. La frecuencia con que debes practicarlas y las actividades que debes realizar dependen de la edad de tu hijo, la naturaleza y grado del problema de tartamudez y el tipo de terapia empleado. Sin embargo, algunas guías generales pueden ser aplicadas a todos los niños que tartamudean. A continuación menciono algunas formas de ayudar a tu hijo en caso de que le hayan diagnosticado un problema de tartamudez:

☞ Habla a tu hijo con voz calmada, relajada y en forma lenta.

☞ Trata de mantener el estrés y los conflictos domésticos en un nivel mínimo.

☞ Permite que tu hijo termine de hablar, sin importar cuánto se tarde y sin interrumpirlo.

☞ Después de que él hable haz una pausa antes de responder.

☞ Evita llamar la atención hacia los tartamudeos de tu hijo.

☞ No insistas en que tu hijo repita palabras mal pronunciadas u oraciones incorrectas desde el punto de vista gramatical. Por el contrario, sólo repite con otras palabras lo que dijo el niño, utilizando la gramática y pronunciación correctas. Por ejemplo, si el niño dice "Jenny no y-y-yendo", puedes decir "Es cierto, Jenny no irá".

☞ Evita poner en evidencia a tu hijo al hacer que responda preguntas o hable frente a una audiencia de parientes o amigos.

Estudio de un caso: Jenna

Jenna fue transferida al segundo grado de nuestra escuela en enero. Su madre me llamó inmediatamente para decirme que Jenna había estado recibiendo terapia del habla en el sistema escolar al que asistía anteriormente. "Jenna ha estado progresando durante el último año", me dijo. "Incluso llegamos a pensar en dar por terminada la terapia. Pero las últimas semanas han sido muy duras. Apenas ha logrado pronunciar alguna palabra sin esfuerzo. Espero no haber cometido un error al mudarnos. ¿Qué debemos hacer?"

Hablé con la maestra de Jenna, quien también estaba preocupada por su tartamudez. Elaboramos un programa de terapia en la junta del PEI (Plan Educativo Individualizado) de Jenna. La niña comenzaría a asistir a la terapia del habla tres veces por semana para ayudarla a retomar el camino y, después, una o dos veces a la semana cuando hablara con fluidez 85 por ciento del tiempo. La decisión de cuándo reducir el tiempo de terapia de Jenna sería tomada en una junta posterior a la que asistirían la madre de Jenna, su maestra y yo.

Le aseguré a la madre de Jenna que probablemente se trataba de un retroceso temporal, el cual no resultaba inesperado debido a las circunstancias. Aunque la mudanza pudo haber agravado los tartamudeos de Jenna, por el momento no era conveniente culpar a los padres de eso. Le indiqué que Jenna tendría otras fuentes de estrés a lo largo de su vida y que posiblemente tendría lapsos parecidos en el futuro. Trabajaríamos juntas para ayudar a que Jenna asumiera el control de su habla nuevamente.

Tres meses después, Jenna comenzó gradualmente a hablar de manera más fluida. Hablé con la terapeuta de su escuela anterior, quien se mostró dispuesta a compartir conmigo algunas de las estrategias exitosas que había utilizado, así como aquellas que no habían resultado útiles. La terapia de Jenna se enfocó en sus patrones de respiración y habla. Comenzamos a trabajar en problemas y situaciones más difíciles de manera gradual, tras obtener el éxito con palabras y frases sencillas. Hacia el final del segundo grado Jenna podía hablar de manera fluida cerca de 80 a 85 por ciento del tiempo. Cuando se encontraba irritada o excitada su habla se tornaba menos fluida.

Jenna asiste actualmente al octavo grado; pasó a la siguiente etapa de la terapia del habla en el sexto. Su madre me informa que generalmente habla de manera fluida, pero que ocasionalmente tiene momentos en que tartamudea. Cuando eso ocurre, Jenna utiliza las estrategias que aprendió en la terapia del habla para superar el bloqueo.

Problemas comunes de pronunciación

Casi siempre puedo entender lo que Ben nos pide. Hemos desarrollado una especie de "código". Por ejemplo, sé que cuando dice "goshe" quiere que lo llevemos a alguna parte en el automovil. Me siento mal cuando otras personas no pueden comprenderlo, pero hemos aprendido a traducirlo correctamente. Eso no representa un problema para nosotros, así que... ¿para qué molestarnos en llevarlo a la terapia del habla? No quiero que piense que es diferente a los demás niños. Además, he escuchado que la mayoría de los niños supera este problema. Si no lo hace, pueden trabajar con él cuando entre al jardín de niños.

Padre de Ben, cuatro años de edad.

Desafortunadamente es probable que Ben esté consciente de qué tan diferente suena lo que él dice con respecto a lo que dicen sus amigos. Muy posiblemente se encuentra frustrado por su incapacidad para hacerse entender y le molesta la necesidad de que mamá y papá actúen como intérpretes. Cuando el habla de un niño representa un problema, los adultos deben ayudarlo a obtener el apoyo que necesita. A pesar de que el tiempo para la mayoría de los niños hace maravillas, para otros sólo acumula frustración y vergüenza.

Es muy difícil determinar qué problemas de tu hijo serán superados con el tiempo y cuáles no, aun después de leer este y otros libros. Existen todavía muchas "áreas grises" para los especialistas en el tema, por lo que no debes sentirte frustrado si no te parece perfectamente claro. Tampoco es fácil para nosotros.

Los problemas al pronunciar las palabras pueden ser clasificados de distintas maneras. Estos problemas de pronunciación se denominan *retrasos de articulación* (también son conocidos como *deficiencias de articulación* o *problemas de articulación*). Un niño que padece un retraso de articulación puede tener también un *problema fonológico* o una *debilidad motriz del habla* (o *déficit motriz del habla)*, términos que describen la naturaleza del problema de pronunciación. Es frecuente que los niños padezcan una combinación de estos problemas. El grado y la dimensión del problema se clasifican en *ligero, medio, moderado* y *severo*. Al comprender la naturaleza y grado del problema de pronunciación, el patólogo del habla puede determinar la terapia más adecuada. Al establecer dichas diferencias podrás comprender mejor la razón por la que tu hijo tiene dificultades al pronunciar las palabras y por qué su terapia incluye frecuentemente tareas diferentes a las de practicar las palabras. Analicemos los tres tipos de problemas de pronunciación: problemas fonológicos, problemas sencillos de articulación y problemas motrices del habla.

Problemas fonológicos

Los problemas fonológicos son problemas del habla más complejos y severos que las deficiencias de articulación sencillas. Cuando un padre o una madre no conoce este término, el patólogo del habla puede simplemente diagnosticar que el niño tiene un problema de articulación moderado o severo. Un niño como Ben, a quien le resulta prácticamente imposible entender, tiene un problema fonológico.

Los problemas fonológicos se refieren a la dificultad del niño para entender el sistema de sonido y las reglas del habla que otros niños entienden de manera natural. El patólogo del habla-lenguaje puede diagnosticar un problema fonológico mediante el uso de pruebas del habla estandarizadas, así como de la observación clínica.

Un niño con problemas fonológicos puede pronunciar mal un sonido en ciertas palabras y pronunciarlo con claridad en otras. Por ejemplo, puede pronunciar claramente la "s" en "salero", pero no la "s" en "coches". Que "acorte" las palabras de dos o más sílabas y pronuncie menos sílabas. Por ejemplo, la palabra "elefante" puede ser pronunciada como "efante".

En otras ocasiones, grupos enteros de sonidos pueden ser pronunciados de manera incorrecta. Por ejemplo, todas las "s", "f" y "ch" pueden ser pronunciadas como "t". De esa manera, "sol" se convierte en "tol", "chango" se convierte en "tango", "fuego" se convierte en "tuego". Los niños que pronuncian de manera incorrecta grupos enteros de sonidos requieren frecuentemente de atención especial para aprender a pronunciarlos.

En ocasiones el niño con un problema fonológico elimina todo sonido que se encuentre al final de las palabras. Por ejemplo, pronuncia "libro" como "libr", "jugo" como "jug" y "cama" como "cam". También puede pronunciar sin dificultad los sonidos faltantes cuando se encuentran al principio o a la mitad de las palabras, pero los elimina cuando se encuentran al final.

Lo anterior puede ser muy problemático cuando el niño pronuncia palabras en plural, como "juguetes" o "bebés", o la terminación de los verbos como "caminar" y "saltar". Esos sonidos finales de la palabra proporcionan información importante a quien escucha. Con frecuencia se dice que el niño que elimina esa clase de terminaciones tiene una *deficiencia morfológica*. (Este tema se encuentra detallado en el capítulo 6).

La terapia del niño con problema fonológico

Una forma de enfrentar los problemas consiste en analizar la manera en que el niño agrupa las palabras. ¿Muestra algún patrón consistente en eliminar el primero o el último sonido de una palabra? De ser así, el terapeuta debe ayudar a que el niño comprenda que la palabra "gata" es distinta de "lata" y "mata". Al asignar significados diferentes a las palabras y al añadir un sonido al final (o al principio) de la palabra, el niño entenderá las consecuencias de eliminar dicho sonido. Un niño que elimina el principio (o el final) de las palabras también puede mejorar si se utiliza una dinámica similar. El hecho de que un niño elimine el sonido al final de la palabra puede ser síntoma de un problema actual o pasado de audición. En el capítulo 8 abordamos de manera más detallada el tema de los problemas de habla de los niños con problemas de audición.

Otra forma de atender el problema consiste en analizar el patrón de los errores del habla. ¿Tiene dificultades el niño con los sonidos que se emiten al usar la parte posterior de la boca (k/g)? ¿"Detiene" el niño los sonidos que normalmente debería continuar (s, r, f)? ¿Elimina el niño alguno de los sonidos cuando debe pronunciar dos consonantes consecutivas? Al identificar los patrones de error, el terapeuta puede enseñar ciertos sonidos y al mismo tiempo ayudar a que el niño entienda la similitud con que dichos sonidos son pronunciados.

Un niño que padece un problema fonológico corre el riesgo de desarrollar problemas cuando aprenda a leer o a escribir, así como otras discapacidades del aprendizaje. Debemos comprender la mayoría de las reglas que aprendemos para leer y escribir. ¿Cuál es la diferencia entre un sonido y una palabra? Cuando la maestra te pide que digas una palabra en una "oración" ¿Qué significa? Estos conceptos se denominan *metalingüísticos*. Un niño que padece un problema fonológico puede requerir ayuda para aprender las reglas meta-lingüísticas.

En el último lustro, algunas investigaciones han demostrado que muchos niños con este tipo de problema se benefician mediante la mejoría de su *conciencia fonética*. El terapeuta puede trabajar en la identificación del primer y el último sonido (no de la letra) en una palabra, formando rimas, pronunciando las sílabas en forma golpeada, y dividiendo y mezclando los sonidos y las sílabas. Esto ayuda a mejorar la conciencia del niño sobre la manera como se agrupan los sonidos para formar palabras, lo que mejora su habla, así como su capacidad para leer y escribir. (Ver "Entrenamiento para la conciencia fonética" en el Apéndice A.) Mientras la *fonética* ayuda a que el niño lea mediante la asociación y mezcla de las letras y sonidos, la conciencia fonética es la etapa auditiva que sirve como base de lo anterior.

Si el diagnóstico de tu hijo establece que tiene un problema fonológico debes estar listo para enfrentar la posibilidad de una terapia a largo plazo. Advertirás que se dedica una gran cantidad de tiempo a realizar actividades distintas a pronunciar palabras, lo cual suele ser frustrante y causa desconcierto en los padres. Sin embargo, los beneficios a largo plazo son muy importantes. De hecho, luego de la terapia, la mayoría de los niños habla de manera normal al cabo de unos cuantos años.

En ocasiones la corrección de un problema del habla en el niño resulta en una mejoría en su capacidad para leer y escribir; sin embargo esto no ocurre siempre. La relación entre estas áreas es compleja y todavía es necesario realizar más investigaciones sobre el tema.

Algunos niños a quienes se ha diagnosticado un problema fonológico pueden eventualmente tener dificultades para pronunciar sólo uno o dos sonidos. Decimos entonces que ese niño tiene un problema de articulación. Para comprender esto sigue leyendo.

Problemas sencillos de articulación

Cuando el niño tiene un problema al pronunciar un sonido en particular o unos cuantos sonidos, se dice que tiene un problema de articulación. Generalmente ese niño tiene un problema regular al producir ese sonido, o sonidos, en cualquier palabra que los contenga. Existen ciertos factores que pueden causar problemas de articulación, algunos de los cuales mencionaremos en el capítulo 8. En muchos casos no sabemos por qué el niño tiene dichos problemas.

Obviamente, un niño que aprende a hablar español tras haber vivido en el extranjero o haber sido criado por padres que no hablan español tendrá algunas diferencias de pronunciación. A esto se le llama "acento" y no es considerado un problema del habla. La pronunciación mejorará de manera natural con el paso del tiempo si el niño habla español todos los días, si se reúne frecuentemente con otros niños que hablan esta lengua y si ve la televisión. La mayoría de las escuelas públicas no cuenta con programas para cambiar el acento del niño. Es posible que los adultos decidan llevarlo al terapeuta privado con el fin de reducir el acento.

Como dijimos en los capítulos 1 y 2, es normal que los niños muy pequeños tengan problemas al pronunciar palabras. Sin embargo, para cuando el niño llegue al segundo grado, esto debe ser corregido. El momento exacto en que debe recomendarse la asistencia del niño a la terapia del habla con el fin de corregir un sonido mal pronunciado es un tanto subjetivo y puede depender de la tabla de desarrollo que utilice el patólogo del habla. Muchos sistemas escolares tienen la política de utilizar la edad del niño y la gravedad del problema como criterio para determinar si el habla del niño es normal.

Puede diagnosticarse un problema de articulación mediante la aplicación de pruebas estandarizadas en que se pide al niño que nombre o describa ciertas imágenes. Sin embargo, es frecuente que el patólogo pueda diagnosticar problemas sencillos con sólo observar al niño durante una conversación. El patólogo del habla observa la manera como el niño pronuncia las palabras y examina su boca para ver si existe algún problema físico que interfiera con el habla. La articulación puede ser solamente una de las muchas áreas examinadas cuando el niño tiene problemas de lenguaje o audición. Al igual que con los problemas fonológicos, muchos niños con problemas de articulación tienen también otros problemas de lenguaje y audición.

Los niños con discapacidad auditiva, fisura palatina, parálisis cerebral, trauma cerebral o retraso mental suelen tener problemas de articulación especiales. Nos referiremos a éstos de manera más detallada en el capítulo 8.

La terapia para el niño con problemas de articulación

La terapia para los problemas de articulación puede corregir completamente la mala pronunciación de ciertos sonidos en el curso de unos meses. Sin embargo, algunos sonidos (como la "r") son más difíciles y su pronunciación correcta pueden tardar años. Gran parte del éxito del niño depende de la motivación, del apoyo de sus padres, de la regularidad con que practique en casa, de las condiciones físicas (como la parálisis cerebral) que impiden la articulación normal y de la presencia de otros problemas de habla, lenguaje y audición, que pueden ser la causa del problema de articulación. A continuación mencionamos algunos datos referentes a los problemas de articulación más comunes.

La distorsión de la "s" y la "z"

El problema consiste en la distorsión de los sonidos de la "s" y la "z". Agrupé estos sonidos porque el problema afecta de la misma forma. Los niños afectados por este problema producen ambos sonidos de manera idéntica y pronuncian la "z" con las cuerdas vocales. Para comprender lo anterior, trata de hacer el sonido de la "s". Mientras mantienes dicho sonido, trata de hacer el sonido de la "z". Lo único que tienes que hacer es activar tus cuerdas vocales. Tu lengua no se movió y el aire continuó fluyendo, ¿no es así? Pronuncia la palabra "esbozo". La segunda se pronuncia como "z" y no como "s". La primera es una verdadera "s". ¡En general producimos el sonido de la "z" más frecuentemente de lo que te imaginas!

Los sonidos de la ese y la zeta deben hacerse colocando la punta de la lengua en las encías, detrás de los dientes inferiores o superiores, para después soplar. Para hacer estos sonidos de manera correcta, la lengua no debe colocarse contra o entre los dientes. Si la lengua es colocada hacia adelante, el sonido de la "s" o de la "z" puede sonar más como el de la "th" inglesa y se dice que el niño tiene una *lengua prominente*. En otros casos se habla de un siseo lateral. Los patólogos se refieren a ambos tipos de siseo como "distorsiones".

Este problema es un padecimiento común denominado "lengua enredada", también conocida como "inversión al tragar". Debido a este padecimiento, la lengua se coloca entre los dientes frontales al tragar y, a menudo, al hablar. Puedes notar que el niño saca la lengua, con la boca ligeramente abierta, cuando mira la televisión, escribe o te escucha. La "lengua enredada", el desequilibrio de la lengua, labios y otros músculos faciales pueden causar o agravar un problema dental o del habla. El terapeuta atenderá esa causa mediante algunos ejercicios musculares específicos y reentrenamiento, antes de trabajar en la "s" y la "z". Al mejorar la "postura" de la boca del niño, frecuentemente él mismo corregirá los sonidos de la "s" y la "z". El especialista en esta área se denomina terapeuta oral-miofuncional, o miologista orofacial.

Otra causa que contribuye al desarrollo del ceceo (y de la "lengua enredada") es el hecho de que el niño se chupe el dedo. Cuando el niño se coloca el pulgar en la boca ejerce presión en los dientes superiores y en las encías de la zona, y comprime la lengua bajo el pulgar. Dado que la lengua necesita elevarse un poco para hacer el sonido de la "s" y la "z", esa costumbre fomenta la posición contraria de la lengua. El hecho de que el niño se chupe el dedo puede resultar especialmente problemático si lo hace durante toda la noche, lo que significa que el niño pasa la mitad del tiempo con la lengua, labios y músculos de la mandíbula en una posición que no es natural. Si tu hijo se chupa el dedo debes trabajar en evitar o minimizar este hábito para ayudarlo a mejorar su habla y reducir el riesgo de problemas de ortodoncia en el futuro. Puedes encontrar algunas ideas para lograr que tu hijo abandone ese hábito en el capítulo 8.

¿Constituye el ceceo un problema? Depende de la edad del niño. Muchos niños lo superan para cuando cumplen siete u ocho años. Los problemas del habla que normalmente son superados con el tiempo se denominan problemas de desarrollo del habla.

Una vez que tu hijo cumple siete u ocho años, debes considerar estos otros factores:

Cuando tu hijo pasa los alimentos, ¿lo hace con la "lengua atravesada"? De ser así, probablemente necesites prestar tanta atención a eso como al ceceo, con el fin de resolver el problema del habla. Si los músculos se mueven de manera incorrecta cada vez que tu hijo traga alimentos, le será más difícil retraer la lengua adecuadamente al hablar. El patólogo del habla-lenguaje o el dentista pueden determinar si el niño tiene "lengua enredada". (Volvemos a abordar este problema de manera más detallada en este mismo capítulo.)

¿Puedes dedicar el tiempo necesario a la práctica diaria para remediar este tipo de problema? ¿Está dispuesto a participar el niño en esas actividades? Si el ceceo no le molesta o si presenta oposición, la terapia del habla puede resultar inútil.

¿Proporciona la escuela de tu hijo alguna terapia para el ceceo? Si éste no afecta negativamente el desempeño educativo o el desarrollo emocional de tu hijo, la escuela pública puede optar por no ofrecer terapia formal. La terapia con un especialista privado puede resultar costosa.

Problemas con la "r" y la "l"

Además de los sonidos de la "s" y la "z", también los sonidos de la "r" y la "l" son los que frecuentemente se pronuncian de manera incorrecta. Para emitir estos sonidos la lengua necesita ser llevada hacia arriba y ligeramente hacia atrás. Esta maniobra puede resultar incómoda para un niño si la lengua encuentra alguna restricción debido al frenillo acortado. Aunque no se trata de un problema común, tiene lugar de vez en cuando. En esos casos el dentista o el patólogo del habla puede recomendar que un cirujano evalúe al niño para averiguar si es necesario someterlo a una intervención quirúrgica para corregir el problema.

Debido a la naturaleza de los sonidos de la "r" y la "l", en ocasiones es necesario esperar a que los músculos de la boca del niño estén totalmente desarrollados antes de comenzar la terapia. Esto suele ocurrir alrededor de los ocho años de edad. Iniciar la terapia antes de tiempo puede resultar frustrante para todos los involucrados y provocar que, cuando el niño esté listo para pronunciar el sonido, se oponga a la terapia. Se trata de un caso en que la atención temprana puede no ser una buena idea.

La terapia para la "r" y la "l" involucra ejercicios de práctica para la lengua y el área de los labios antes de que el niño intente emitir los sonidos. De la misma forma puede ser útil desarrollar las habilidades auditivas del niño antes de que intente pronunciar los sonidos, de manera que pueda identificar dichos sonidos cuando el terapeuta los pronuncie correctamente o en qué palabras lo hace.

La corrección del sonido de la "r", en particular, puede requerir a veces de muchos años de terapia y, ocasionalmente, algunos niños siguen teniendo dificultades para pronunciar la "r" a pesar del gran esfuerzo realizado y de la práctica.

Problemas motrices de la boca

Una de las partes más importantes de la evaluación del habla es el examen de las habilidades motrices de la boca del niño. Si tomas en cuenta que la palabra *motriz* se relaciona con "la manera como se mueve" la boca, entonces tienes una idea de lo que significa.

El patólogo del habla-lenguaje buscará alguna debilidad motriz, lo que significa que la fortaleza de los músculos puede ser una de las causas del problema. Le pedirá a tu hijo que coma diversos alimentos con distintas texturas para observar qué ocurre. ¿Babea tu hijo? ¿Deja escapar migajas o trocitos? ¿Deja escapar líquido cuando bebe? Si es así, puede ser un indicio de la debilidad de los labios, que son una parte importante al pronunciar muchos sonidos. ¿Se da cuenta tu hijo de que todavía tiene migajas en los labios o en el rostro? ¿Prefiere comer alimentos con sabores muy concentrados? Los niños que tienen poca sensibilidad en el área de la boca frecuentemente no pueden "sentir" las migajas y prefieren los sabores concentrados. Si el niño tiene un problema de sensibilidad reducida, es posible que también tenga dificultades para saber en dónde está su lengua, lo que ocasiona el problema del habla. Al realizar una actividad no relacionada con el habla (por ejemplo ver la televisión), ¿se le cae la quijada de manera que deja la boca abierta? ¿Respira el niño con la boca abierta? Esto puede ser indicio de debilidad de los músculos maseteros (que conectan la mandíbula con el área inferior de la mejilla, como una liga elástica). Si la mandíbula del niño se encuentra en una posición baja y poco natural, dicha postura hace más difícil que la lengua se mueva hasta el punto en que necesita estar para emitir los sonidos de la "s", "t", "d", "n" y "l". ¿Se asoma la lengua del niño cuando éste habla? ¿Mastica sólo con un lado de su boca? Esto puede ser indicio de debilidad del músculo de la lengua. El análisis de los músculos de la boca de tu hijo permite que el patólogo del habla sepa qué ejercicios deberá realizar.

Algunos niños pueden tener fortaleza adecuada en los músculos de su boca y sin embargo, carecer de la habilidad para moverlos con el control necesario. Al pedirle al niño que abra y cierre la boca, saque la lengua o mueva la lengua de un lado a otro, el patólogo del lenguaje trata de analizar la velocidad y precisión de sus movimientos. La dificultad al realizar este tipo de tareas puede ser un indicio de *apraxia oral*. Los niños que padecen apraxia oral son incapaces de abrir y cerrar la boca cuando se les pide que lo hagan, pero lo hacen de manera sencilla y natural cuando bostezan o comen un sandwich. La diferencia consiste en que no pueden hacerlo cuando *quieren*. A veces los niños con apraxia oral tienen otros problemas neurológicos. También pueden tener dificultades para mover otras partes de su cuerpo cuando desean hacerlo, como la apraxia de miembros. En el caso de los niños pequeños, si la apraxia oral es parte de otros problemas de retraso del crecimiento, se denomina *apraxia del desarrollo*.

El patólogo del habla también revisará al niño para saber si padece una enfermedad denominada *dispraxia del desarrollo del habla* (DDS, por sus siglas en inglés), también conocida como *dispraxia* o como *dispraxia verbal.* Un niño con este padecimiento pronuncia a menudo los sonidos individuales de manera correcta, pero cuando los combina para formar palabras tiene dificultades para ordenar la secuencia de movimientos necesarios para pronunciarlas. Esto es más evidente en palabras largas y en oraciones. Por ejemplo, el niño puede ser capaz de decir estas palabras en forma separada: "Mamá", "tiene", "un trozo", "de", "pastel", "de", "manzana". Sin embargo, cuando se le pida que las repita en la forma de una oración, pueden sonar de la siguiente manera: "Mane tropae zana". Si se le pide que la diga nuevamente, tal vez la diga de una manera totalmente diferente. A menudo puedes darte cuenta de que el niño titubea al formar las palabras. Cuando el niño pronuncia las palabras de manera distinta de una situación a otra y tiene más dificultades para utilizar las palabras con claridad en frases y oraciones, debes sospechar que tiene dispraxia. La dispraxia infantil recibió mayor atención en la literatura especializada hasta mediados de los noventa, por lo que es posible que este padecimiento pase inadvertido para un especialista no actualizado en el tema. Los niños con dispraxia pueden o no tener otros problemas aunados de habla-lenguaje, como la debilidad motriz, la apraxia oral o un problema auditivo.

La terapia para un niño con problemas motrices de la boca

En el caso de la debilidad motriz, ésta puede afectar los músculos que utilizamos al hablar. En el caso de los niños en edad preescolar la

137

terapia debe dedicar mucho tiempo para realizar tareas como comer, beber y tragar, con el fin de fortalecer los músculos asociados al habla. Hacer burbujas de jabón y tocar algunos instrumentos de viento cuidadosamente seleccionados pueden ser tareas de la terapia, con el fin de hacer trabajar los músculos de los labios y la lengua. También pueden colocarse frente a un espejo, levantando y manteniendo la lengua en su lugar, sosteniendo una papa con sus labios o masticando chicle en ambos lados de la boca. Los ejercicios para afirmar los músculos de la mandíbula son importantes para alinear ambos maxilares (el superior y el inferior) de manera correcta, no sólo al hablar sino en todo momento. Si la mandíbula del niño se mueve de un lado a otro (o hacia adelante y hacia atrás) mientras habla, desplaza a la lengua de su lugar y provoca que el habla suene distorsionada. Muchos ejercicios excelentes para este tipo de problemas han sido desarrollados por Sara Rosenfeld-Johnson, Pamela Marshalla y Char Boshart.

La terapia para los niños con apraxia oral puede enfocarse en obtener el control de la boca. Por ejemplo, el patólogo del habla le pedirá al niño que realice ciertas tareas, como sacar la lengua, tragar, masticar, abrir y cerrar la boca y repetir ciertas sílabas (como "pu") tan rápidamente como sea posible. Le enseñará al niño algunos trucos para ayudarle a mover los músculos de manera más eficiente y con mayor control. Una vez que el niño es capaz de utilizar esos músculos con mayor efectividad, se les posibilita emitir sonidos difíciles.

La terapia para la dispraxia verbal demanda una práctica intensiva. La selección de los sonidos con los que se trabaja no sigue el mismo orden que uno escogería en un retraso de articulación más tradicional. Es importante practicar dichos sonidos en palabras y oraciones cuidadosamente seleccionadas y en patrones de movimiento muscular. El progreso de los niños con dispraxia puede tomar mucho tiempo y esfuerzo. Para ayudar a que tu hijo "sienta" cómo debe mover su boca de un sonido a otro, el terapeuta puede presionar en ciertos lugares de su rostro (como en los labios o bajo el cuello) cuando pronuncia la palabra. A esto se le llama "indicación táctil" y es muy efectivo para la terapia de la dispraxia. Otro método que utiliza este tipo de indicaciones es el llamado sistema PROMPT, desarrollado por Deborah Hayden. Se trata de utilizar un método muy sistemático para echar mano de las indicaciones, y es muy efectivo para la dispraxia. (Ver "Dispraxia" en el Apéndice A). Generalmente las palabras con muchas sílabas son difíciles de pronunciar para los niños con este problema. Por lo tanto el patólogo del habla puede ayudar a tu hijo a formar una palabra con una estructura simplificada hasta que el niño pueda pronunciarla después de manera correcta. Un ejemplo es la palabra "dinosaurio", que puede ser enseñada como "di-o-so". Esto permite que el niño tenga un referente consistente y fácil de reconocer. Esas palabras de sonido similar se llaman "aproximaciones". Se trata de un método desarrollado por Nancy Kaufman. (Ver "Dispraxia" en el Apéndice A).

Debido a que la secuencia de las palabras es el problema principal de un niño con dispraxia, a menudo le resulta difícil colocar las palabras en orden de acuerdo con la gramática y construir oraciones. Por lo tanto la terapia debe encaminarse a mostrarle la manera de combinar las palabras ("¿Viste+a+ese+niño?") en el orden correcto. Para facilitar esto, el patólogo del habla-lenguaje puede utilizar indicaciones visuales, como el lenguaje de señas, para ayudar a que tu hijo vea y sienta la secuencia de las palabras. Puede utilizar iconos o imágenes colocadas en orden en un pizarrón. Para los niños con severos problemas de habla debido a la dispraxia puede tener sentido (especialmente al principio) incorporar algún sistema de lenguaje alternativo, como recurso para comunicarse hasta que logre desarrollar su habla. Esto puede ser tan sencillo como un pizarrón con imágenes, en el que tu hijo señale lo que desea, o tan complicado como una computadora electrónica con sintetizador de voz. A esto se le llama "comunicación alternativa" (AAC por sus siglas en inglés. Ver "Información sobre tecnología para la comunicación alternativa" en el Apéndice A.)

Características del niño
con problemas de pronunciación

Es posible que el niño con problemas de pronunciación haga lo siguiente:

☞ Exprese su frustración por la manera como habla, especialmente después de cumplir dos años de edad.

☞ Necesite que uno de sus padres o familiares le sirva de intérprete.

☞ Se inhiba desde el punto de vista social debido a la vergüenza que le produce su problema de habla.

☞ No pronuncie el principio o el final de las palabras.

☞ Distorsione las vocales.

☞ No pronuncie sílabas enteras en las palabras largas.

☞ No sea comprendido la mayor parte del tiempo por personas que no pertenecen a su familia, especialmente después de los tres años de edad.

☞ Tenga un habla que suene inusual (no la manera natural de los niños).

Probablemente no tengas que preocuparte si:

☞ Tu hijo se da a entender la mayor parte del tiempo (entre los tres y los seis años de edad).

☞ Tu hijo se da a entender todo el tiempo (a partir de los siete años de edad).

¿Cómo afectan los problemas de pronunciación al niño?

Para muchos niños con un ligero problema del habla esto tiene poco o ningún efecto. De hecho, en ocasiones es más perturbador o irritante para quienes lo escuchan. Estos niños llegan a acostumbrarse a la forma como se expresan, por lo que no están conscientes de que es inusual. Es fácil acostumbrarse a las diferencias moderadas del habla y rara vez provocan problemas en el aprendizaje. Sin embargo, el problema de la "lengua atravesada", si no es atendido, puede conducir a problemas de ortodoncia posteriores.

Los efectos son menos notorios en el caso de los niños con problemas de pronunciación moderados. Los estudios han demostrado que los adultos y otros niños sacan conclusiones acerca de una persona por la manera como ésta se expresa. Cuando un niño tiene evidentes problemas de pronunciación, los demás dan por hecho que es estúpido. Mientras mayor sea el niño, más lo estigmatiza el problema del habla. Los adolescentes pueden ser particularmente crueles e insensibles hacia uno de sus compañeros y pueden herir seriamente sus sentimientos.

Cuando el habla de un niño es muy difícil de comprender, su desarrollo social puede verse afectado. Sobre todo, porque otras personas pueden necesitar que repita ciertas palabras o las explique si están confundidos con lo que el niño ha dicho. Al cabo de cierto tiempo el niño se frustra y se resiste a repetir las palabras, diciendo "No te preocupes, no era importante", en vez de encarar la humillación de pronunciar la palabra de forma incorrecta nuevamente. A causa de esto ese niño puede no participar en las discusiones en clase y convertirse en un observador pasivo en la escuela. Cuando el niño se siente incómodo al participar en clase, la escuela puede convertirse en un sitio aburrido y molesto.

Hemos dicho que algunos problemas del habla se encuentran vinculados con problemas al leer y escribir. Un niño que ingresa al jardín de niños con un problema de habla moderado se encontrará en desventaja cuanto trate de aprender las letras y los sonidos. Por ejemplo, si se le pide que mire la imagen de un coche y que diga cuál es la primera letra o sonido, el niño escribirá el primer sonido que hace cuando pronuncia la palabra. De manera que para un niño que pronuncia "coche" como "toche" la respuesta es "t".

Los problemas del habla pueden también causar tensión en el hogar. Algunas veces los padres de familia ejercen demasiada presión sobre los niños para que mejoren su habla. En su empeño por recordarle al hijo cómo decir las palabras correctamente, los padres pueden excederse. En vez de resultar motivado, el niño puede abrigar resentimiento y resistirse a hablar de la manera como los padres lo desean. Es posible, además, que el niño no esté físicamente preparado para incorporar nuevas habilidades a la conversación y se sienta frustrado por decepcionar a sus padres. Por esta razón es importante mantener la comunicación con el terapeuta de tu hijo.

Algunos niños resienten la carga de trabajo en casa que, aunque es esencial para sobreponerse a un problema del habla podría parecerles excesivo y pueden oponer resistencia. En el caso de un niño que tiene otros problemas emocionales o de aprendizaje, esta carga puede resultar problemática y puede tornarse en una fuente de conflicto entre los padres y el niño.

Un niño que padece un problema severo del habla y que no mejora al llegar al primer o segundo grado de la escuela puede también adquirir conciencia de su problema y experimentar una baja autoestima y una honda frustración. Estos sentimientos pueden afectar su conducta e incluso su personalidad. La reacción de algunos niños consiste en volverse agresivos, groseros o temperamentales; otros se vuelven tímidos y casi no hablan. Los niños con problemas severos de habla necesitarán ayuda para adaptarse y motivación para seguir trabajando con el fin de superar su problema.

¿Qué pueden hacer los padres para ayudar a un niño con problemas de pronunciación?

Si tu hijo tiene un problema de pronunciación, recuerda los siguientes aspectos:

☞ No trates de ayudarlo obligándolo a repetir correctamente las palabras que pronuncia mal, a menos que un especialista te lo indique. Como dijimos antes, en ocasiones existen causas complejas para los problemas de pronunciación de tu hijo. Es posible que sus músculos no estén preparados para producir esos sonidos o que el niño todavía no haya procesado las reglas del habla. Puedes empeorar el problema al frustrar o avergonzar al niño.

☞ Si no puedes comprender a tu hijo, pregúntale qué dijo. Pídele que vuelva a decir la frase, pero no insistas en que la diga a tu manera. En algunas ocasiones les digo "Lo siento. A veces no oigo bien. ¿Puedes repetir lo que dijiste?" En el fondo creo que los niños saben de qué se trata, pero los libera de la vergüenza, que yo asumo. Los padres de familia me han dicho que este truco también les funciona en casa. En el caso de niños más grandes puede bastar con decir "Lo siento. No pude escucharte. ¿Puedes repetir lo que dijiste?"

☞ Escucha cuidadosamente lo que dice tu hijo. Haz que tu respuesta se relacione con su mensaje y no con la manera como lo transmitió. *Nunca* digas "Suenas como un bebé" (o "como un mariquita" o alguna otra etiqueta negativa). Insultar al niño para que "hable bien" nunca funciona. Tu hijo no pronuncia mal las palabras a propósito. En especial los niños más pequeños no son "flojos" al hablar.

☞ Ayuda a que el habla de tu hijo mejore al seguir las indicaciones del patólogo y llevar a cabo cualquier actividad que recomiende, tan frecuentemente como él lo sugiera. Unas cuantas sesiones de terapia a la semana tendrán poco efecto y tardarán más en surtir efectos si no hay un seguimiento del trabajo en casa. Frecuentemente les comento a los padres de familia que 90 por ciento de la terapia del habla debe tener lugar en casa; el terapeuta sólo aporta las habilidades y las estrategias. Piensa por ejemplo en un niño que toma una lección de piano a la semana y que no practica en casa. Ese niño nunca dominará el piano. De manera similar, el niño que no practica los ejercicios del habla recomendados por el terapeuta no tendrá mejoría.

☞ Sé paciente. La mejoría toma tiempo. Puede que se requieran varios años de trabajo muy duro para que tu hijo se sobreponga a su problema del habla. No presiones a tu hijo unas semanas o meses después de empezar la terapia para que comience a hablar correctamente. En algunas ocasiones la mejoría se traduce en pequeños logros paulatinos. Si sientes que el niño no está mejorando luego de unos cuantos meses de terapia, habla con el terapeuta. Pregúntale si ha visto algún progreso y de qué manera. En ocasiones ocurre que tu cercanía con el niño hace que los pequeños cambios diarios pasen inadvertidos. Para que notes la mejoría —o creas en ella— en ocasiones es necesario el comentario de alguien que se encuentra de visita.

Estudio de un caso: Paul

La madre de Paul me llamó cuando él tenía cuatro años y medio. Estaba preocupada por la manera como el niño pronunciaba las palabras. Pensó que el niño "superaría el problema con el paso del tiempo", pero no había sido así. Como acostumbro, le pedí a la madre de Paul que lo llevara a verme. Lo único que el niño sabía era que iba a conocer a un nuevo amigo en la escuela.

Durante la primera entrevista —la revisión— Paul y yo jugamos con algunos animalitos de plástico. Hicimos que se hablaran unos a otros. Miramos algunos libros con imágenes e hicimos que los personajes "se levantaran de las páginas" al jalar una ceja de papel. Hablamos de ellos también y luego jugamos con un aeropuerto de plástico.

Como resultado de esa visita pude darme cuenta de que Paul necesitaba de una evaluación más completa. Su habla era muy difícil de comprender. Paul decía "yón" en vez de avión, "ige" en vez de tigre y "afa" en vez de jirafa. Era imposible identificar muchas palabras.

Revisé con la madre el historial médico y de parto de Paul, así como algunos acontecimientos como el momento en que empezó a hablar. Nada importante ocurrió en relación a su nacimiento o a sus primeros años de desarrollo. No tenía antecedentes de infecciones del oído frecuentes. Sus otras habilidades, como caminar, se habían desarrollado en el término normal. Paul asistía a la educación preescolar tres veces por semana e interactuaba bien con los demás niños. Su madre me comentó lo bien que Paul desempeñaba las tareas en el preescolar, como contar y recitar el alfabeto. De hecho ya podía escribir su nombre con un poco de ayuda.

Con la autorización de su madre programé una evaluación a realizarse una semana después. Durante la prueba percibí que Paul podía enfocar su atención, era cooperativo y respondía mis preguntas adecuadamente. Hicimos algunas pausas para no fatigarlo. Evalué el lenguaje receptivo de Paul (lo que comprendía) así como su lenguaje expresivo (lo que podía decir) adicionalmente a sus evidentes problemas de pronunciación. La enfermera de la escuela también revisó su audición y la consideró normal.

Los resultados de las pruebas demostraron que Paul tenía un grave problema de articulación. Podía decribirse como un niño con un problema fonológico, debido a la naturaleza de sus errores de pronunciación. Además tenía una ligera dificultad para levantar o retraer su lengua, por lo que sus habilidades motrices también estaban afectadas.

En las tareas relacionadas con el lenguaje receptivo Paul demostró comprender bien muchos conceptos del lenguaje como "detrás" y "poco". Su comprensión del vocabulario era adecuada para su edad. Sin embargo, mostró algunas dificultades durante la parte de audición de la prueba. Paul olvidaba fácilmente las instrucciones si eran largas, y no podía repetir una serie de palabras cuando se le pedía. Si Paul tenía dificultades para recordar lo que la gente decía, tenía sentido que tuviera dificultades para recordar la manera como las palabras deberían sonar cuando trataba de decirlas en el curso de una conversación.

Paul comenzó la terapia del habla y audición poco después. Asistió a la terapia dos veces a la semana, durante media hora. Él y sus padres realizaron las actividades de habla y audición que les pedí que *trabajaran en casa. En ocasiones, Paul se resistía a practicar dichas actividades, por lo que diseñamos un programa basado en juegos relacionados con el futbol, que era la pasión del niño. Por ejemplo, practicó pronunciando los nombres de los jugadores de su equipo favorito y utilizó un baloncito de papel que "pateaba" con los dedos hacia las palabras escritas en la "cancha".*

Cuando Paul terminó el jardín de niños, ya podía darse a entender en muchas ocasiones. Conforme se sintió más confiado y exitoso, estaba más dispuesto a intentar pronunciar sonidos nuevos y de mayor dificultad. Al terminar el primer grado podía darse a entender casi siempre. Sus habilidades de audición también habían mejorado. Al terminar el tercer grado sólo tenía dificultades para pronunciar los sonidos de la "r" y la "l", y la terapia se redujo a una sesión semanal. Como recompensa por hablar correctamente en casa y en la escuela, se le permitió asistir a la terapia una vez al mes cuando llegó al cuarto grado. Una vez que ingresó al quinto grado, Paul podía hablar normalmente y fue dado de alta de la terapia del habla.

Problemas comunes de la voz

La voz de Johnnie ha sonado siempre como si estuviera recuperándose de laringitis. Pensé que simplemente esa era la manera en que hablaba, por lo que no me pareció un problema. El niño tose mucho por sus alergias. Algunos días su voz suena más "chillona" que otros, pero nadie tiene problemas para comprender lo que dice. Se la pasa gritándole a sus tres hermanos. No tengo una razón para preocuparme... ¿O sí?

Madre de Johnnie, seis años de edad.

Es posible que la tenga, es posible que no. Aunque generalmente Johnnie se da a entender con facilidad, siempre está forzando su voz al hablar. Muchas cosas pueden ocurrir cuando se ejerce una tensión constante en las cuerdas vocales. Algunas de éstas pueden ser graves, otras solamente molestas.

Para hablar se requiere de la cooperación de muchas partes del cuerpo. Tus cuerdas vocales por sí solas no determinan la manera como tu voz suena. Tus pulmones y músculos pectorales son partes muy importantes del proceso del habla. Las neuronas en el cerebro controlan las cuerdas vocales y su capacidad para funcionar adecuadamente. Los tejidos en la parte posterior de tu garganta y nariz ayudan a que tu voz tenga una calidad de sonido única. De manera que cuando hablamos de la "voz", recuerda que muchas partes de tu cuerpo determinan cómo suena ésta.

La voz es un instrumento muy sensible y constituye nuestra "firma personal". La manera como suena nuestra voz puede revelar mucho de nosotros mismos. Piensa en los actrices y actores famosos como Jimmy Stewart, John Wayne, Jack Nicholson, Billy Crystal, Kathleen Turner y Gracie Allen. Sus voces marcaron la pauta sobre el tipo de personajes que interpretaron y ayudaron a establecer su imagen.

Afortunadamente, Johnnie no tiene que preocuparse por su imagen. Sólo tiene seis años de edad. Sin embargo, padece uno de los problemas de voz más comunes a que nos referiremos en este apartado. (Los problemas de voz relacionados con la parálisis cerebral, el síndrome de Down, la sordera, la fisura palatina y los traumas cerebrales son abordados en el capítulo 8.)

Diagnóstico y causas de los problemas de voz

En un caso común de laringitis es natural que ocurra una tensión de las cuerdas vocales, que debe desaparecer tras una o dos semanas. Sin embargo, cuando la voz de tu hijo suena "ronca", "chillona" o "tensa" de manera regular, o durante periodos de varias semanas o meses, debe practicársele una revisión. Puedes acudir a un patólogo para que analice la manera como habla tu hijo si no estás seguro de que la anomalía de la voz es lo suficientemente grave como para convertirse en motivo de preocupación. En cualquier caso, ningún patólogo del habla debe iniciar cualquier tipo de terapia o intervención hasta que un médico haya examinado al niño y autorizado el tratamiento.

El doctor que examina las cuerdas vocales se llama otorrinolaringólogo, o bien "médico de oído, nariz y garganta". Éste necesita revisar las cuerdas vocales para averiguar si son la causa de la ronquera. Las cuerdas vocales pueden ser examinadas con ayuda de fibras ópticas, unos tubitos delgados que se introducen por la nariz hasta el área de las cuerdas vocales. Esto permite que el médico vea el movimiento de las cuerdas vocales conforme le pide al niño que produzca ciertos sonidos. Es un procedimiento ligeramente incómodo, pero no causa dolor. Se puede aplicar anestesia local para hacerlo más tolerable. Otra forma de examinar las cuerdas vocales, denominada *laringoscopía*, utiliza espejos colocados estratégicamente en la parte posterior de la boca. Algunos niños tienen el reflejo de cerrar la garganta cuando se utiliza esta técnica, por lo que puede ser difícil ver las cuerdas vocales con claridad o por un periodo prolongado. Continuamente se desarrollan nuevas tecnologías para examinar la *laringe*.

¿Qué debe revisar el médico? Las cuerdas vocales tienen la forma de una pequeña "v" en la parte media. Se encuentran en la garganta (faringe). El aire que respiramos pasa a través de la apertura de la "v". Los bordes interiores tienen membranas muy delgadas que necesitan tocarse y separarse sin interferencia para producir el sonido. Al hablar, las membranas vibran muchas veces conforme pasa el aire procedente de los pulmones. Cuando una de éstas tiene una excrecencia o es más gruesa que la otra, las cuerdas vocales no se sincronizan de manera adecuada al vibrar. El resultado es un sonido grave, o "ronco", de la voz.

Existen padecimientos físicos y médicos que pueden provocar que la voz del niño suene ronca o grave. La causa más frecuente son los *pólipos vocales* o *nódulos vocales*, que pueden ser el resultado de una incorrecta utilización de las cuerdas vocales.

Pólipos vocales

Los pólipos vocales son bolsas rellenas de fluido que se forman en la cubierta de las cuerdas vocales. Generalmente, el pólipo se presenta en un solo lado de las cuerdas vocales. La causa inicial puede ser que el niño haya tensado la voz en alguna ocasión, como al cantar a un volumen muy alto durante un largo tiempo. Si el niño continúa abusando de su voz, la cuerda se irrita más y el pólipo crece. Un niño con pólipo puede sonar ronco y sentir la necesidad de aclarar su garganta porque detecta que "hay algo allí abajo". Desafortunadamente la acción de aclarar la garganta sólo empeora el problema, porque irrita al pólipo.

Nódulos vocales

Los nódulos vocales son excrecencias pequeñas y callosas que comienzan en uno de los lados de las cuerdas vocales. Conforme el lado irritado entra en contacto con la otra cuerda vocal durante la vibración, su dureza irrita al otro lado de las cuerdas vocales, por lo que resulta común ver dos nódulos vocales, uno en cada lado, en los niños que han padecido ronquera durante un periodo prolongado. Los nódulos son causados generalmente por alguna fuente de irritación prolongada, como gritar, "echar porras", o hablar en voz alta con mucha frecuencia; la tos crónica; o por cantar o hablar con voz tensa (otro ejemplo de abuso vocal). Los nódulos son más comunes en los varones y se presentan con mayor frecuencia que los pólipos. El niño con nódulos vocales tiende a "cansarse de hablar" y su voz se torna más ronca conforme avanza el día. Puede serle difícil hablar en voz alta o gritar sin sentir molestia.

Si no se trata el pólipo o el nódulo, el niño puede seguir forzando la voz al hablar, lo que ocasionará que el problema crezca hasta que su voz parezca sólo un murmullo. Si dejas pasar demasiado tiempo, la cirugía puede convertirse en la única opción.

Papiloma

El papiloma es una excrecencia parecida a una verruga que puede ocurrir en el área de las cuerdas vocales del niño. La mayoría de los casos de papiloma se presentan en niños menores de seis años de edad. La voz del niño o niña puede sonar al hablar como si tuviera pólipos o nódulos. El papiloma puede llegar a bloquear la garganta del niño y provocarle problemas para respirar. Este y otros problemas médicos menos comunes constituyen una razón por la cual debe considerarse la ronquera del niño y éste debe ser evaluado por un médico. El papiloma sólo puede ser tratado por los médicos. No es causado por la manera como habla el niño. Puede ser necesario practicar una cirugía con láser, seguido de un periodo de descanso de la voz, para eliminar el papiloma.

Otros padecimientos médicos pueden causar también la ronquera de la voz. Los hemangiomas, granulomas y afecciones de la laringe no son comunes, pero llegan a ocurrir. Pueden ser causados por la intubación durante una cirugía, un golpe en la garganta, una infección o enfermedad. Estos padecimientos no tienen su origen en un uso inadecuado de la voz y sí requieren atención médica. Nuevamente no es suficiente con sólo escuchar la voz para realizar un diagnóstico preciso. Es necesario que se practique un examen médico mediante la revisión directa de las cuerdas vocales, antes de descartar alguno de estos padecimientos.

Algunas veces los niños con voz ronca o grave no muestran ningún problema médico en sus cuerdas vocales durante el examen. En estos casos es recomendable ayudar a que el niño cambie el patrón de abuso vocal (hablar o utilizar la voz de manera que afecte su salud) que causa la ronquedad, debido a que la tensión continua puede eventualmente —aunque no siempre— llevar a que se presenten excrecencias como los nódulos y, en algunos casos, a que sea necesaria una cirugía. Los grupos de alto riesgo son los niños pequeños y las adolescentes, debido que abusan de sus cuerdas vocales. Por otra parte, los niños "muy inquietos" pueden ejercer una tensión indebida en sus voces.

Características de los niños con problemas de voz

Es probable que los niños con problemas de voz hagan lo siguiente:

☞ Emiten sonidos "chillones" al hablar.
☞ Se quedan sin aliento antes de terminar una oración normal.

☞ No pueden hablar a un volumen suficientemente alto para ser escuchados del otro lado de la habitación.

☞ Hablan con voz "grave" o "ronca" por más de diez días o tienen ataques frecuentes de laringitis en un mismo año.

☞ Aclaran la garganta frecuentemente.

☞ Su voz se escucha más "grave" al anochecer que por las mañanas.

☞ Abren sus bocas pero no emiten sonido durante un segundo o más.

☞ Suenan como si dos personas estuvieran hablando al mismo tiempo, pero con diferentes tonos.

☞ Emiten un chasquido al hablar.

☞ Suenan más roncos cuando lloran o ríen.

¿Cómo afectan los problemas de voz al niño?

La ronquera puede no constituir un problema para algunos niños, especialmente en sus primeras etapas. Independientemente de los padecimientos médicos relacionados, la ronquera puede ser, más que otra cosa, una molestia. El problema, desde luego, es el efecto de largo plazo en la potencia y calidad de la voz del niño, y la posibilidad de que sea necesaria una cirugía si el problema empeora. He conocido niños que han pasado doce años en la escuela con voz ligeramente ronca y que, en su mayoría, ni han empeorado ni mejorado. Para ellos y sus padres no constituía un problema digno de ser tomado en cuenta. Esto es especialmente cierto cuando un niño que como Johnnie siempre ha hablado de esa forma.

Sin embargo, la ronquera de otros niños tiene efectos más serios. Además de los posibles efectos a largo plazo que hemos mencionado, si no es atendida, la ronquera puede afectar gravemente la capacidad de algunos niños para comunicarse y participar en clase. Por esa razón el servicio de terapia de voz debe ser ofrecido en la mayoría de las escuelas de Estados Unidos. El criterio típico que se utiliza en las escuelas públicas para determinar si el niño debe recibir el servicio de terapia del habla, consiste en determinar si el problema de voz del niño afecta su desempeño académico; sin embargo, existe cierta subjetividad al establecer esa relación. No olvides que tú, como padre o madre, tienes el derecho de ser escuchado si no estás satisfecho con los resultados de la recomendación de tu escuela. Los hospitales y consultorios privados a menudo ofrecen la ventaja de contar con equipos de alta tecnología que pueden dar cierta retroalimentación a tu hijo cuando habla y que califican sus progresos mediante la utilización de instrumentos que miden ciertos rasgos de la voz. También es posible encontrar en las escuelas programas de computación que ofrecen características similares.

Terapia para el niño con un padecimiento de la voz

Al descubrir la presencia de un pólipo o nódulo, el médico puede pedir al terapeuta del habla que realice alguna terapia y cambios de conducta del habla en el niño durante algunos meses para ver si la excrecencia disminuye. Si esto no ocurre, es posible que sea necesario practicar una cirugía para extirparla, seguida de un periodo de descanso de la voz, lo que significa absoluto silencio (el niño no debe ni murmurar siquiera) durante una semana o más. Una vez que ha sanado la cuerda vocal, la terapia del habla será nuevamente importante porque el problema volverá a presentarse si el niño mantiene el antiguo patrón de abuso vocal.

Es importante intentar corregir el problema mediante la terapia del habla, antes de recurrir a la cirugía. Si se practican varias operaciones quirúrgicas se prodrían dañar las cuerdas vocales, porque las cirugías destruyen la capa de membrana. Por otra parte, las cicatrices que dejan dichas cirugías pueden causar irritación ulterior, lo que hace que la operación no tenga efecto. Al cambiar la manera como habla el niño se puede romper el círculo vicioso.

El tratamiento de los problemas de voz causados por el abuso vocal se enfoca en cambiar las conductas que tensan las cuerdas vocales. Un niño como Johnnie, con alergias, debe ser atendido cuanto antes. Cada vez que Johnnie tose, aclara su garganta o estornuda, hace que sus cuerdas vocales se golpeen una contra la otra de manera violenta. El padecimiento empeora si, además, le gusta imitar el sonido de los coches con su garganta o gruñir cuando juega con sus muñecos de acción. Es posible que su madre necesite establecer "periodos de conversación en voz baja" en la casa, de manera que el niño no grite para hacerse escuchar sobre las voces de sus hermanos.

Si los cambios en la rutina del niño no mejoran la voz, la terapia del habla o "de la voz" puede resultar útil para ello. La terapia ayudará a que el niño hable de manera que ejerza menos tensión sobre su voz.

No es una tarea sencilla el cambiar o controlar la manera como un niño pequeño utiliza su voz. Los varones, en particular, gustan de producir gran variedad de ruidos cuando juegan y tienen mayor tendencia al abuso vocal. Imitar los motores de los coches, el choque de los aviones, las bocinas o sirenas, los ruidos de los animales y todos esos "¡Aaaah!" que hacen los niños cuando saltan a la alberca, suben a la montaña rusa o juegan a "policías y ladrones", son conductas normales durante el juego. Sin embargo, dichos sonidos pueden agravar el problema de la voz para algunos de ellos.

Es frecuente que los niños se molesten por tener que limitarse con los sonidos que hacen o producirlos con cuidado. Para los niños pequeños resulta difícil, si no es que imposible, pensar conscientemente en lo que dicen o hacen. Todos los recordatorios y recompensas del mundo pueden ser inútiles. Los padres de familia me comentan que se sienten culpables si no pueden detener al niño cuando eso ocurre. Sin embargo, cuando logran hacerlo también se sienten culpables porque piensan que interfieren en la diversión del niño. No hay respuestas sencillas y en ocasiones el problema debe ser sobrellevado y sujeto a revisión médica hasta que el niño tenga la edad suficiente para entender lo que debe hacer.

¿Qué pueden hacer los padres para ayudar al niño con un padecimiento de voz?

Si tu hijo muestra alguna de las conductas propias de un padecimiento de voz durante un periodo mayor a unas cuantas semanas, llévalo al médico para que lo revise. Es preferible consultar a un otorrinolaringólogo, pero si no tienes acceso al especialista puedes llevarlo a un médico general o al pediatra. El paso más importante consiste en asegurarte de que no existe un padecimiento médico grave que cause el cambio en la voz. Si el médico lo considera necesario, te pedirá que lleves al niño con un terapeuta del habla. Una vez que se ha hecho el diagnóstico, recuerda lo siguiente:

☞ Trata de ayudar a cambiar los hábitos del habla de tu hijo, al seguir cuidadosamente las recomendaciones del terapeuta del habla.

☞ Mantén el silencio en la casa. Asegúrate de que el niño no necesita hacerse escuchar sobre el volumen de la música o de la lavadora de platos.

☞ Si el médico recomienda un periodo de descanso de la voz, es fundamental que tu hijo no haga ningún sonido para que el tratamiento surta el efecto deseado. Esto significa no reírse, llorar ni murmurar, aunque es difícil de controlar en un niño.

☞ Asegúrate de atender todos los problemas de alergia, respiración y senos nasales, con el propósito de que el niño no tenga que toser, estornudar o aclarar su garganta con frecuencia.

☞ Mantén apagado el radio de tu coche, a fin de que el niño no tenga que gritar para hacerse escuchar.

☞ Ayuda a crear el hábito en tu hijo de caminar hasta la persona con la que quiere hablar, en vez de gritarle a través del cuarto o desde lo alto de las escaleras.

☞ A pesar de que los padecimientos de voz generalmente no ocasionan los mismos problemas escolares o de convivencia social que otros problemas del habla, vigila cuidadosamente la condición de la voz de tu hijo para prevenir recaídas futuras.

Estudio de un caso: Frank

La madre de Frank me llamó luego de visitar al otorrinolaringólogo. Frank es un niño de ocho años de edad muy activo y brillante, a quien llevaron al médico para que revisara sus oídos, que parecían tener nuevamente una infección. Durante la consulta el médico advirtió que la voz de Frank sonaba "rasposa". Su madre le comentó que la voz del niño se había vuelto gradualmente más ronca durante los seis meses anteriores. Había sido tan gradual que ella no se había percatado hasta que el doctor se lo dijo.

Cuando el doctor examinó las cuerdas vocales de Frank y le pidió que imitara ciertos sonidos, descubrió el inicio de un nódulo vocal en la cuerda vocal izquierda de Frank. El médico sugirió que Frank recibiera terapia del habla para prevenir que el nódulo creciera o causara una irritación en la cuerda vocal derecha. Si la terapia tenía éxito, la excrecencia podría desaparecer del todo.

Durante mi entrevista con la madre de Frank conversamos sobre sus hábitos al hablar, así como otras conductas que podían agravar el nódulo vocal. Me comentó que el niño tenía un goteo nasal, producto de sus alergias, que le hacían toser y aclarar la garganta frecuentemente. Analizamos las razones por las que sería útil que estos problemas del niño fueran atendidos por un médico para evitar que forzara la voz. Debido a que Frank tenía problemas para oír, hablaba en voz más alta en comparación con otros niños. El médico descubrió líquido residual en el oído medio de Frank, como resultado de sus frecuentes infecciones de oído. Dado que los antibióticos y antihistamínicos no pudieron eliminar el fluido, fue necesario extraerlos mediante intubación, lo que mejoró inmediatamente la audición de Frank hasta los límites normales. Como resultado, el volumen de su voz regresó a un nivel normal.

En casa, al hermano adolescente de Frank le gustaba escuchar música a un volumen muy alto. Por esa razón, Frank solía gritar desde el cuarto de juegos ubicado en el sótano, a través de la escalera, hasta la cocina, para que su madre pudiera escucharlo. Discutimos la necesidad de que subiera las escaleras en vez de gritar, y de que el volumen del aparato de sonido disminuyera cuando Frank quisiera decir algo. Frank también tenía el hábito de producir un gruñido cada vez que lanzaba la pelota de basquetbol contra el aro colocado en la cochera. Dado que jugaba al basquetbol todas las tardes, ¡pasaba mucho tiempo gruñendo!

Acordamos trabajar en estos y otros cambios para ayudar a mejorar los hábitos de la voz de Frank. Entonces discutimos los cambios con el niño, así como las razones que había detrás de éstos. Después de esa consulta volví a ver a Frank cada semana, en seis ocasiones, para revisar su progreso. Comencé a notar alguna mejoría en la calidad de su voz. Desafortunadamente, debido a que los casos de problemas de la voz no son comunes, mi escuela (como la mayoría) no contaba con instrumental sofisticado, como lo tienen los hospitales, con el fin de medir los cambios en la voz de Frank. Sin embargo, bastaron un buen oído y las anotaciones meticulosas.

Tres meses después la voz de Frank sonaba relativamente normal. Le pedí a su madre que lo llevara con el médico para que volviera a examinarlo. Nos dio gusto saber que había desaparecido todo vestigio del nódulo vocal. Ni siquiera tuvimos que iniciar una terapia formal de voz con Frank. El problema fue atendido oportunamente y obtuvimos una respuesta favorable a los cambios de comportamiento.

La madre de Frank me ha comentado que el niño vuelve a asumir ocasionalmente los viejos hábitos y que necesita algún recordatorio. Si nota que la ronquedad regresa, inmediatamente ayuda a Frank a trabajar muy duro para tratar "con suavidad" su voz. El nódulo vocal no ha vuelto a presentarse.

6

Para comprender los problemas del lenguaje

"Tu hijo tiene un retraso de lenguaje expresivo". ¿Qué significa lo anterior? El término "lenguaje" tiene muchos significados. Como mencionamos en el capítulo 1, el lenguaje se divide en sus componentes receptivo y expresivo. Si tu hijo recibe un diagnóstico que señala un retraso en el lenguaje expresivo, te interesa averiguar exactamente qué *clase* de debilidad en el lenguaje expresivo (o receptivo) ha presentado.

En este capítulo describiremos los síntomas y la intervención típica de los problemas de lenguaje más comunes. También explicaremos la manera como cada problema afecta al niño y lo que tú puedes hacer para ayudar a tu hijo. Algunos de los problemas tempranos de lenguaje de los bebés, niños pequeños y niños en edad escolar a que nos referimos en este capítulo incluyen retrasos en el desarrollo (también llamados en ocasiones "problemas de maduración"), deficiencias de integración sensorial y pérdida variable de la audición.

Conforme los niños crecen, es posible que tengan problemas para comprender las palabras (problemas de recepción del vocabulario), y/o en el uso de palabras (problemas de expresión del vocabulario). También pueden tener problemas con la morfología (la forma de las palabras), la sintaxis (gramática), para recordar las palabras y para utilizar el lenguaje con el fin de expresar lo que quieren decir. Todos estos problemas son abordados en este capítulo.

El patólogo examina muchos aspectos del uso del lenguaje del niño para averiguar si tiene un desarrollo normal. A continuación mencionamos algunas de las actividades que son analizadas:

☞ Hablar y comunicarse en un ambiente social (pragmática).

☞ Formar oraciones (sintaxis).

☞ Utilizar las palabras (semántica).

☞ Volver a contar la trama de una historia (secuencia).

☞ Cambiar la terminación de las palabras, de acuerdo con el contexto (morfología).

☞ Aprender el significado de las palabras (vocabulario).

☞ Recordar las palabras aprendidas.

Algunos niños tienen debilidad en un área particular. Sin embargo, en la mayoría de los niños con problemas de lenguaje expresivo, varias de estas áreas del lenguaje resultan afectadas al mismo tiempo.

Los problemas de lenguaje no son sencillos de "curar". De la misma forma en que algunos niños no son aptos para las matemáticas o el salto de longitud, algunos niños no serán jamás buenos conversadores. Debes aprender a aceptar a tu hijo como un individuo único y a hacer énfasis en aquellas cosas que hace bien. Trata de no hacer que el problema de lenguaje se vuelva más grande de lo que realmente es. Sí, es una pena que tenga que sobrellevar esas dificultades, pero con la ayuda adecuada, los problemas de lenguaje no necesariamente son un obstáculo para el éxito y para una vida feliz.

Los bebés, niños pequeños y niños en edad preescolar con retraso en el habla o el lenguaje

Jessica es una niña muy inteligente, de manera que sé que no hay nada mal en ella. ¡Además, le hemos estimulado tanto desde que estaba en mi vientre! Aun así, mi hermana me dice que tal vez debería decir más que sólo unas cuantas palabras a sus dos años y medio de edad. Mi pediatra no parece preocupado, así que creo que esperaré unos años para ver si supera el problema.

Madre de Jessica, dos años y medio de edad.

El simple hecho de que Jessica tenga un "inicio lento" en su desarrollo del habla y lenguaje no significa necesariamente que sea "lenta" mentalmente o que vaya a tener este problema durante toda su vida. Es por eso que las dificultades que los niños tienen a esa edad suelen ser llamadas "retrasos" y no "padecimientos". El retraso significa que sus padres no han hecho un excelente trabajo para estimularla. Y, aunque los pediatras son de mucha ayuda, no son terapeutas del habla profesionales. De manera que si tienes alguna inquietud sobre el desarrollo del lenguaje de tu hijo, consulta a un especialista entrenado en esa área, un patólogo del habla y lenguaje.

En los capítulos 1 y 2 mencionamos que un niño que muestra el patrón de lenguaje de Jessica no está progresando como cabe esperar. En este apartado descubrirás qué clase de problema puede tener una niña como Jessica y qué pueden hacer sus padres para ayudarle.

Aunque la naturaleza tiene que ver con la manera como se desarrolla un niño, no subestimes el poder de unos padres atentos. En este apartado también aprenderás la relevancia del rol que desempeñas y la manera como puedes sacar el mejor provecho del tiempo que pasas con tu hijo en esa edad, tan importante. Los niños menores de cinco años de edad merecen consideración especial en desarrollo del habla y el lenguaje. Dado que varía mucho aquello que se considera como un desarrollo normal del lenguaje en ese periodo, muchos retrasos son solamente eso: retrasos. Sin embargo, en ciertas ocasiones el desarrollo del lenguaje de un niño requiere atención especial.

Retrasos únicamente en el habla y el lenguaje

Jessica, a quien describimos al inicio de este apartado, parecía estar desarrollándose normalmente en todos los aspectos, excepto en el habla. Esto ocurre a veces. En muchos casos no sabemos realmente por qué. Un retraso de desarrollo (también llamado problema de maduración) simplemente significa que el niño no se está desarrollando como se esperaba en alguna área. Se trata de un término descriptivo, que no implica un juicio de valor acerca de si el problema es permanente. En un caso como el de Jessica, los padres deben obtener una evaluación. Tal vez el patólogo del habla-lenguaje prefiera hacer visitas a domicilio, debido a la edad temprana de Jessica, y trabajar con sus padres para estimular su interés en hablar y comunicarse mediante el uso de actividades informales. También pueden incluirse actividades para desarrollar sus habilidades de audición, en caso de ser necesario.

Tras seis meses de tratamiento, el terapeuta evaluará la manera como el niño progresa. A veces los niños como Jessica hacen progresos muy rápidos y sólo necesitan acudir a revisiones periódicas para monitorear su desarrollo de habla y lenguaje. Si el progreso es más lento de lo esperado, debe considerarse una estrategia más agresiva. En esos casos puede programarse una terapia formal del habla-lenguaje, que frecuentemente tendrá lugar en las instalaciones de una escuela pública. Las sesiones de terapia se orientan a los juegos y generalmente son divertidas para los niños.

En muchos casos, un niño como Jessica puede hablar y comprender de manera normal (o casi normal) para el momento en que ingresa al jardín de niños, y no tener dificultades en la escuela. En casos más difíciles, el niño seguirá requiriendo de ayuda. Cuando un niño tiene un retraso importante al hablar o en su capacidad auditiva, existe el riesgo de que se presenten posteriormente problemas académicos, aun cuando el problema de habla y lenguaje sea corregido (Gerber y Bryen, 1981; Lewis y Freebairn, 1992). Sin embargo, los problemas ligeros de pronunciación no son generalmente una señal de dificultades posteriores.

Las investigaciones no nos permiten saber aún qué niños tendrán problemas posteriores. No obstante, si un niño a quien se ha diagnosticado un retraso de habla y lenguaje comienza a ir a la escuela, el personal debe prestar atención en su progreso y aplicar estrategias especiales de enseñanza si los problemas académicos comienzan a aparecer.

Retraso mayor del desarrollo

Cuando se determina que los niños tienen retrasos importantes en varias áreas diferentes (al hablar, escuchar, jugar con sus compañeros, mantener el equilibrio y prestar atención), el patólogo del habla o el médico probablemente mandarán a los padres con un equipo de diagnóstico. El equipo tratará de averiguar si esa conducta es sintomática de un retraso mayor del desarrollo (RMD), también llamado padecimiento del espectro de autismo. El RMD es un grupo de padecimientos que afectan el desarrollo de un niño, principalmente en las áreas de la comunicación y la interacción social. Los síntomas pueden presentarse desde el nacimiento, pero en muchos casos el niño comienza a desarrollarse de manera normal. En algún momento antes de cumplir tres años tiene lugar una regresión en las áreas de lenguaje y en la manera en que el niño se relaciona con la gente. El retraso en dichas áreas no necesariamente implica que tiene RMD, toda vez que existen otras razones por las que los niños muestran retrasos. El equipo examinará la naturaleza de los retrasos y otras áreas como el niño está bien. Si tu hijo tiene RMD, es importante detectarlo a edad temprana, porque el tratamiento es ligeramente distinto a la terapia que se utiliza para retrasos de desarrollo más rutinarios. Puedes leer una descripción más completa de los padecimientos mayores del desarrollo, incluyendo síntomas y tratamiento, en el capítulo 8.

Problemas de integración sensorial

Otra causa de retrasos en el habla, lenguaje y audición, entre los niños pequeños, es una sobrecarga o confusión de los mensajes que reciben sus organismos. Un bebé aprende sobre lo que le rodea mediante el gusto, el tacto, el olfato, el oído y la vista. Cuando el cerebro no logra procesar esas sensaciones de manera correcta, el niño no puede percibir correctamente lo que le rodea. Los retrasos de habla y audición son solamente dos síntomas de un problema de integración sensorial.

Los sitios concurridos —como los centros comerciales y las fiestas— generalmente estimulan excesivamente a los bebés debido a que las señales y los sonidos les abruman. Esto ocasiona que los niños "hagan berrinche" o lloren (dos expresiones de disgusto) o les dé sueño (una manera de aislarse). Conforme los bebés alcanzan los tres o cuatro años de edad, sus sistemas neurológicos están mejor dotados para procesar estas imágenes y sonidos. Sin embargo, para los niños con problemas de integración sensorial toda esa conmoción, sonidos e imágenes, son demasiados como para poder manejarlo, aun a la edad de tres o cuatro años. Los ataques de llanto o el aislamiento son las formas típicas en que esos niños reaccionan cuando sus "circuitos" están saturados. De hecho, muchas personas sostienen hoy en día que los niños autistas padecen una forma grave de disfunción para la integración sensorial.

Con frecuencia el niño con debilidad para la integración sensorial muestra dificultades en otras áreas, principalmente en el equilibrio y/o la coordinación física, así como al concentrar su atención. En ese caso debes consultar a un terapeuta físico u ocupacional especialmente entrenado en la integración sensorial. En las áreas rurales esto puede ser particularmente difícil. Algunas escuelas contratan terapeutas físicos u ocupacionales que acuden a proporcionar el servicio a los estudiantes que lo requieren. Sin embargo, dichos especialistas deben prestar su asistencia en la evaluación completa y en el plan de tratamiento.

Para atender las necesidades de comunicación de los niños con problemas de integración sensorial, un terapeuta del habla-lenguaje debe trabajar estrechamente con el niño y con los demás especialistas involucrados. Su intervención puede ser mediante sesiones de terapia formal o como parte de un equipo de trabajo en un salón de clases especial a nivel preescolar. Es común que estos niños tengan una mejor respuesta cuando la terapia del habla-lenguaje se integra a un ambiente más natural, como la escuela o el hogar.

Muchos problemas de integración sensorial mejoran significativamente con el paso del tiempo, si se realiza la intervención terapéutica apropiada. Conforme el niño madura, advertir algún problema puede ser difícil para las personas que no son especialistas. Los niños cuyos problemas de integración sensorial son graves y persistentes pueden recibir más tarde el diagnóstico de autismo o discapacidad para el aprendizaje.

Padecimientos congénitos

Los bebés que nacen con padecimientos diagnosticados como síndrome de Down, síndrome de Hunter, parálisis cerebral, sordera o fisura palatina, generalmente tienen problemas de habla, lenguaje o audición. Los médicos pueden diagnosticar un problema congénito al nacer. Sin embargo, en algunos casos —particularmente en la sordera— el problema puede no ser evidente hasta observar que el desarrollo del niño no es el esperado. Los padecimientos congénitos son generalmente diagnosticados por el pediatra en el primer o segundo año de vida.

Un niño con un padecimiento congénito requerirá de mayor estimulación que un niño "normal" y a menudo necesitará de un programa educativo especializado. En ocasiones, las compañías de seguros cubren el costo de los servicios de terapia física o del habla. Las escuelas públicas de Estados Unidos cubren ahora el requisito de proporcionar servicios desde el nacimiento a los niños con alguna discapacidad, generalmente por medio de una agencia regional.

Algunas veces la terapia del habla-lenguaje es proporcionada directamente en el hogar hasta que el niño cumple tres años. El enfoque más común de la terapia consiste en estimular el desarrollo de los músculos de la boca utilizados para masticar y para hablar. También se brinda capacitación a los padres y a las personas que se encuentran al cuidado del niño para facilitar el desarrollo de sus habilidades de habla y lenguaje en situaciones cotidianas.

Conforme el niño se acerca a los tres años de edad, la terapia puede adoptar la forma de un programa preescolar administrado por el sistema escolar local. En este tipo de programa los terapeutas trabajan con el maestro de preescolar para diseñar actividades que ayudarán a que el niño desarrolle las aptitudes necesarias.

La terapia del habla-lenguaje más intensiva es necesaria particularmente en los niños con retrasos importantes de habla y lenguaje, especialmente aquellos que padecen sordera o fisura palatina.

Pérdida variable de la audición ocasionada por líquido en el oído medio

Cuando los niños tienen retraso en sus aptitudes de habla, lenguaje o audición, el problema puede ser causado por la presencia de líquido en el oído medio, remanente de un resfriado, una alergia o una infección del oído. El niño que tiene líquido en el oído medio suele mostrar síntomas como llevarse el dedo a la oreja o hacer berrinches; sin embargo, las investigaciones muestran cada vez más que *no* existen señales externas que puedan detectar los padres. Debido a la estructura física del oído y la trompa de Eustaquio de un niño pequeño, los problemas de líquido en el oído medio son más frecuentes en los menores de siete años de edad. No siempre puede detectarse la presencia del líquido con sólo mirar el interior del oído con ayuda de un otoscopio. Dicha detección puede realizarse mediante el uso de un aparato denominado *timpanómetro*. Una sonda con punta de hule es introducida en el oído externo del niño. Esta maniobra sólo resulta ligeramente incómoda para el menor, si no es que totalmente indolora. La sonda envía ondas de sonido a través del canal auditivo y mide la manera como viajan. Un audiólogo, enfermera o médico pueden realizar esta prueba. Los niños con presencia crónica de líquido en el oído medio pueden mostrar los siguientes síntomas:

☞ Comienzan a hablar tarde o tienen retrocesos, es decir, hablan menos de lo que hacían meses atrás.

☞ No voltean a mirar o no responden cuando se les llama por su nombre. Especialmente, cuando la televisión está encendida o si se encuentra en un ambiente ruidoso.

☞ Hablan como si estuvieran "mascullando".

☞ A menudo preguntan: "¿Qué?" o "¿Uh?"

☞ Dejan sin concluir algunas palabras. Por ejemplo, el niño puede decir "Vi cin (cinco) gatos en el jar (jardín). ¡Uno estaba brincando!"

☞ Respiran por la boca porque la nariz está muy congestionada.

☞ Prestan poca atención a la conversación o a las historias a menos que se les muestren imágenes.

La pérdida parcial de la audición es frecuentemente causada por infecciones del oído. Si tu hijo tiene este tipo de infecciones constantes, es posible que combatir la infección con antibióticos no sea suficiente para resolver el problema. Aunque la fiebre desaparezca, el líquido puede permanecer sin ser notado y sin producir síntomas externos. Dado que tu hijo no muestra señales de incomodidad, pareciera que la infección y sus efectos han desaparecido. Sin embargo, aunque el líquido remanente puede no representar un riesgo para su salud, sí implica una amenaza distinta. Algunas investigaciones vinculan las infecciones constantes del oído medio a temprana edad con problemas posteriores en la escuela (Hasenstab, 1987; Roberts, Burchinal, Davis, Collier y Henderson, 1991). Por lo tanto recomiendo que se practique un timpanograma a tu hijo si ha concluido un tratamiento para la infección relacionada con líquido en el oído medio, para confirmar que no ha quedado remanente. Esto es mejor mientras más pequeño es el niño (entre el nacimiento y los tres años de edad), dado que incluso unos pocos meses de audición mermada pueden tener efectos duraderos.

En el pasado, muchos médicos pensaban que le hacían un favor al niño al no insertar tubos de ventilación en sus oídos cuando había presencia de líquido remanente. Después de todo, ¿para qué someter al niño a cirugía a menos de que fuera absolutamente necesaria? Sin embargo, en 1994, la Agencia para Investigación y la Política de Atención a la Salud (AHCPR, por sus siglas en inglés) del Servicio de Salud Pública de Estados Unidos, dio a conocer guías de tratamiento para niños con presencia crónica de líquido en el oído medio. Los tubos de ventilación fueron recomendados como un procedimiento estándar si el líquido no desaparecía en un periodo de cuatro a seis meses, cuando ya no causarán efecto los antibióticos. Aunque los tubos no sean una necesidad médica, permiten que el niño escuche de manera *clara*. Sin embargo, la inserción de los tubos no garantiza que la audición de tu hijo será totalmente corregida. Una vez colocados los tubos, debes pedir que un audiólogo realice una evaluación integral de la audición. Se trata de una prueba más completa que la revisión realizada en la escuela o el consultorio de un médico, pero vale cada centavo de su precio (generalmente de 50 hasta 100 dólares estadounidenses), aunque muchos médicos pueden darte una referencia para el seguro si la solicitas. Al escuchar la información verbal de manera más clara, tu hijo puede discriminar los sonidos, identificar las palabras e imitar aquellas que tú pronuncias de manera correcta.

La intervención terapéutica en estos niños depende de qué tan retrasados se encuentren y de si se presenta o no una mejoría espontánea una vez que se ha eliminado el líquido. En muchos casos, si el padecimiento es atendido oportunamente, la terapia sólo será necesaria durante un periodo breve. Frecuentemente los padres pueden realizar algunas actividades en casa para estimular el habla y el lenguaje, según las sugerencias del especialista del lenguaje, con el fin de atender las necesidades individuales del niño. En otros casos, el niño puede requerir de una terapia de largo plazo y de asistencia académica.

Características de los niños pequeños con retraso del habla o el lenguaje

Cualquier niño que muestra las características de un padecimiento de habla, lenguaje o audición debe pasar por una revisión de ésta. En el capítulo 2 detallamos las señales de alerta para los niños con retrasos de habla y lenguaje. Los niños menores de tres años que tienen retraso de habla o lenguaje pueden hacer las siguientes cosas:

☞ Mastican y pasan la comida con dificultad o rechazan alimentos difíciles de masticar.

☞ Beben o chupan por un popote con dificultad.

☞ Se sientan con la boca abierta y la lengua de fuera.

☞ Se atragantan con alimentos y bebidas con mayor frecuencia que los otros niños.

☞ Tienen problemas para sentir los restos de comida que les quedan en el rostro después de comer.

☞ Muestran poco interés en imitar palabras y sonidos.

☞ Evitan mirar a los ojos a sus padres y a otras personas cercanas.

☞ Utilizan gestos o ruidos para indicar lo que desean.

☞ Tienen poco interés al escuchar historias o al mirar libros con sus padres.

☞ Son muy tranquilos y pasivos; rara vez inician la interacción.

☞ No imitan ni responden a los entretenimientos comunes para bebés, como decir adiós con las manos o jugar a esconderse y asustarse.

☞ No utilizan de manera consistente palabras que puedan reconocerse (después de los 14 meses de edad).

☞ No hacen ruido ni experimentan con su voz a manera de juego.

Las características para los niños entre los tres y cinco años de edad también varían debido a que los niños cambian rápidamente en ese periodo. El capítulo 2 describe los síntomas de habla y lenguaje que indican la necesidad de una evaluación posterior. Los niños entre tres y cinco años de edad que tienen retraso de habla o lenguaje pueden hacer lo siguiente:

☞ Muestran frustración cuando la gente no entiende lo que quieren.

☞ Les disgusta y/o evitan recitar rondas infantiles.

☞ Tienen problemas para recordar la letra de las canciones, aun de aquellas que escuchan todos los días.

☞ Aún comen con alguna dificultad; necesitan que la madre pique más el alimento.

☞ Tienen dificultades para beber líquidos espesos (como la malteada) por medio de un popote.

☞ Utilizan gestos para complementar o apoyar lo que dicen.

☞ Utilizan muñecos o títeres, pero hablan poco al hacerlo.

☞ Tienen dificultades para explicar los hechos que les han causado molestia; los padres necesitan formular gran cantidad de preguntas para comprender lo ocurrido.

☞ Ven una película o un programa de televisión pero después no pueden contar partes importantes de la historia.

☞ Escuchan una historia conocida, que han oído frecuentemente, pero son incapaces de cerrar el libro y volver a contar dicha historia.

¿Cómo afectan al niño los retrasos del lenguaje que se presentan a edad temprana?

Los niños con dificultades para comunicarse tienen más oportunidades para hacer rabietas que los demás niños. Por ejemplo, si una niña como Jessica quiere un vaso de jugo, tomará la mano de su madre, la llevará al refrigerador y señalará lo que desea. Si hay muchas cosas en el refrigerador, su madre puede hacer cierto número de preguntas antes de sacar el jugo que Jessica desea. "¿Quieres un poco de leche?" La respuesta más probable de Jessica será un movimiento de su cabeza para indicar que no. "¿Quieres uvas?" Al llegar a ese punto, es probable que la respuesta de Jessica consista en emitir un gemido. Dado que tiene solamente dos años y medio de edad, Jessica no comprende cómo su madre no puede leer su mente. Cuando su madre no saca el jugo que ella quiere, su reacción es la frustración. La mayoría de los niños menores de cinco años de edad muestran su frustración mediante el llanto, los gemidos, al patear el piso o tirarse al suelo. Y desafortunadamente, a veces muestran todas estas conductas juntas. Sin embargo, de acuerdo con mi experiencia, la frecuencia con que tiene lugar este tipo de comportamiento se reduce significativamente una vez que el niño es capaz de comunicarse mejor.

Otros niños, especialmente aquellos que además tienen daño cerebral, se adaptan a su retraso de lenguaje al asumir una actitud pasiva. Se sientan pacientemente y esperan a que los demás inicien la interacción. Debido a que no pueden comunicar sus sentimientos, suelen darse por vencidos y retraerse algunas veces a su propio mundo interior. Estos niños pueden sentarse durante horas a ver la televisión y jamás dan molestias. Aunque estos niños pasivos son más fáciles de manejar en su conducta, como terapeuta me siento más esperanzada cuando los padres me comentan que su hijo con retraso de lenguaje está frustrado y se queja mucho. A pesar de que implican una carga mayor de trabajo, se trata de una señal importante de que el niño *desea* comunicarse, lo cual es el primer paso decisivo para aprender a hablar.

Es difícil determinar la manera como el retraso del lenguaje a edad temprana afecta socialmente a los niños con daño cerebral. Dado que no pueden decirnos cómo se sienten, debemos sacar conclusiones a partir de lo que observemos. Algunos niños con retraso de lenguaje se tornan tímidos y están a disgusto con otros niños; algunos más no tienen problema al interactuar y corren, brincan y juegan con el resto del grupo, como cualquier niño. Muchos factores parecen afectar la manera como el niño con retraso de lenguaje interactúa con sus compañeros.

☞ *¿Tiene el niño algún otro padecimiento que lo imposibilita?* Por ejemplo, si el niño tiene problemas para escuchar o caminar, le será difícil unirse a muchas actividades. En el caso de estos niños puede ser necesario encontrar soluciones de juego creativas con el terapeuta.

☞ *¿Posee el niño una personalidad naturalmente tímida?* Para este niño, la carga adicional de un retraso del lenguaje hará que el juego con sus compañeros resulte aún más difícil.

☞ *¿Tiene el niño oportunidades de interactuar con otros niños?* En el caso del niño con retraso de lenguaje, las actividades físicas —como el juego brusco o el karate— o las artes manuales pueden representar un ambiente social más propicio, donde lo que hacen es más importante que lo que dicen.

En cuanto al futuro, el niño con un retraso del lenguaje a edad temprana puede eventualmente ponerse al corriente y no tener más problemas, si no existen otras áreas de retraso. Sin embargo, incluso un niño que no tenga otro tipo de retrasos corre el riesgo de desarrollar posteriormente alguna discapacidad para el aprendizaje, si el desarrollo del lenguaje es lento. Si un problema específico acompaña al retraso del lenguaje, como un impedimento neurológico, un retraso mental, una discapacidad para la audición o el autismo, es difícil generalizar un pronóstico porque el progreso de cada niño es único.

¿Qué pueden hacer los padres para ayudar al desarrollo temprano de las aptitudes del lenguaje?

Frecuentemente, los padres de familia me preguntan qué pueden hacer para ayudar al desarrollo de las aptitudes de habla, lenguaje y audición de sus hijos. En algunos casos los padres pueden ayudar a que un niño con retraso en sus aptitudes de habla o audición se ponga al corriente; otros padres desean actualizar el potencial de su hijo creando una base sólida antes de que ocurra algo malo. Los siguientes consejos pueden ayudar a que tu hijo o hija desarrolle su potencial:

Elimina el chupón. Los niños que tienen un chupón en la boca tienen menos oportunidades de hablar. Además, ayuda a crear un ambiente poco saludable en la boca, al forzar que la lengua y los labios adopten una posición poco natural. Cada vez más especialistas consideran también que el uso del chupón ayuda a crear un ambiente nocivo para el oído y contribuye a las infecciones y al fluido en el oído medio. Aunque los bebitos tienen frecuentemente la necesidad física de chupar, lo mejor es desechar del chupón después del primer cumpleaños de tu hijo.

Escucha a tu hijo con entusiasmo e interés. Si quieres que tu hijo hable, debes mostrar interés en lo que dice. Interrumpe lo que estés haciendo y mira a tu hijo con tu mayor atención. Los niños *sí saben* que tú casi no los escuchas cuando estás viendo la televisión o leyendo el periódico. Aunque el bicho que encontró en el jardín puede no ser tan emocionante para ti, tu hijo de tres años de edad está ansioso por compartir la noticia contigo. Haz tu mejor esfuerzo para responder con entusiasmo e interés, sin importar cuán ordinario te parezca su descubrimiento. Haz preguntas acerca del mismo. Comparte información con él sobre el tema del que habla. Los niños que sienten que lo que dicen no es importante desarrollan menos interés en comunicarse en la forma deseable. En otras palabras, pueden intentar conseguir tu atención mediante una conducta violenta o al hacer berrinches.

Leele algo a tu hijo todos los días. No es exagerada la importancia de leerle algo a tu hijo. Es fácil encontrar libros sencillos (generalmente de cartón y de pocas páginas) que han sido diseñados para enseñar los nombres desde muy temprana edad. Crea una rutina y hazlo sentir cómodo con los libros. También es una manera muy agradable de compartir el tiempo entre madre e hijo (o padre e hijo). Acude a la biblioteca semanalmente y cuando el niño tenga dos o tres años de edad, déjalo seleccionar los libros que le interesen. Lee los libros favoritos de tu hijo una y otra vez, ¡diez veces al día si eso quiere tu hijo! Habla con él acerca de las historias y los nombres de las imágenes. Deja que tu hijo "te lea" dichas historias. Si desea cambiar la trama, deja que haga uso de su creatividad. Muestra interés por sus ideas. Si la historia que tu hijo escoge es muy larga, hazla más corta y sencilla. Los niños pequeños tienen lapsos de atención muy breves, de manera que no es conveniente pasar mucho tiempo en una misma página. Conforme tu hijo crece puedes incorporar más palabras de la página.

No hables como tu hijo ni lo estimules a que hable como niño pequeño. Algunos padres imitan la manera infantil en que su hijo dice una palabra y piensan que eso es agradable o de utilidad para el niño. Por ejemplo, si Arden utiliza la palabra "bu-bu" para referirse a su cobija, la mamá puede contraer el hábito de preguntarle a Arden en dónde dejó su "bu-bu". Si esta costumbre sólo se refiere a unas cuantas palabras, entonces no hay problema. ¡Pero no más de unas cuantas! Sin embargo, si mamá o papá comienzan a hablar como el niño, éste pierde el incentivo y la oportunidad de aprender correctamente a pronunciar las palabras. Al imitar la pronunciación de tu hijo le dejas la impresión de que ésa es la manera correcta de decirlas. En cambio, al hablar como adulto le das la oportunidad de escuchar e intentar la manera correcta de hablar.

No dejes que los hermanitos hablen en nombre de tu hijo. En ocasiones observamos niños cuyos hermanitos mayores tratan de ayudarlo mediante el recurso de hablar en su nombre cuando se le hace alguna pregunta. Desafortunadamente, esa costumbre puede hacer que el niño más chico se comunique menos y se sienta menos cómodo para iniciar una conversación. Si adviertes que el hermano mayor trata de responder en nombre del niño, estimula a este último para que hable por sí mismo.

Elogia cualquier intento de hablar: la perfección no es la meta. Debido a su deseo de fomentar el habla del niño, algunos padres quieren que se exprese perfectamente cuando el menor apenas está aprendiendo a hablar. Este tipo de presión no es útil. Tu hijo puede percibir la crítica en tu tono de voz, en tu expresión facial o en tu insistencia de que "lo diga otra vez de la manera correcta". El niño detecta desaprobación en lo anterior y puede reaccionar al sentirse inhibido y menos estimulado de hablar. ¡Para aprender a hablar se requiere de práctica, práctica y más práctica! Si el niño se siente cómodo cuando falla, estará en mejor posición para intentarlo otra vez, probablemente en otra situación y momento.

Puedes ayudarlo en ese sentido al mostrar entusiasmo por *cualquier* intento de hablar y de reunir las palabras. Una sonrisa y la repetición de lo que el niño ha dicho (en la forma correcta) le demuestra a tu hijo que has comprendido *y aprobado* lo que ha dicho. La siguiente conversación es un ejemplo de un intercambio positivo entre la madre y su hijo:

Mamá: ¿Qué quieres que prepare para almorzar, Jessie?

Jessie: ¿Qué tal un sammich (sandwich)?

Mamá: ¿Un sandwich? Bueno. ¿Qué clase de sandwich?

Jessie: De alea y manquilla cacate.

Mamá: Creo que tenemos jalea y mantequilla de cacahuate.

Habla con tu hijo sobre cualquier cosa: estar juntos no es suficiente. Algunos padres, al revisar los resultados de las pruebas conmigo, se muestran sorprendidos cuando les informo que su hijo no es capaz de decir nombres comunes, como "cabra", "collar" y otras cosas. Mencionaré por ejemplo a los padres de Gina, de 5 años de edad. "Caray", dijo su madre, "Gina ve esas imágenes todo el tiempo. Hemos tenido el cuidado de llevarla a ver cosas, como los animales de una granja. ¿Cómo es posible que no sepa sus nombres?"

Al seguir conversando, los padres de Gina reconstruyeron la visita a la granja y al museo y se dieron cuenta de que durante la visita los acompañaron los primos de Gina, la tía Amy Jo y el tío Ben. ¿Con quién platicaban la mamá y el papá durante esa visita? De hecho, los adultos platicaron de negocios, el clima, la política y cualquier otro tema. Los niños se dedicaron a correr y alimentaron algunos animales, con poca o ninguna interacción con los padres, excepto cuando éstos les pidieron que se bajaran de la barda, que dejaran de correr o se ataran las agujetas.

El tipo de visita que hemos descrito es de carácter estrictamente recreativo. Sin embargo, puede significar una experiencia educativa si los padres interactúan directamente con los niños. No es necesario que se convierta en una lección formal. Basta con hacer algunos comentarios en voz alta mientras los niños alimentan a los animales. Formula preguntas inteligentes a los niños. Esto permite reforzar el recuerdo de los nombres de los animales, así como a desarrollar el vocabulario relacionado. El siguiente es un ejemplo de una conversación educativa y plena de significados en una granja:

Mamá: Mira, Gina. La cabra negra está pastando. Parece que tiene hambre. ¿Qué son esas cosas que tiene en la cabeza?

Gina: ¡Son afiladas!

Mamá: ¡Así es! Esas cosas afiladas se llaman cuernos. Los cuernos son puntiagudos. ¿Tienen cuernos todas las cabras?

Gina: No. Las pequeñas no tienen.

Mamá: Exactamente. Las cabras pequeñas se llaman "cabritos". Los cabritos no tienen cuernos. Tú no tienes cuernos... ¿O sí?

Gina: (Riéndose). ¡No! ¡Yo no soy una cabra! Me gusta el cabrito café. ¿Qué cabra te gusta más, mamá?

Es importante hablar con el niño sobre lo que miran en ese momento. El primer paso para desarrollar de manera integral al niño consiste en exponerlo a experiencias y lugares diferentes. Los padres deben mostrar interés personal en lo que ocurre y proporcionar el vocabulario necesario para describir y explicar lo que están experimentando. El intercambio verbal con tu hijo no sólo demuestra que tienes información que proporcionarle, sino además que tienes interés en su opinión, sentimientos y comentarios. Una conversación debe ser siempre un intercambio en ambos sentidos y no una lección.

Si la visita a lugares como el zoológico o el acuario son difíciles por motivos geográficos o económicos, puedes encontrar en tu biblioteca local suficientes libros para hacer que tu hijo sienta que ha estado allí. Muchas bibliotecas ofrecen el préstamo de videos de manera gratuita, que son otra fuente de aprendizaje sobre muchos temas, desde tiburones hasta dinosaurios.

Da respuestas completas a sus preguntas. Es frecuente que los niños pregunten cómo funcionan las cosas, qué componentes tienen o por qué hacen algo. Aun en la edad de dos o tres años los niños pueden absorber una sorprendente cantidad de información. Al enseñarle palabras específicas como "camioneta", "deportivo" y "jeep", en vez de referirte a todos los vehículos como "coches", puedes ampliar su vocabulario. Trata de contestar las preguntas que formule tu hijo en forma directa, utilizando un vocabulario ligeramente más adelantado que el utilizado por el niño.

El siguiente *no* es un diálogo útil:

Niño (de tres y medio años de edad): Papá, ¿dónde viven los caballos?

Padre: Oh, los caballos viven en un lugar con otros animales, en una granja.

Niño: ¿En qué parte de la granja?

Padre: Adentro, con otros caballos.

El padre asumió erróneamente que, dado que el niño sólo conoce la palabra granja, sería mejor responder la pregunta con palabras que el niño ya conoce y que puede entender.

La siguiente conversación es más útil:

Niño: Papá, ¿dónde viven los caballos?
Padre: La mayoría vive en granjas. En las granjas hay unos edificios llamados *graneros*. ¿Recuerdas cuando alimentamos a las vacas cerca de la casa de la tía Sue? Ese edificio grande y rojo que había en la granja era un granero. Los caballos viven dentro del granero, con otros animales.
Niño: ¿Tienen cocinas y baños?

Una buena pregunta conduce frecuentemente a muchas otras. El padre sabía que su hijo sería capaz de procesar mejor la información si puede asociarla con algo que le resulta familiar. Si el niño no ha visto jamás un granero, el padre podría dibujar uno o mostrarle una imagen. La comprensión de la nueva palabra ("granero") se hace más fácil de esa forma.

El siguiente paso consiste en manipular la conversación para darle la oportunidad al niño de decir la palabra "granero" tantas veces como sea posible. El padre puede decir... "Así que el granjero guarda sus caballos en un... ¿Cómo se llama ese edificio?" Estimula a tu hijo para que utilice la palabra una y otra vez, hasta que se sienta cómodo con ella.

Habla con el niño sobre lo que están haciendo. Otra manera provechosa de incorporar nuevas palabras al vocabulario del niño consiste en "hablar de uno mismo". La mayoría de los padres hacen esto cuando sus hijos son muy pequeños, pero dejan de hacerlo cuando el niño aprende a hablar. Nos referimos a narrar tus propias acciones. Los niños con deficiencias de vocabulario expresivo no sólo necesitan oír las palabras una y otra vez mientras tú las utilizas, sino que además requieren de práctica y estímulo para utilizar dichas palabras por sí mismos.

El siguiente es un ejemplo de este tipo de conversación:

Madre: Brian, estoy midiendo la harina para saber si tengo la cantidad adecuada. ¿Quieres ayudarme a medirla? La harina tiene que alcanzar esta línea.

Brian: Está bien.

Madre: (*Pone menos de la necesaria*). Mmmh... ¿La medí correctamente? ¿Alcanzó la línea?

Brian: No. No es suficiente.

Madre: Tienes razón. No medí bien... ¿O sí? ¿Sabes qué tipo de taza es ésta? Mira, tiene estas líneas en el exterior, para que yo sepa cuanta harina, azúcar (*o lo que esté midiendo*) he vertido. Se trata de una taza de medición. ¿Te acuerdas qué tipo de taza es ésta?

Brian: Una taza de medición.

Madre: ¡Exactamente! Es una taza de medición, ¿y se usa para m...?

Brian: Medir.

Madre: ¿Qué otras cosas podemos medir con esta taza?

Nota cómo la madre continúa repitiendo la "nueva" palabra (medida) y logra que el niño la utilice.

Ayuda a que tu niño en edad preescolar aprenda nuevas palabras y sonidos. Una manera de facilitar el aprendizaje del lenguaje en los niños que todavía no asisten al *jardín de niños* consiste en ayudarlos a que comiencen a notar los patrones y las palabras que riman. Los empleados de la biblioteca local pueden ayudarte a encontrar libros apropiados para tal efecto. Crea tus propias rimas chistosas, por ejemplo "Estamos comiendo pastel — y no estamos en un hotel..." Haz rimas con los nombres de los miembros de tu familia.

Ayuda a que tu hijo comience a observar los patrones de sonidos iniciales de las palabras. ¿Empieza la palabra "caballo" de la misma forma que "casa" o que "sombrero"? Busquemos otras cosas de la casa que comienzan como la palabra "caballo". ¿Qué sonido escuchamos al comenzar la palabra "caballo"? (no es necesariamente importante que identifique la letra "c" en este punto).

Un excelente libro sobre el desarrollo temprano de las aptitudes de lenguaje de tu hijo se intitula *It Takes Two to Talk (Para hablar se necesitan dos)*. Ha sido escrito de acuerdo a un formato fácil de leer y está disponible en muchas lenguas. Fue publicado por el Centro Hanen, una organización no lucrativa. Puedes llamar al (416) 921-1073, o consultar la página en Internet: http://www.hanen.org

Estudio de un caso: Jake y Hutch

Recientemente visité las casas de dos niños pequeños. Uno de ellos, Hutch, tiene dos años y medio de edad; se trata de un niño que habla mucho y hace muchas preguntas. Le gusta experimentar cosas nuevas y está cargado de preguntas y comentarios que contrastan con su corta edad. Incluso crea sus propios chistes. Aunque sus oraciones y pronunciación todavía están en desarrollo, lo que dice es claramente muy avanzado para su edad.

El otro niño, a quien llamaré Jake, es ligeramente mayor. Jake está dentro de los límites normales para su edad, pero no tiene mucho qué decir. Las preguntas que formula son más funcionales, como "¿Podemos almorzar ahora?" No muestra mayor interés o entusiasmo por los libros o las personas que recién conoce.

Pasa la mayor parte del tiempo en los columpios y las resbaladillas. Parece no tener interés en lo que le rodea y sus respuestas a las

preguntas son muy cortas. Su vocabulario es notablemente menos desarrollado que el de Hutch.

¿Nacieron Hutch y Jake con esas características o son el resultado de su crianza? Algunos expertos coinciden en que nacemos con un cierto potencial. Los genes, el cuidado prenatal y las complicaciones durante el parto se relacionan con la manera como el niño se desarrolla desde el principio. Sin embargo, si no se realiza el tipo adecuado de estimulación, el potencial disminuye con el paso del tiempo. Jake y Hutch posiblemente nacieron con el mismo potencial, pero incluso a su temprana edad pude ver que Hutch tenía ya una ventaja sobre Jake.

¿Cuál puede ser la causa de las diferencias entre Jake y Hutch? Cualquier padre te dirá que cada niño tiene su propia personalidad desde el nacimiento. ¡Algunos niños son poco comunicativos y siempre lo serán! Pero dejando a un lado las personalidades, el lenguaje y el aprendizaje, reciben una gran influencia del ambiente del niño.

La madre de Hutch tiene una membresía familiar en el zoológico y el acuario, que visitan regularmente. Acuden a la biblioteca cada semana. Su padre muestra interés en lo que Hutch dice. Los padres de Hutch responden pacientemente a sus preguntas con respuestas adecuadas y completas. Leen libros juntos; Hutch conoce las historias al dedillo porque las ha escuchado frecuentemente. Además de leer las historias, mamá y papá hablan con entusiasmo sobre éstas con Hutch. Cuando van a alguna parte le explican adónde van, qué verán... ¡y por qué, por qué, por qué! No es sorpresivo que Hutch considere provechoso hablar. Alguien que él quiere más que a nadie lo escucha y aprecia lo que dice. Hutch ha aprendido que es divertido decir nuevas palabras y comprender el porqué de las cosas.

La madre de Jake prefiere dejarlo jugar solo o con los demás niños del vecindario porque eso lo mantiene ocupado. Jake y sus hermanos cuando llueve ven videos de caricaturas en casa. Mamá responde a las preguntas de Jake de manera escueta y breve, y le da a entender con su tono de voz y sus gestos que la está molestando con sus preguntas triviales. Despues de todo, ella tiene que lavar la ropa. Es importante que la ropa esté limpia, me dice. También acuden a la biblioteca, pero mamá no mira lo que Jake escoge. Lleva rápidamente los libros al mostrador y luego los abandona en el vestíbulo de su casa. Ella piensa que su hijo puede mirarlos si lo desea. Algunas veces le leerá uno por la noche, pero se impacienta cuando Jake quiere escuchar nuevamente la historia o hace preguntas. Hay mucho qué hacer y las preguntas son fatigosas. Jake se ha dado cuenta porque ya casi no le formula preguntas, dice la madre con un suspiro de alivio. Durante la cena, los niños son obligados a guardar silencio y a comer.

Ambas parejas de padres están haciendo lo que consideran mejor para sus hijos. Jake y Hutch son amados y adorados por sus padres. Ambas madres pasan todo su tiempo en casa con los niños. Pero mientras en casa de Jack es posible que la ropa esté un poco más limpia, su desarrollo intelectual no recibe el estímulo que podría. Es probable que Jake tenga un buen desempeño cuando entre a la escuela, pero podría ser mucho mejor si se le estimulara en esa etapa.

Es importante realizar ciertas tareas con el fin de pasar tiempo con el niño; tiempo para conversar, explorar y estimular su mente. El desarrollo del lenguaje y el aprendizaje es fundamental en los primeros cinco a siete años de vida. No puedes —ni debes— esperar que los maestros de la escuela desarrollen la mente de tu hijo.

Independientemente de que esa estimulación provenga de uno de los padres o de cualquier otra persona que se encuentre a cargo del niño, lo importante es que debe provenir de alguien. Y debe tener lugar de manera cotidiana y continua. Llevar al niño a una guardería que le ofrezca un ambiente enriquecedor puede ser tan estimulante para el desarrollo del lenguaje como mantenerlo al lado de los pa-

dres. En el caso de Jake, el niño tendría más oportunidades de recibir dicha motivación en una guardería porque el personal de la misma no está tan distraído con las tareas del hogar.

El aprendizaje y el desarrollo del lenguaje pueden tener lugar aun en las actividades cotidianas más sencillas, como al comer, ir de compras o ver televisión; pero sólo si alguien lo propicia. Llevar al niño al zoológico no sirve para enseñarle acerca de los animales si no existe un intercambio de información ni entusiasmo de los padres por la aventura. Si pasas todo el tiempo en silencio, mirando los animales o conversando con tus amigos adultos, muy poco habrá ganado tu hijo con esa experiencia.

Es posible que no encuentres divertido leer una historia sobre un mono chistoso. Los adultos están acostumbrados a mirar a los elefantes mientras se alimentan o a escuchar el relincho de un caballo. Sin embargo, el niño experimenta estas cosas con asombro y gusto. Cuando uno de los padres muestra interés y entusiasmo en estas cosas, le está diciendo al niño: "Disfruto hacer esto contigo. Aprender nuevas cosas es divertido. Hacer preguntas es bueno". Cuando el padre o la madre no muestra interés y no aprecia el valor del aprendizaje, el niño es predispuesto a una vida mediocre.

Problemas de vocabulario: cuando el aprendizaje de nuevas palabras se torna lento

Algunas veces no comprendo lo que dice la señorita Rodríguez. He escuchado antes las palabras, pero he olvidado lo que significan. Aborrezco tener que escribir las palabras en las oraciones. Como que sé lo que significan, pero no exactamente. Cuando leo una historia, no comprendo lo que está ocurriendo. Y cuando presento

187

un examen se me olvida todo. Todos los nombres de personas y lugares suenan como si fueran el mismo. Quizá mi maestra está en lo correcto: si lo intentara, podría hacerlo mejor.

Janet, diez años de edad.

Es probable que la característica más común de los niños con problemas de lenguaje sea su dificultad para comprender las palabras o para utilizarlas correctamente. Nuestro *vocabulario* es el conjunto de palabras que usamos y cuyo significado entendemos. Janet es un ejemplo típico de un niño con un padecimiento o retraso en el desarrollo del lenguaje. Quizás haya tenido dificultades para aprender a hablar o para formar oraciones cuando era una niña pequeña, o quizá no mostró ninguna señal de que tenía un problema del lenguaje.

La comprensión y el uso de las palabras constituye una parte importante del desarrollo del lenguaje. Muchos niños con problemas del lenguaje tienen dificultades para aprender o comprender las palabras, por esa razón es una de las primeras áreas que el patólogo del habla-lenguaje evalúa cuando realiza sus pruebas.

Es fácil equivocarse en casos como el de Janet. Generalmente, mientras más brillante sea un estudiante, es menos probable que alguien sospeche que tiene un problema. Además, si el estudiante es un poco mayor, los padres o la maestra pueden llegar a pensar que alguien hubiera notado un problema antes, en caso de que existiera. Es posible que el habla de Janet suene normal e, incluso, que sea una niña brillante. Sin embargo, algo dificulta su aprendizaje y su trabajo en clase. En este apartado aprenderás a reconocer y comprender a un niño con un problema como el de Janet y lo que puede hacerse por los niños como ella.

Dificultades para comprender las palabras:
un problema de vocabulario receptivo

La expresión "vocabulario receptivo" se refiere a todas las palabras que el niño comprende. El hecho de que el niño las utilice es otra cosa. El vocabulario receptivo es probablemente una de las áreas del lenguaje cuya evaluación es más importante. Después de todo, los niños no hablan o escriben las palabras si no las comprenden; no pueden seguir instrucciones con precisión, ya sea orales o por escrito, si no conocen el significado de las palabras. No pueden entender lo que leen si las palabras carecen de significado. Si un niño tiene este problema, decimos que tiene una "deficiencia de vocabulario receptivo", un "retraso de vocabulario receptivo" o una "debilidad de vocabulario receptivo".

Los problemas con el vocabulario receptivo pueden tener un efecto muy grave en el desempeño escolar del niño y no deben ser pasados por alto. Se trata además de una de las áreas con mayor importancia en cuanto el papel que los padres necesitan cumplir cotidianamente.

Cuando un niño pequeño está adquiriendo el vocabulario receptivo, los padres frecuentemente juegan con las palabras y las imágenes, y formulan preguntas como "¿Puedes decirme cuál es el barco?" y "¿Dónde está la vaca?" Se trata de juegos útiles y divertidos que permiten además constatar que tu hijo relaciona una palabra y el objeto que representa. Los niños frecuentemente pueden hacer dicha conexión incluso antes de pronunciar el nombre de la imagen. De hecho, pedirle a un niño que señale una imagen en un libro es una manera de prepararlo para que diga la palabra más adelante.

Si llevas a tu hijo para que le practiquen una evaluación del lenguaje, cabe esperar que le hagan una prueba de vocabulario receptivo. Para averiguar qué palabras comprende tu hijo, el especialista probablemente le pedirá que señale una imagen determinada dentro de un grupo de cuatro imagenes. Es frecuente que los niños con problemas de vocabulario receptivo sepan *algo* acerca de la palabra, pero no la conocen bien. Por ejemplo, un niño de seis años de edad puede saber que una cabra es un animal de granja, pero estará confundido si se coloca la imagen de una cabra junto a una oveja o un carnero. Conoce vagamente la palabra "cabra", pero no con precisión. Una niña de diez años puede saber que la palabra "fósil" se relaciona con el tiempo y las rocas, de manera que puede pensar que todas las rocas antiguas son fósiles. Conoce la palabra "fósil" pero no sabe su significado exacto. Los investigadores han determinado a qué edad debe conocer el niño ciertas palabras.

El vocabulario receptivo abarca todo tipo de palabras, no solamente los nombres de objetos. Los siguientes son los grupos de palabras que generalmente se examinan:

☞ Nombres, que identifican personas, lugares o cosas, como la palabra "mesa".

☞ Adjetivos, palabras utilizadas para describir, como por ejemplo "alto".

☞ Verbos que denotan acción, como "saltar".

☞ Preposiciones, palabras que indican posición, como "debajo".

☞ Adverbios, que indican la manera como se hace algo, como "rápidamente".

Por lo tanto, cuando el niño tiene dificultades para usar las palabras, el patólogo querrá averiguar primero si el niño *comprende* el significado exacto de las palabras. La debilidad (o deficiencia) de vocabulario receptivo a menudo forma el núcleo de los problemas de vocabulario expresivo. No puedes decir o usar palabras que no comprendes totalmente, ¿no es así?

¿Cómo afecta al niño la deficiencia de vocabulario receptivo?

La dificultad para comprender o recordar el significado de las palabras puede hacer sentir a una persona aislada y confundida. Imagina por un momento que despiertas en un país extranjero, con un mínimo conocimiento de la lengua que se habla ahí. La gente habla contigo, te formula preguntas o te pide algo, pero tú no estás seguro de lo que significan todas las palabras. Podrías tratar de adivinar el significado porque todos los que te rodean esperan que sepas de qué están hablando. Veamos, por ejemplo, este diálogo en un salón de clases desde el punto de vista de Heather, una estudiante con deficiencia de vocabulario receptivo:

Maestra: Niños, dado que la *erepa* de la *scula* está *lena*, quiero que todos *mopen* sus *lerenos* y dejen que los otros *chaven*. Ahora bien, Heather, ¿cuál es el *grensodo* de la *tuja*?

Heather: Oh... no estoy segura.

Maestra: ¿Estabas prestando atención? Hmm... quizá alguien pueda ayudar a Heather... ¿Allison?

¡Imagina qué agotador sería tener que seguir una conversación en la que faltan tantas palabras!

Eventualmente el niño puede tratar de ocultar su confusión al hacer una broma sobre ello. Dado que las conversaciones de tipo social son desconcertantes, el niño comenzará a tratar de evitarlas, y preferirá otras maneras de hacer amigos, como por medio del deporte. En el campo de futbol la mayor parte de la comunicación es no verbal y, por lo tanto, le resulta más fácil de comprender. Todos los niños se sienten bien al formar parte "del grupo".

En el curso de una conversación cotidiana, los problemas ligeros pueden no ser evidentes, pero en el salón de clases los niños conocen nuevas palabras todos los días. La mayoría de las pruebas han sido diseñadas para conocer cuántas palabras comprende el niño. Pensemos, por ejemplo, en un examen típico de ciencias naturales o de ciencias sociales. Suelen estar hechos mediante ejercicios consistentes en relacionar columnas, llenar los espacios en blanco y responder si una pregunta es verdadera o falsa. ¿Qué pasa con un niño cuando todas las palabras, al ser colocadas una al lado de la otra, le parecen confusas? Generalmente, obtiene bajas calificaciones en las pruebas y pierde el interés en los estudios, lo que a su vez llega a ser considerado como la causa del problema. Siempre que los estudiantes me dicen que estudian pero que no pueden aprobar los exámenes, me aseguro de evaluar a fondo su capacidad respecto del vocabulario.

Las debilidades de vocabulario receptivo también afectan la comprensión de la lectura, por lo que el niño depende de las ilustraciones y el contexto para comprender el significado de las palabras. Esto puede ser adecuado en los primeros niveles de estudio, pero se vuelve mucho más difícil en ciclos escolares superiores debido a la cantidad de lecturas que los niños deben hacer sobre ciencias naturales, ciencias sociales y otras materias.

La capacidad de prestar atención durante la discusión de un tema también disminuye cuando el niño tiene que averiguar el significado de tantas palabras, de manera que le resulta imposible mantenerse atento por periodos prolongados.

Los niños que tienen dos o más años de retraso que sus compañeros en relación a la capacidad de vocabulario receptivo en la escuela secundaria o preparatoria, seguramente tendrán dificultades en la universidad. En la edad adulta también es importante comprender lo que la gente dice, con el fin de entender las noticias que se transmiten por televisión, sostener conversaciones en el ámbito social o realizar tareas relacionadas con el trabajo. Las personas que siguen teniendo poca aptitud para el vocabulario receptivo en la edad adulta serán más exitosos si se dedican a trabajos que requieren menos conversación, como programador de computadoras, plomero, carpintero y otras actividades manuales.

Las dificultades al utilizar las palabras: un problema de lenguaje expresivo

Si el niño tiene dificultades para encontrar o conocer las palabras más apropiadas que debe usar al hablar, decimos que tiene una "deficiencia de vocabulario expresivo". A este problema también se le llama "debilidad de vocabulario expresivo" o "retraso de vocabulario expresivo". El problema puede ser advertido cuando el niño nombra un objeto o una imagen, expresa sus emociones, vuelve a contar una historia o describe algo o a alguien.

Un niño con problemas de vocabulario expresivo frecuentemente utiliza términos muy generales o vagos en lugar de palabras precisas. Por ejemplo, cuando se le pide que describa a un niño que se desliza en trineo en medio de una tormenta de nieve, un estudiante del quinto grado con problemas de vocabulario expresivo podría decir: "Es un niño que va hacia abajo por la colina. Lleva ropas de invierno. Está haciendo mal tiempo".

Esa descripción puede ser adecuada para un niño de preescolar o de primer año, pero en el quinto grado la mayoría de los niños ha adquirido ya un vocabulario activo y útil para describir la escena con precisión. En la mayor parte de los casos el niño puede comprender o reconocer los conceptos a que nos referimos. ("¿Hay una tormenta de nieve en la imagen?" "Sí".) La diferencia es que las palabras no han sido incorporadas al lenguaje cotidiano del niño a la edad que uno podría esperar.

Si la conversación del niño es interrumpida frecuentemente por "eh", "oh" y "cómosellama", es posible que exista un problema para recordar las palabras, que también contribuye al problema de vocabulario. Más adelante, en este mismo capítulo, nos referiremos a los problemas para recordar las palabras de manera detallada. Si le han diagnosticado a tu hijo un problema de deficiencia de lenguaje expresivo, la dificultad para recordar las palabras puede ser parte del mismo, porque ambos van de la mano.

La *semántica*, a la que nos referimos en el capítulo 3, consiste en la manera como utilizamos las palabras que conocemos. Por ejemplo, los niños dicen frecuentemente "Me *mordió* una abeja". Lo anterior no significa que los niños no hayan escuchado o no conozcan la palabra "picó", sino que las sutiles diferencias de significado aún no están del todo claras. Tal vez digan que un edificio es "grande" en vez de "alto", o que digan que el piquete de la abeja les da "comezón" en vez de que les "irrita". Estos usos equivocados de las palabras son parte normal en el desarrollo de los niños. Sin embargo, con el tiempo el niño debe ser capaz de utilizar las palabras correctas de manera más segura. Un niño con deficiencia de vocabulario y/o problemas para recordar las palabras, tiene sus aptitudes para la semántica limitadas.

Algunos niños pueden nombrar correctamente las imágenes aisladas, pero no utilizan las palabras en el contexto correcto en la conversación, al realizar ciertas tareas que involucran el lenguaje, como las siguientes:

☞ Utilización de sinónimos (palabras que significan lo mismo).
☞ Utilización de antónimos (palabras que significan lo opuesto).

☞ Definición de palabras.

☞ Utilización de palabras que tienen varios significados.

☞ Clasificación de palabras en categorías.

☞ Utilización de palabras en oraciones.

¿Cómo afecta al niño la deficiencia de vocabulario expresivo?

Si después de cumplir tres o cuatro años de edad tu hijo todavía "habla como bebito" para referirse a personas y cosas (pero es capaz de imitar la pronunciación correcta cuando se le pide), puede deberse a una deficiencia de vocabulario expresivo.

Este problema se hará evidente en clase durante las actividades orales en los primeros años de la educación básica. Es frecuente que los maestros realicen actividades consistentes en mostrar imágenes u objetos para que los niños digan su nombre, con el fin de ampliar el lenguaje y el vocabulario. Los niños comentan en clase lo que vieron e hicieron. Aquéllos con dificultades de vocabulario expresivo suelen no incorporar las nuevas palabras cuando vuelven a relatar esos acontecimientos.

Cuando un niño con deficiencia de vocabulario expresivo escribe oraciones o historias, la estructura de las oraciones parece monótona o repetitiva debido a que el niño dispone de un número limitado de palabras. Por ejemplo, cuando se le pide que escriba en un oración las palabras "sol", "foca" y "asiento", un niño con problemas de vocabulario expresivo podría decir: "Veo el sol. Veo la foca. Tengo un asiento". No es que el niño ignore que el sol es amarillo, que está en el cielo, que nos da luz y calor; solamente se trata de que le es difícil usar las palabras o pensar en ellas.

Durante la lectura, un niño con deficiencia de vocabulario expresivo puede no tener dificultades para entender el contenido o el vocabulario de la historia. Sin embargo, cuando se le pide que defina o utilice nuevas palabras de forma aislada, el niño puede tener problemas. Esta dificultad se refleja también al estudiar ciencias naturales o sociales.

Los niños son "bombardeados" con nuevas palabras en la escuela. Aquéllos con problemas de vocabulario expresivo pueden ser capaces de estudiar lo suficiente para aprobar los exámenes y demostrar que conocen esas palabras, pero si no se utilizan y repiten de manera regular y consciente, dichas palabras pueden no resultar lo suficientemente familiares para que el niño las utilice en su habla cotidiana. Un niño con problemas de vocabulario expresivo necesita muchísima práctica en el uso de nuevas palabras.

En el hogar puede resultar desconcertante o frustrante tratar de comunicarse con un niño cuyo vocabulario expresivo es limitado. Un niño de cinco años de edad que padece este problema puede decir animadamente "¡Mamá, dijiste que podía tener esa cosa dulce! Lo dejé allá atrás en la mesa cerca de esa cosa y ahora está roto y no tendré la parte del color que quiero". Después de hacerle muchas preguntas descubrirás que la "cosa dulce" era un bastoncillo de caramelo, que está partido (y no roto) y que el niño tenía miedo de que alguno de sus hermanitos fuera a quedarse con la parte roja de mismo.

En cuanto al futuro, un niño con vocabulario expresivo limitado puede pasar inadvertido para la mayoría de la gente fuera del salón de clases, a menos que el problema sea grave. La escritura y el habla del niño pueden parecer monótonos porque utiliza poca variedad de palabras y lo hace en forma repetitiva. Un niño con problemas de vocabulario expresivo no será un buen escritor, pero con un poco de esfuerzo debe estar en posiblidad de aprender cuantas palabras sean necesarias.

Características de los niños con problemas de vocabulario receptivo o expresivo

Es posible que los niños de tres años de edad o mayores con deficiencias de vocabulario receptivo o expresivo hagan lo siguiente:

☞ Expresen su molestia mediante el llanto, al golpear cosas o adoptar otras conductas en lugar de explicar el problema o sus sentimientos mediante palabras.

☞ Al hablar se apoyan en un mayor número de gestos y efectos de sonido de lo que haría un niño típico.

☞ Siguen hablando "como niños chiquitos" y llaman a los objetos mediante nombres que ellos mismos crean, a pesar de que sean capaces de decir la palabra correcta.

☞ Sacan malas calificaciones en los exámenes y olvidan rápidamente las nuevas palabras.

☞ Observan lo que hacen otros niños para tener una pista de lo que deben hacer.

☞ Describen escenas o cuentan historias con un lenguaje vago.

☞ Generalizan en el uso de las palabras; por ejemplo, llaman "rosas" a todas las flores.

☞ Tienen dificultades para comprender las categorías; por ejemplo, se refieren a las joyas y a la ropa como "cosas para ponerse".

☞ Tienen dificultades con los sinónimos, los antónimos y las palabras que tienen varios significados (polisémicos).

☞ Tienen una conducta retraída durante las conversaciones y en clase.

☞ Tienen dificultades para comprender lo que leen.

☞ No entienden lo que se discute en clase.

☞ Obtienen buenas calificaciones en los primeros niveles de la enseñanza básica pero tienen más dificultades luego del segundo año de primaria.

☞ Conocen vagamente las palabras pero no comprenden totalmente su significado preciso.

☞ Crean palabras, como "camión transportacoches" o "planta doblada que va hacia arriba de la casa", en vez de utilizar la palabra correcta que han escuchado muchas veces.

☞ Utilizan palabras que son similares a la correcta, pero que no tienen el mismo significado preciso: "Fuimos a eh... ese lugar arenoso el sábado".

¿Qué pueden hacer los padres de familia para ayudar a un hijo con deficiencias de vocabulario expresivo o receptivo?

Tú puedes hacer mucho para mejorar el vocabulario de tu hijo. La terapia individual en aislamiento tiene escaso impacto en el vocabulario receptivo o expresivo del niño o niña, a menos que sea reforzado por actividades constantes y regulares en el hogar. Desafortunadamente no existe una solución rápida. En el caso de un niño en edad preescolar, tendrás que asumir un papel activo para ampliar el vocabulario de tu hijo. El patólogo puede hacerte muchas sugerencias sobre la manera como puedes lograrlo en tu vida cotidiana. Una vez que van a la escuela, los niños tienen oportunidad de aprender nuevas palabras, pero tu apoyo y trabajo seguirá siendo importante. Un niño con retraso de vocabulario expresivo o receptivo necesitará mucha práctica y repetición en el uso de las palabras para que "se le peguen". ¡Es allí donde debes participar! Como dije anteriormente, es más fácil aprender las palabras cuando se tiene una razón para conocerlas y muchas oportunidades para utilizarlas. Si el diagnóstico de tu niño indica que tiene deficiencia de vocabulario expresivo o receptivo, he aquí algunas sugerencias:

☞ Llévalo a que un audiólogo —que puede recomendar tu otorrinolaringólogo—, pediatra o enfermera de la escuela le practique un *timpanograma* y una revisión de tono auditivo puro, para asegurarte de que no tiene líquido en el oído medio o algún otro problema de audición.

☞ Habla con tu hijo acerca de todo: explica, discute y responde sus preguntas con paciencia y de manera clara.

☞ Intenta ser preciso en el uso de tu propio lenguaje cuando estés con él.

☞ Utiliza nuevas palabras una y otra vez en diferentes contextos.

☞ Si tu hijo ya sabe leer, escribe la nueva palabra de tantas maneras como te sea posible.

☞ Forma un álbum y recorta imágenes de revistas y catálogos, y practica con él para que diga los nombres.

☞ Ofrécele opciones cuando trates de hacer que utilice lenguaje descriptivo. Por ejemplo: "Timmy, ¿esa naranja es dulce o salada?"

☞ Ayuda a que el niño aprenda los nombres de las categorías y el tipo de palabras que pertenecen a cada una, como "muebles", "joyas" y "frutas".

☞ Inventa juegos en los que describas las cosas que ven cuando van en el coche, con tantas palabras como sea posible, como "alto", "desprovisto", "suave" y "peludo".

☞ Asegúrate de que las maestras de tu hijo estén al tanto del problema del niño y trabaja con el patólogo del habla-lenguaje.

☞ Lee historias en voz alta para que tu hijo las escuche y conversa con él acerca de éstas.

Es importante averiguar qué otros factores contribuyen al problema. Los niños que obtienen calificaciones más bajas que sus compañeros pueden tener problemas sutiles o temporales de audición. Su vocabulario no mejorará a menos que el problema reciba tratamiento médico. Otros factores que contribuyen al problema incluyen la falta de estimulación en el idioma (si frecuentemente se habla una lengua extranjera en casa) o problemas de memoria auditiva (padecimientos de la audición). Los niños con retraso mental también tienen calificaciones bajas en lo que respecta al lenguaje receptivo o expresivo, pero el lenguaje es solamente una de las muchas áreas que deben ser evaluadas para determinar que un niño lo padece. Un diagnóstico de esa naturaleza debe ser realizado por un equipo de especialistas. Tu patólogo del habla-lenguaje también puede decirte si tu hijo necesita pruebas adicionales.

Estudio de un caso: Angelique

La maestra de Angelique la mandó conmigo cuando estaba en el tercer grado. La niña tenía un buen desempeño en matemáticas, arte, música, educación física, ortografía y escritura. Sus problemas tenían que ver con la comprensión de la lectura, las ciencias naturales y las ciencias sociales. Su maestra también estaba preocupada porque Angelique parecía hacer comentarios sin sentido durante las clases. A veces dejaba desconcertados a los demás niños porque utilizaba palabras vagas o de manera incorrecta. Al hacer los deberes en casa, le tomó mucho tiempo responder preguntas para las que necesitaba identificar y explicar nuevas palabras de vocabulario. En algunas ocasiones se le dificultaba incluso comprender la pregunta. Si la niña estudiaba lo suficiente duro podía pasar los exámenes, pero esos "maratones de estudio" estaban causando efecto en ella. Si tomamos en cuenta las altas calificaciones que Angelique obtenía en otras materias, parecía sospechoso que obtuviera notas malas en lectura, ciencias sociales y ciencias naturales.

En el caso de Angelique, la niña no evitaba las conversaciones. De hecho se trataba de una niña extrovertida y parlanchina.

Angelique había sido enviada inicialmente a recibir servicios de ayuda en la comprensión de la lectura durante el segundo año de la escuela. La instrucción en ese pequeño grupo de estudio había resultado útil y había ampliado su vocabulario. Desafortunadamente, el ritmo con que se le enseñaban nuevas palabras en la escuela era mayor que esas sesiones de media hora, dos veces por semana. Además, muchas de las palabras que aprendía en dichas sesiones se acumulaban al gran número de palabras nuevas que aprendía en sus otras clases. Al carecer de práctica y repetición, las palabras se le olvidaban. De manera que, cuando Angelique alcanzó el tercer grado, ya se encontraba detrás de sus compañeros de clase.

La maestra del tercer grado envió a Angelique a una evaluación en equipo en abril. Tras discutir el caso de la niña, el equipo decidió que el especialista en discapacidades de aprendizaje hablara con la maestra y observara a Angelique en clase. Las entrevistas con la madre de Angelique confirmaron que la niña dedicaba una cantidad anormal de tiempo para realizar ciertas tareas en casa y para estudiar con vistas a los exámenes. En mayo se realizó una evaluación, hecha por una psicóloga y el consultor en discapacidades de aprendizaje. No existían problemas de percepción o conflictos emocionales que pudieran explicar las dificultades de la niña. La aptitud de Angelique para tareas no orales era mejor que para tareas orales, aunque ambas calificaciones la ubicaban en el rango promedio.

Sin embargo, los examinadores advirtieron que Angelique pedía frecuentemente que le explicaran las preguntas de la prueba porque "no sabía lo que debía hacer". La niña malinterpretó varias de las tareas, pero fue capaz de realizarlas satisfactoriamente cuando se le mostraban algunos ejemplos prácticos. Al hablar utilizaba palabras sin significados precisos. La psicóloga recordó que Angelique formuló un cumplido sobre "el vestido de abajo" (la falda) y que colocó su lápiz "adentro de las plumas" (entre). Debido a estas observaciones se solicitó la evaluación del habla-lenguaje.

Dado que estábamos al final del año, realicé la evaluación en el transcurso de varias semanas a partir de septiembre, cuando la niña comenzó a cursar el cuarto grado. La evaluación demostró que Angelique tenía claras deficiencias de lenguaje expresivo y receptivo, así como dificultades en relación a sus aptitudes para la semántica. Después de sostener una reunión en octubre, recomendé que Angelique asistiera a un pequeño grupo de terapia dos veces a la semana para trabajar en dichas aptitudes y en otras áreas que también habían sido afectadas. Además de la terapia, pero no menos importantes, fueron las modificaciones que se realizaron en el salón de clases. Estas últimas corrieron a cargo de la maestra de Angelique, con mi asistencia y consejo periódico. Al priorizar y limitar las listas de vocabulario y las tareas, así como al restructurar las pruebas para ajustarlas a sus debilidades, Angelique pudo cursar exitosamente el cuarto año.

Es importante destacar que el proceso para encontrar la raíz de los problemas de Angelique demoró varias semanas. No es un caso inusual; de hecho, es un caso típico y no una imagen idealizada de lo que ocurre frecuentemente a los niños como Angelique en el sistema escolar. El retraso entre el momento en que se envió a la niña para estudio y el momento en que comenzó el tratamiento es frustrante. La burocracia y los requerimientos legales hacen que ese retraso sea inevitable. Sin embargo, tú puedes ayudar si le notificas a la maestra que la realización de las tareas en casa o el estudio con vistas a los exámenes demandan mucho tiempo y energía del niño, o si éste se resiste a hacer la tarea a menos que te sientes con él y le ayudes a entender cada pregunta. Algunos niños parecen no tener problemas en el salón de clases pero revelan éstos en el hogar. Mantener una buena comunicación entre el hogar y la escuela puede ayudar a agilizar el proceso y, aportar soluciones y estrategias para que tu hijo tenga éxito y disfrute de la escuela.

El niño que "no hablar bien": problemas de morfología y sintaxis

Yo no ir a la escuela hoy, mami. Yo enfermo. ¿Estamos yendo a doctor? ¿Por qué llevas a mí al doctor, mami? ¿Doctor inyecta a mí? Quizá yo brinco mucho ayer. Tommy cayó y tiene dos cortada.
Yo no salto más.

Peter, seis años de edad.

Cuando Pete habla te es posible advertir el problema. Sin embargo, para los padres de Pete, que conviven con él todos los días, resulta fácil acostumbrarse a su manera de hablar y la aceptan porque "es algo que superará con el tiempo". Como dijimos en los primeros dos capítulos, el habla de Pete está retrasada si la comparamos con la de sus compañeros de su misma edad. De hecho, es más correcto describir el problema como una deficiencia de lenguaje expresivo, en vez de decir que tiene una deficiencia de articulación, porque el niño no puede pronunciar las palabras que utiliza de manera correcta. Por otra parte, quizás no supere este problema con el tiempo si no recibe la ayuda apropiada.

Si Pete tuviera dos o tres años de edad, no diríamos que tiene un problema del habla. Pero tiene seis años y aún pronuncia las palabras y forma las oraciones como si fuera un niño pequeño. Si tu hijo habla de esa forma y ya ha cumplido los cuatro años de edad, es posible que necesite ayuda para aprender a hablar correctamente.

Todos los niños (y los adultos, en general) tienen dificultades con ciertos aspectos de la gramática. ¿Interpretó esa canción "bien" o "bueno"? ¿Te gustaría venir con John y con "mí"? ¿O con John y "conmigo"? Estos son problemas típicos que cualquiera enfrenta conforme desarrolla su lenguaje. Los niños dicen "vamo'" en lugar de "vamos". Los adolescentes utilizan ciertos giros y frases que "están de moda" y que pueden sonar extrañas para nosotros, los "dinosaurios". Sin embargo, es un caso diferente cuando los niños realmente no pueden formar una oración sencilla y correcta desde el punto de vista gramatical.

En este apartado explicaré la clase de problemas de gramática que los niños pueden mostrar, la manera como dichos problemas les afectan y lo que los padres pueden hacer para ayudarlos.

El patrón de expresión de Pete es sintomático de un retraso del lenguaje en dos áreas (morfología y sintaxis), que generalmente están vinculados, por lo que me refiero a ambos en este apartado.

Deficiencias morfológicas

Un niño con *deficiencia morfológica* tiene dificultades para utilizar el final correcto de las palabras, lo cual es un tipo de problema de lenguaje expresivo. El español es un lenguaje pródigo en terminaciones que cambian el significado de las palabras. Cambiamos la conjugación de los verbos al agregar una terminación que denota el presente ("juego") o el pasado ("jugué"). Utilizamos la "s" para mostrar que hay más de un objeto ("seis coches"). Desde luego, existen muchas excepciones, por lo que cabe esperar que un niño que no tiene claras las reglas del idioma tenga dificultades con aquellas palabras que no siguen dichas reglas.

La mayoría de nosotros tenemos la fortuna de aprender las reglas de la gramática simplemente al escuchar la manera como otros hablan e imitar lo que escuchamos. No se trata de un proceso consciente o directo. Sin embargo, para algunos niños las cosas no resultan así.

Una causa frecuente de errores morfológicos es la pérdida parcial de la audición debido a frecuentes infecciones de oído, porque las terminaciones de las palabras generalmente son sonidos emitidos en un tono más alto que no puede ser escuchado si el oído está lleno de líquido. Los niños pronuncian las palabras de la manera como las escuchan. En ocasiones los niños con graves problemas de articulación omiten las terminaciones porque les resulta difícil emitir los sonidos necesarios por razones físicas. Algunos niños pueden no estar conscientes de la manera como su habla "suena" para los demás o pueden no conocer aún las reglas. Los niños cuyo desarrollo general está retrasado también pueden tener dificultades para aprender las reglas de la morfología y hablar correctamente.

Deficiencias de sintaxis

La sintaxis se refiere al orden de las palabras en una oración. La *deficiencia de sintaxis* es otro tipo de problema de lenguaje expresivo. Cuando los niños pequeños aprenden a hablar, utilizan frases y oraciones breves con sintaxis incorrecta. De la misma forma que con las deficiencias morfológicas, Pete debería utilizar más oraciones correctas desde el punto de vista gramatical a la edad de seis años. Algunos niños omiten palabras completas (así como las terminaciones) o las colocan en el orden incorrecto. Un niño con problemas de sintaxis puede elaborar una pregunta de la misma forma como formaría una afirmación ("¿Estamos yendo a doctor?") pero agregará la inflexión adecuada al final de la oración para hacerte saber que desea una respuesta. En otras ocasiones sólo utilizará las palabras importantes de la oración y omitirá los artículos, las preposiciones, etc. Por ejemplo, un niño con retraso de sintaxis podría decir: "Richie patea pelota".

Características de los niños con problemas gramaticales

Es posible que los niños con problemas de morfología o sintaxis hagan lo siguiente:

☞ Utilicen el pronombre equivocado. (Por ejemplo, pueden decir: "Su está allá" en vez de "Él está allá".)

☞ Omiten palabras al comenzar una pregunta. (Por ejemplo, dicen: "¿Llevas a comprar dulces?" en vez de "¿Me llevas a comprar dulces?".)

☞ Confunden "tiene" y "tienes". (Por ejemplo: "Mamá tienes un resfriado" en vez de "Mamá tiene un resfriado".)

☞ Omiten los artículos "un", "una" o "el", o los utilizan de manera incorrecta. (Por ejemplo: "Tengo globo" en vez de "Tengo un globo".)

☞ Omiten la terminación de los verbos en tiempo pasado. (Por ejemplo, "Yo brinco encima" en vez de "Yo brinqué encima".)

☞ Omiten la terminación que denota plural. (Por ejemplo "tres coche" en vez de "tres coches".)

☞ Generalizan las reglas de los verbos regulares a los verbos irregulares. (Por ejemplo, "Yo vesto la muñeca" en vez de "Yo visto la muñeca".)

Nota: muchos niños normales siguen utilizando la forma incorrecta de algunos verbos irregulares cuando están en el primer grado de estudios. Sólo se trata de un problema cuando persiste, se vuelve consistente, en un niño de cinco años de edad o mayor.

¿Cómo afectan al niño los problemas gramaticales?

Muchas personas pueden comprender el mensaje que Pete trata de comunicar, a pesar de su extraña manera de utilizar las palabras y las oraciones. En ese sentido, Pete puede no tener una frustración o ser capaz de formar relaciones sociales debido a su problema de habla. Sin embargo, conforme el niño crece, el problema se vuelve más notorio. En ocasiones los adultos y otros niños consideran que un niño que habla de esa manera es "tonto".

Conforme los niños comienzan a aprender a escribir oraciones e historias en la escuela, necesitan depender de esa "voz interna" que todos tenemos, y que nos ayuda a decidir qué palabras escribir y cómo escribirlas. Si Pete dice "Yo feliz", eso mismo es lo que escribirá. Los niños con problemas para aprender las reglas del lenguaje al hablar también pueden tener problemas con otras reglas de lenguaje necesarias para leer y escribir. La mayoría de los niños con inteligencia normal puede superar cualquier problema con la gramática si recibe la terapia adecuada. Algunos niños deciden ignorar las reglas gramaticales para encajar en un grupo o cultura específicos, pero esto último es voluntario y no se trata de un verdadero padecimiento.

¿Qué pueden hacer los padres para ayudar a un niño con problemas de gramática?

Es muy importante obtener ayuda profesional para un niño como Pete, porque un patólogo del habla-lenguaje podrá concentrarse en un área específica y trabajar en ella. Cada una de las aptitudes a las que nos hemos referido pueden demandar semanas o incluso meses de terapia concentrada y práctica antes de que tu hijo esté en posibilidades de incorporarlas a su conversación. El patólogo puede guiarte con actividades a realizar en casa y compartir ideas sobre la manera de recompensar y apoyar a tu hijo por utilizar la forma gramatical correcta, en contraste con hacer que el niño se sienta incómodo cuando olvida la manera de hacerlo. He aquí algunas sugerencias:

No intentes ayudar a que el niño hable mejor al pedirle que repita las oraciones de manera correcta cuando lo ha hecho mal. Si enfocas demasiada atención en *la manera* como tu hijo o hija habla y no en *el contenido* de lo que dice, puedes desalentarlo sin proponértelo y provocar que pierda el deseo de intentar hablar. Por otra parte, en la mente de un niño la frase "A mamá no le gusta que yo diga algo de esta manera" puede convertirse fácilmente en "A mamá no le gusto".

Escucha lo que tu hijo dice y refrasea lo que ha dicho al responderle, utilizando las palabras y la estructura gramatical correctas. También es bueno hacer énfasis en las palabras omitidas y en las terminaciones. Este "juego de espejos" también le permite saber a tu hijo que has entendido su mensaje. He aquí un ejemplo de una conversación muy útil entre Pete y su padre:

Pete: Papá, ¿Vamo casa abue hoy?

Padre: ¿Vamos a ir hoy a casa de tu abuelita? Sí, después de comer iremos a visitarla.

Pete: ¿Melissa va ir?

Padre: Sí, Melissa va *a* ir también.

Pete: Ella sienta asiento atrás, ¿verdad?

Padre: Sí, ella se sentará en el asiento trasero.

Utiliza un tono de voz relajado, que revele paciencia e interés, cuando hables con tu hijo. Si expresas impaciencia o decepción respecto de la forma como habla sólo empeorarás la situación.

Dedica tiempo para trabajar con tu hijo en el hogar si el patólogo te indica que debes realizar algunas actividades específicas. Dale prioridad a dichas actividades. Mientras más empeño pongas en hacer los ejercicios, más rápido será el progreso de tu hijo.

Estudio de un caso: Jacob

La madre de Jacob me envió al niño para una evaluación del habla-lenguaje cuando tenía cuatro años y medio de edad. Estaba preocupada porque Jacob estaba por comenzar el jardín de niños nueve meses después y todavía "hablaba como niño pequeño".

Dado que este caso me fue referido para consulta privada, pude programar que los exámenes tuvieran lugar esa misma semana. Cuando Jacob llegó para la evaluación se le veía tímido y reticente a hablar. Se aferró a su madre y se escondió detrás de su falda. Con ayuda de títeres y animalitos de esponja logré arrancarle una sonrisa y unas cuantas palabras. "El niño habla mucho más normalmente", me dijo su madre. Nada de qué preocuparse. Cualquier patólogo sabe que el paso del tiempo es necesario para ganarse la confianza de los niños pequeños. La evaluación corrió sin contratiempos durante dos o tres sesiones.

Jacob tenía fuertes aptitudes para el vocabulario y no mostró dificultad para seguir las instrucciones o comprender lo que se le decía. Sin embargo era un poco distraído para su edad y tenía notorias dificultades para formar oraciones y utilizar las formas correctas de las palabras. Anoté lo que decía y conté el número promedio de palabras "por error"; esa técnica mostró que tanto la cantidad como la calidad de su lenguaje estaban ligeramente retrasados. Por otra parte, Jacob tenía algunos ligeros problemas de pronunciación, además de sus errores de morfología y sintaxis, lo que me hizo sospechar de un posible problema de audición.

Cuando revisé con su madre los antecedentes médicos y de desarrollo de Jacob, ella mencionó que el niño había tenido algunas infecciones molestas y persistentes durante los dos años anteriores. "Pero está bien ahora. No ha tenido fiebre ni se ha quejado en los últimos meses. Además, yo sé que me escucha porque me contesta cuando le hago preguntas. A menos, claro está, de que esté frente al televisor; en esos casos me presta tanta atención como a una planta. ¡Usted sabe cómo son los niños!"

Si has leído con atención los primeros capítulos, probablemente adivinarás a dónde envié a Jacob a continuación. En efecto, lo envié con el otorrinolaringólogo para que el audiólogo de su equipo practicara una evaluación sobre su capacidad auditiva. ¿Qué mostró la prueba de audición? Jacob tenía una ligera pérdida de la audición que afectaba su capacidad para escuchar las frecuencias altas, así como un poco de líquido residual detrás del tímpano, lo que provocaba que escuchara el sonido ligeramente distorsionado. Le administraron antihistamínicos para eliminar el líquido y antibióticos para combatir la infección moderada que todavía tenía. En el curso de un examen posterior se descubrió que aún tenía líquido en el oído medio y una ligera pérdida de la audición. Dado que se trataba de un padecimiento persistente y que no respondía al tratamiento, se insertaron conductos en sus oídos dos meses después de mi evaluación inicial.

Comencé a trabajar en el programa de terapia del habla-lenguaje con Jacob. El niño acudió dos veces por semana a sesiones individuales y sus padres trabajaron de manera consistente en las actividades que les indiqué con el fin de que las realizaran en casa. Cuando Jacob comenzó a asistir al jardín de niños hablaba de manera mucho más clara. También trabajamos en su audición, que era débil en ciertas áreas. Cuando Jacob terminó el jardín de niños hablaba al nivel de su edad entre 90 y 100 por ciento del tiempo. Actualmente ha dejado de asistir a la terapia y se graduó con honores de la preparatoria (¡cómo pasa el tiempo!).

El niño del "cómosellama, eh, la cosa esa": problemas para recordar las palabras

A veces, cuando trato de pensar en lo que quiero decir, eh... las palabras se, eh... mezclan en mi cabeza... Cuando la maestra me hace una pregunta en clase, no puedo pensar lo suficientemente rápido, eh... sólo respondo "No sé". Desearía no ser tan estúpido.

Jared, nueve años de edad.

¿Has olvidado alguna vez una palabra, momentáneamente? Es un fenómeno muy común que todos experimentamos de vez en cuando. A veces se trata de una palabra muy sencilla. Es un sentimiento frustrante, porque tú *sabes* que conoces esa palabra. Es posible que puedas *ver* algunas de las letras en tu mente, lo que permite que tu cerebro busque entre sus archivos y encuentre la palabra que deseas. A veces recurres a utilizar una palabra con un significado similar para sobreponerte a una pausa extraña en la conversación. Pero

211

probablemente sigues buscando en tu cerebro hasta que unos minutos después la palabra aparece como por arte de magia.

Al igual que los adultos, cuando los niños no encuentran la palabra que buscan se sienten frustrados y confundidos. Un niño con problemas para recordar las palabras (también llamado "problema para encontrar la palabra") experimenta ese sentimiento común que lo lleva a decir "eh... oh... uhm...", pero de manera más frecuente. En ocasiones el sonido inicial de la palabra está "en la punta de la lengua"; en otras no viene nada a la mente. Se trata de un problema de lenguaje expresivo.

Jared describe la manera como se siente tener un problema para recordar las palabras. En este apartado analizaremos la manera de reconocer y comprender a un niño con el problema de Jared, y examinaremos lo que puede hacerse por estos niños.

La *deficiencia al recordar las palabras* se refiere a la incapacidad del cerebro para localizar el "archivo" con la suficiente rapidez en el contexto deseado. Todos tenemos momentos durante el día cuando nuestro cerebro piensa en la idea que deseamos comunicar a otra persona antes de que nuestro centro del lenguaje haya localizado las palabras que utilizaremos. Comenzamos a hablar esperando que "pensaremos en esas palabras" cuando las necesitemos. Al decir "eh..." nos damos uno o dos segundos más para organizar nuestras ideas.

Durante una reciente visita que hice a Japón quedé impresionada por la frecuencia con las que los japoneses dicen la palabra "ano" durante sus conversaciones. A lo largo de mis estudios de japonés, en cintas de audio y libros de texto, nunca había encontrado esa palabra en el contexto en que era utilizada. Fue interesante averiguar que la palabra "ano" es el equivalente japonés de la expresión "um" en inglés, o "eh" en español. En Inglaterra la gente suele decir "emn" cuando se atora. Como puedes ver, los seres humanos necesitamos pausas para recordar las palabras.

Cuando los niños experimentan problemas para recordar las palabras, su capacidad para pensar en lo que quiere decir disminuye más que en el caso de los adultos. Incluso si dicen muchas veces "eh", no alcanzan a cubrir el tiempo que requieren para pensar en la palabra. Cuando el niño tiene problemas para encontrar las palabras, a menudo se percibe como un problema con el vocabulario. Sin embargo, un verdadero problema para recordar las palabras *no* es causado por el desconocimiento de éstas. El niño ha escuchado la palabra muchas veces y quizá la ha utilizado en otras ocasiones sin dificultad. La palabra "está allí", pero el niño no puede hacer uso de ésta cuando la necesita.

Es difícil diagnosticar los auténticos problemas para recordar las palabras en niños pequeños, porque aún están aprendiendo nuevas palabras. Todos los niños dudan al usar las palabras o las utilizan mal en una conversación. Sin embargo, a los siete u ocho años de edad los niños deben hablar con fluidez y no "tropezarse" con las palabras que han utilizado anteriormente. Por esa razón, cuando no existen otros padecimientos del habla o lenguaje evidentes, los problemas para recordar las palabras pasan inadvertidos hasta que el niño está en la escuela primaria o la secundaria. Generalmente se presentan en niños con otros padecimientos del lenguaje expresivo.

La terapia para el niño con problemas para recordar las palabras

¿Cómo funciona el sistema de almacenamiento de datos del cerebro? Piensa en esa ocasión en que trataste de recordar el nombre de una persona que habías conocido recientemente. ¿Era Janet o Joan? Recuerdas que su apellido comenzaba con "B". Estas son las pistas que te proporcionas a ti mismo para tratar de "localizar" el nombre de la chica. ¡Ah! Judi Benton, ése es su nombre. En muchas ocasiones utilizamos el sonido o las letras del nombre de alguien para ayudarnos en la búsqueda. Puede tomar algunos minutos, pero a menudo funciona.

Para "archivar" una palabra correctamente, las personas deben percibir los sonidos y las partes que la componen de manera precisa. Por ejemplo, si Jared pronuncia la palabra "esperado" rápidamente y sin pensarlo, a veces sonará como si dijera "essprado". En otras ocasiones pronunciará "sperado" o "asprado". Esta ambigüedad y falta de claridad hacen más difícil que localice la palabra que necesita. ¿Cómo empezaba la palabra? ¿Era con "ess" o con "as"? La terapia para los niños con problemas para recordar las palabras trata frecuentemente de mejorar la manera como el niño comprende los sonidos y las partes que componen las palabras, a lo que nos referimos como "conciencia fonética". Esto permite desarrollar un sistema de almacenamiento mental de las nuevas palabras.

Dado que en un apuro el niño puede requerir utilizar una palabra de significado similar a la palabra que desea, la terapia también se dirige hacia la ampliación de su vocabulario. Al tener más palabras de dónde escoger, pensamos que el niño puede compensar y utilizar otras palabras en vez de aquellas que no localiza.

Generalmente los verbos y adjetivos son difíciles para los niños con problemas para recordar las palabras, por lo que el terapeuta puede optar por usar palabras distintas para describir el tamaño de algo, en vez de simplemente decir que es "grande", o por describir detalladamente los sentimientos de alguien en vez de decir que "está triste".

Otras estrategias consisten en trabajar en el mejoramiento de la velocidad con que el niño recuerda las palabras mediante el uso de imágenes o de objetos que le resultan conocidos. A esto se le llama *tareas para nombrar de manera rápida y automática.* Frecuentemente comienzan con imágenes de colores, de formas, de ropa y comida, etcétera.

Características de los niños con problemas para recordar las palabras

Cuando los niños están desarrollando sus habilidades lingüísticas, es común que tengan dudas o les cueste trabajo pensar en una palabra. No te preocupes a menos que sea un problema consistente o comience a interferir en su conversación cotidiana o en sus tareas en clase. Este tipo de problemas es difícil de detectar para una persona que no ha recibido capacitación para hacerlo y los padres pueden enterarse después de que se ha practicado una evaluación. También, como dijimos previamente, es común que los problemas para recordar las palabras pasen inadvertidos hasta que el niño se encuentra en los últimos años de la escuela primaria, o incluso después.

Es posible que los niños con problemas para recordar las palabras sean así o hagan lo siguiente:

☞ Tienen una capacidad intelectual promedio o superior al promedio.

☞ A veces exhiben otras discapacidades para el aprendizaje, a menudo relacionadas con problemas de lectura.

☞ Utilizan expresiones como "eh" y "oh" repetidamente.

☞ Hacen gestos, aprietan los puños, parpadean o muestran su frustración de alguna otra manera cuando no logran recordar una palabra.

☞ Utilizan en exceso palabras ambiguas como "cosa". (Por ejemplo: "Pon esa cosa encima de esa otra cosa".)

☞ Utilizan palabras que son similares al significado de la palabra que buscan, pero con significado menos preciso. (Por ejemplo: "Fuimos a eh... ese lugar arenoso el sábado".)

☞ Le dan vuelta al tema o a la palabra en vez de identificarla directamente. (Por ejemplo: "Oh, es una de esas cosas que llevas en la oreja. Es una joya".)

☞ Inventan palabras como "camión transportacoches" o "planta doblada que va hacia arriba de la casa", especialmente después de que se les ha dicho la palabra correcta y la han utilizado en muchas ocasiones.

☞ Tienen dificultades para pronunciar palabras de muchas sílabas; a menudo las pronuncian mal u omiten algunas sílabas. (Por ejemplo: "vetales" en vez de "vegetales", "focarril" en vez de "ferrocarril".)

☞ Tienen dificultades para presentar exámenes con formatos en que deben llenar espacios, de manera rápida o precisa.

☞ Les resulta más fácil responder exámenes con formatos de relacionar columnas o de opción múltiple que aquellos en que deben llenar espacios o escribir un texto.

☞ Necesitan de más tiempo para organizar sus ideas.

☞ Levantan la mano en clase pero a menudo no tienen la respuesta cuando se les hace una pregunta.

¿Cómo afectan al niño los problemas para recordar las palabras?

Un niño como Jared suele hablar mediante circunloquios. Es posible que describa algo con muy pocos detalles o que utilice un lenguaje vago. Jared me describió a su familia de la siguiente forma: *Tengo una*

216

mamá muy linda que va al... eh... oh... su trabajo, quiero decir. Se me olvida el nombre de su compañía. Ella se encarga de tomar esas cosas que ves en la televisión y ponerlas en esos pequeños, pequeños, eh... ¡Oh! Tú sabes. Esas cosas. Ella hace eso, pero sólo a veces. Mi papá maneja su coche todos los días hasta la carretera. Bueno, no es un coche normal, es uno de esos grandotes, tú sabes... un... ¡Se me olvidó!

Cuando le mostré a Jared la imagen de una camioneta, él la identificó sin dificultad. Dijo entonces: "Eso es lo que mi papá maneja, una camioneta. Sólo que no me acordaba de cómo se llaman". Jared escucha la palabra "camioneta" casi diariamente, de acuerdo con su madre. Pero en esa conversación, Jared no podía recordarla.

Esto podría o no constituir un problema para Jared en situaciones sociales. Muchos niños no son tan críticos ni prestan tanta atención a esta clase de problemas como hacen los adultos. Sin embargo, si Jared está excitado y trata de contarle una historia a otro niño o explicarle algo que ha ocurrido, quizá deba responder a muchas preguntas. En casa, también es probable que debas formular muchas preguntas para llegar al fondo de lo que tu hijo quiere decirte.

Aunque este problema en ocasiones puede resultar frustrante, se trata generalmente de un problema de lenguaje más sutil que los demás problemas a los que nos hemos referido en este libro, en lo que hace a la vida cotidiana de tu hijo fuera del salón de clases. El verdadero reto para un niño con problemas para recordar palabras está en el salón de clases. La maestra puede recibir mensajes desconcertantes del niño, lo que puede conducirle a conclusiones erróneas. Veamos por ejemplo esta conversación en el salón de clases con Dimitri, un niño con problemas para recordar las palabras:

Maestra: Dimitri, ¿cuál es el nombre del planeta más cercano al Sol?

217

Dimitri: Es... eh...

Maestra: Dimitri, ¿hiciste la tarea ayer?

Dimitri: ¡Sí!

Maestra: Bien, entonces dime, ¿cuál es el nombre de ese planeta?

Dimitri: Eh... es un pequeño planeta muy caliente; no es Plutón, ni Venus... es... eh...

Maestra: ¿Alguien puede ayudar a Dimitri?

Siempre que una maestra me dice que un estudiante tiene dificultades para aprobar los exámenes, sobre todo cuando parece que el niño conoce y comprende las palabras en otros contextos, me dedico a buscar un posible problema para recordar las palabras. Existen pruebas estandarizadas diseñadas con ese propósito, pero es frecuente advertir el problema con sólo escuchar la manera como el niño responde a las preguntas durante las conversaciones. Generalmente realizo una combinación de pruebas formales y de observación para este diagnóstico.

Una de las razones por las que los niños con este tipo de problema encuentran difícil aprobar los exámenes es que la información contenida en éstos es generalmente nueva. Dado que los niños con problemas para recordar las palabras necesitan utilizar estas últimas una y otra vez antes de que puedan "localizarlas" en los "archivos" del cerebro, tienen dificultades con la nueva información. Por esa razón es conveniente limitar el número de nombres, lugares, acontecimientos y términos que los niños como Dimitri deben memorizar en cada ocasión. Cuando el cerebro se "sobrecarga", las palabras se borran. Principalmente si las palabras no han sido utilizadas con regularidad. La maestra de Dimitri debe tratar de establecer prioridades entre las palabras más importantes para su aprendizaje y enfocarse en ellas.

Debido a que el cerebro de Dimitri tarda un poco más de tiempo en localizar la información que busca, le sirve de ayuda que las maestras y los padres tengan un poco de paciencia y esperen al menos diez segundos completos antes de pedirle que responda una pregunta. La presión que Dimitri siente para formular una respuesta, *cualquier* respuesta, no ayuda a que su cerebro funcione con mayor precisión. De hecho, los exámenes contra reloj y la presión por obtener "respuestas rápidas" son obstáculos adicionales para niños como Dimitri.

Tradicionalmente muchos exámenes que se aplican en los salones de clase utilizan el formato consistente en llenar espacios en blanco durante un tiempo específico. Estas preguntas "abiertas" son muy difíciles de responder para niños como Dimitri. La tarea de tratar de recordar un grupo de palabras que no le resulta familiar puede ser tortuosa. Si un niño con este problema obtiene buenas calificaciones, lo hará a un costo muy alto: horas y horas de estudio y asistencia de los padres. Las sesiones maratónicas de estudio son tan pesadas para la familia como para el niño. La situación se complica si el niño desea practicar algún deporte o tocar un instrumento musical (actividades en las que estos niños pueden sobresalir y deben participar), y no pasar *todo* su tiempo libre estudiando para los exámenes.

A menudo los niños como Dimitri se sienten tan abrumados por esta clase de exámenes que dejan de esforzarse o se sienten "tontos". En cambio, si se añade una lista de palabras para escoger al principio del examen (a lo que las maestras se refieren como "banco de palabras"), las calificaciones pueden mejorar.

Ésta es una de las modificaciones a que nos referimos en el capítulo 4, que un niño con un Plan Educativo Individualizado (PEI) puede incorporar a sus labores escolares. He sido testigo de importantes mejorías en las calificaciones de los niños cuando se hace este pequeño cambio. Al cambiar la presentación del examen, la maestra puede averiguar lo que el niño *realmente* sabe y el niño puede sentirse orgulloso de una calificación que es un reflejo más preciso de su conocimiento.

Se trata de una solución sencilla y sin costo que rinde grandes beneficios.

¿Qué pueden hacer los padres para ayudar a un niño con problemas para recordar las palabras?

Si sospechas que tu hijo tiene una deficiencia en su capacidad para recordar las palabras, trata de obtener una evaluación profesional. Si tu hijo recibe el diagnóstico por parte de un patólogo del habla-lenguaje, en el sentido de que padece un problema para recordar las palabras, recuerda los siguientes consejos:

☞ Sé paciente. No muestres frustración por los problemas de tu hijo.

☞ Dale a tu hijo un poco más de tiempo para responder. (Por ejemplo, puedes decir "Después de que terminemos de descargar la lavadora de platos, ¿puedes contarme qué vieron tu papá y tú en la tienda de herramientas?".)

☞ Acepta la idea de que el problema probablemente no desaparecerá del todo; considera que ese problema es sólo una pequeña parte de la personalidad de tu hijo.

☞ Si tu hijo está pasando apuros para recordar una palabra y tú crees saber qué palabra busca, pronuncia el sonido inicial (por ejemplo, "Ustedes fueron a la t...").

☞ Si tu hijo no logra encontrar la palabra, ofrécele opciones (por ejemplo: "¿Fueron a la tienda de deportes o a la tienda de herramientas?"). El análisis de otras opciones ayuda a que el cerebro localice la palabra la próxima vez que la busca. El uso de opciones que inician con el mismo sonido o con significados similares hacen que esta tarea sea aún más productiva.

☞ Asegúrate de que todas las maestras que trabajan con tu hijo estén al tanto de sus necesidades especiales una vez que hayan sido identificadas por el especialista. Desafortunadamente, no todas las maestras leen los registros y reportes de los niños de cabo a rabo.

☞ Presta atención a los exámenes en que obtenga bajas calificaciones, especialmente cuando sepas que tu hijo ha estudiado y conoce la materia. ¿Se trató de exámenes con el formato consistente en llenar espacios en blanco?

☞ Asegúrate de que tu hijo reciba en los exámenes un "banco de palabras" del cual pueda seleccionar las respuestas para llenar los espacios en blanco. Otras opciones pueden ser el uso de exámenes de opción múltiple o de pruebas consistentes en relacionar columnas. Incorpora esta modificación al PEI, para que tenga validez legal. Si esto no tiene lugar, habla con la maestra y el patólogo del habla-lenguaje. Si la maestra no sigue al pie de la letra las recomendaciones del PEI, habla con el director de la escuela.

☞ Enséñale a tu hijo nuevas palabras en su contexto o en frases. Escribe cada palabra en una tarjeta, acompañada de una oración que tenga sentido. Tu hijo asociará la palabra con la oración y tendrá una forma de "archivar" la palabra (por ejemplo: "El verano y el invierno son ESTACIONES", en vez de escribir la palabra "estaciones" en una tarjeta en blanco o como parte de una lista de palabras).

☞ Ayuda a que tu hijo utilice recursos mnemotécnicos cuando estudie para sus exámenes, siempre que sea posible. Para refrescar tu memoria, un recurso mnemotécnico es utilizado cuando tratas de utilizar una "palabra" compuesta por las letras iniciales de un grupo de palabras (como un acrónimo). Por ejemplo, en las clases de geografía se estudian los nombres de los Grandes Lagos mediante el acrónimo HOMES, que está compuesto por las iniciales de los lagos Hurón, Ontario, Michigan, Erie y Superior. Esta estrategia es valiosa cuando se intenta recordar un grupo de palabras.

☛ Ayuda a que tu hijo recuerde las nuevas palabras al utilizarlas en canciones. "Cantar" la información permite que una parte del cerebro realice asociaciones con ideas almacenadas en otra parte del mismo. ¡Deja que el lado derecho del cerebro ayude al lado izquierdo!

Estudio de un caso: Jay

Jay estaba en el cuarto grado de primaria y no tenía problemas. Generalmente obtenía una calificación de ocho (equivalente a "C") en sus exámenes de ciencias naturales y sociales, pero en otras áreas obtenía nueve o diez (equivalentes a "B" y "A" respectivamente). Un día almorcé con la señora Jordan, su maestra. Mientras calificaba los últimos exámenes de ciencias naturales (al mismo tiempo que comía un sandwich de pavo), suspiró al corregir la prueba de Jay. "Este niño participó en la clase el otro día. Yo sé que sabe esto. ¿Qué le pasa cuando presenta los exámenes? Quizá es malo para presentarlos o quizá necesita una tutoría".

Desde luego, cualquier especialista relacionado con el campo de la educación especial tiene una antena que se pone en alerta cuando un estudiante tiene dificultades "inexplicables", especialmente cuando parecen contradecir la capacidad del niño. De manera que examiné la prueba de Jay. Todas las preguntas de opción múltiple tenían la respuesta correcta. De hecho, los errores estaban en las secciones donde debía llenar espacios en blanco, que todavía estaban... bueno... en blanco. Por esa razón comencé a formular algunas preguntas a la maestra, lo que nos llevó a una interesante conversación.

La señora Jordan me contó la manera en que Jay decía muchas veces "eh" y "oh" cuando hacía algún comentario, por lo que se tardaba mucho tiempo en decir una frase sencilla. Aun cuando podía decir la oración, las palabras que utilizaba eran frecuentemente ambiguas. Por ejemplo, cuando la señora Jordan preguntaba a los estudiantes cómo pasaron el día de Acción de Gracias, Jay respondía: "Nosotros, eh... fuimos a la casita de la amiga de mi mamá, allá arriba. Es una... casa café cerca de ese eh... monomen... oh... mon-U-mento... grande en el pueblo. ¿Usted sabe, el que tiene las cosas grandes para esquiar? ¡Me gusta mucho!" Cuando la señora Jordan le hizo preguntas específicas sobre el viaje, Jay pudo responder adecuadamente. Él comprendía adónde había ido y qué había hecho; sólamente era incapaz de expresarlo de manera clara y concisa. A menudo se menospreciaba y en ocasiones murmuraba como producto de su frustración.

Después de escuchar lo anterior y de conversar con la madre de Jay (quien estaba cansada de ayudarle a pasar los exámenes y de tratar de entender lo que el niño quería decir en ocasiones), solicité una evaluación formal del habla-lenguaje y de discapacidades de aprendizaje. La evaluación arrojó el diagnóstico de que el niño padecía una deficiencia en su capacidad para recordar palabras, además de otros retrasos de lenguaje expresivo. Es común que los niños como Jay tengan problemas para organizar las ideas y formar secuencias, que se relacionan con una discapacidad para el aprendizaje. Jay mostraba algunas señales de padecer una ligera discapacidad de este tipo.

Las discapacidades para el aprendizaje se definen frecuentemente como una diferencia entre la aptitud del niño (que por definición legal se encuentra en el rango promedio o superior al promedio) y su desempeño académico. Para determinar la aptitud de Jay, un psicólogo le practicó una prueba de coeficiente intelectual, cuyo resultado confirmó nuestra impresión de que Jay no era un niño "lento".

Recomendé una terapia de lenguaje para Jay, pero lo que más le ayudó fueron las modificaciones realizadas en clase y la comprensión de sus maestras y padres. Pude explicarle a Jay el diagnóstico, quien se mostró aliviado al saber que no era "tonto" como había pensado. La maestra de educación especial prestó su asistencia en el salón de clases a la maestra regular para asegurarse de que las lecciones, tareas y exámenes fueran diseñados de manera adecuada para Jay.

Jay continúa sacando buenas calificaciones, gracias a las modificaciones realizadas en clase y la comunicación entre sus maestras y sus padres.

El niño de "no sé cómo explicarlo": problemas de secuencia, referencia y lenguaje divergente

Yo sé que Tatiana es una niña inteligente. ¡Saca diez en matemáticas y es muy buena en arte, música y educación física! Creo que se debe a que le gustan más esas materias. Sólo se sienta y mira la hoja de papel durante la mitad de la clase de artes lingüísticas. Si la apuro, escribe unas cuantas palabras de vez en cuando, pero es como si le sacara un diente. Si Tatiana tuviera una discapacidad para el aprendizaje, no sería tan buena lectora, ¿no es así? Entonces me imagino que solamente es floja.

F. G., maestra

Algunos niños, aun aquéllos con capacidad intelectual promedio o por encima del promedio, no saben dónde comenzar cuando deben explicar algo. Para ellos constituye un verdadero reto contar una historia o describir lo que ocurrió ayer. La dificultad para organizar sus pensamientos de manera lógica afecta tanto a lo que dicen como a lo que escriben. Los niños con problemas de lenguaje expresivo generalmente tienen dificultades con este tipo de tareas, incluso si sus aptitudes para el habla y la gramática son normales.

En este apartado ampliamos la información sobre los tipos de problemas de uso de lenguaje en los niños, la manera como dichos problemas les afectan y lo que pueden hacer sus padres al respecto.

Problemas de secuencia

La *secuencia* se refiere al ordenamiento correcto de las cosas. Los problemas de secuencia pueden adoptar muchas formas. Algunos niños tienen problemas para formar la secuencia de sonidos, de manera que cuando tratan de pronunciar una palabra tienen dificultades para discernir qué sonidos deben escribir y en qué orden. Cuando los niños tienen dificultades para pronunciar palabras largas, generalmente se debe a problemas con la secuencia de las sílabas. Algunos niños tienen dificultades de secuencia cuando tratan de decir los días de la semana o los meses del año.

El problema de secuencia de Tatiana consiste en colocar las palabras (el lenguaje) en algún orden con el fin de que haya una fluidez lógica y coherente entre una idea y otra. Los niños que muestran problemas de secuencia al hablar corren el riesgo de tener otros problemas de secuencia que pueden interferir con su capacidad para tener un buen desempeño en la escuela. Se trata de una parte de la gran constelación de debilidades de organización relacionadas con una *discapacidad para el aprendizaje del lenguaje.*

Tatiana es una buena lectora. Su problema es más sutil, por eso es más fácil que pase inadvertido. Obtiene buenas notas en otras materias, como arte y matemáticas, porque no necesita escribir o hablar en esas clases.

La mayoría de los niños "normales" en edad preescolar tienen dificultades con tareas que implican una secuencia. Incluso cuando han visto un video 25 ocasiones durante una semana, puede ser casi imposible que digan algo más que "¡El niño pequeño estaba perdido y tuvieron una fiesta y fue muy divertido!" Conforme los niños pasan el primer y segundo año de primaria, el cerebro se vuelve más consciente respecto al orden. Izquierda y derecha. Principio y final. Primero, segundo y tercero. Las historias tienen argumentos con un principio, una etapa media y un final. Pero cuando estos conceptos y tareas representan un reto especial, el problema se hace más evidente. Ésta es una de las razones por las que este tipo de problema generalmente es diagnosticado cuando los niños son mayores.

Un niño con problemas de secuencia del lenguaje puede contarte algunos fragmentos de una historia, de un personaje o su parte favorita, pero a menudo no puede empezar por el principio y decirte lo que ocurrió de manera lógica y organizada, aun a la edad de diez años. Una de las razones por las que Tatiana puede tener tantas dudas respecto a la palabra que debe escribir durante las clases relacionadas con el lenguaje es que no sabe dónde está el principio de la historia. ¿Qué debe decir primero?

Los niños con problemas para concentrar la atención a menudo tienen dificultades con las tareas que implican secuencia, porque no pueden pensar en una cosa el tiempo suficiente para organizarla. Su cerebro "brinca" de un tema a otro y no disponen de tiempo suficiente para poner las cosas en orden.

En ocasiones las imágenes presentadas en el orden correcto ayudan a que el niño organice sus pensamientos, pero las imágenes no son prácticas por ejemplo cuando quieres que tu hijo te cuente el incidente que tuvo lugar en el patio de la escuela ese día.

Los problemas de secuencia constituyen un reto especial de largo plazo tanto para niños como para adultos. Como ocurre con otros problemas del lenguaje, la terapia puede ayudar a que tu hijo mejore en esas áreas, pero no debes esperar una curación total.

Problemas de referencia

"Mi hermana y mi mamá fueron de compras el martes, pero ella no compró nada". *¿Quién* no compró nada? Es difícil de saberlo, basándonos en esta oración.

Las *aptitudes de referencia* ayudan a que quien los escucha sepa de quién o de qué estás hablando. Un niño con aptitudes de referencia mal desarrolladas utiliza muchos pronombres (él, ella, ellos, etc.) y pronombres indefinidos (esto, aquello, etc.) cuando habla. Las aptitudes de referencia son otro componente importante del lenguaje expresivo que permiten que el niño se comunique fácilmente con otras personas. Tal y como ocurre con las aptitudes de secuencia, las de referencia generalmente se desarrollan cuando el niño está en los primeros dos años de la educación básica. La debilidad en esta área es en ocasiones una parte de una discapacidad más seria para el aprendizaje del lenguaje.

Las aptitudes de referencia pueden mejorar con terapia de lenguaje, pero requieren ser tratadas en relación con otras actividades del lenguaje y desarrolladas con el paso del tiempo.

PATRICIA MCALEER HAMAGUCHI

Problemas de lenguaje divergente

"Dime todo lo que puedas acerca de esta imagen". Para muchos niños como Tatiana esta clase de tareas "abiertas" constituyen otro tipo de problemas. Si le mostrara la misma imagen a Tatiana y le pidiera "dime qué está haciendo esta señora", estoy segura de que podría responderme fácilmente. Las tareas que implican que el niño hable de un tema general o de un objeto, como una imagen, son denominadas tareas de lenguaje *divergente*. Tatiana puede tener dificultades para "comenzar" este tipo de tareas. También puede resultarle difícil determinar qué cosa es importante en la imagen. Puede referirse a detalles secundarios, como un ave que vuela o un coche azul que pasa por la calle, y apenas mencionar el incendio que constituye el foco de atención de la fotografía.

Los problemas relacionados con las *aptitudes para el lenguaje divergente* aparecen cuando se le pide al niño que haga una oración donde debe incluir una palabra específica, lo cual constituye una tarea típica para la casa. ¿Qué sabe el niño acerca de ello? Puede sentarse y pensar, mirar por la ventana, escribir una o dos palabras, y luego distraerse nuevamente con otros pensamientos.

Si le pidiéramos que escribiera un diario o sobre un tema como la nieve, Tatiana probablemente se sentaría y le daría vueltas a las ideas en su mente, mientras el resto de sus compañeros comienzan a corregir sus historias una vez terminadas. Sin embargo, si la maestra le pidiera a la niña que escribiera sobre un tema específico, como "¿Qué te gusta hacer después de la escuela?", Tatiana podría ejecutar esa tarea con mayor éxito.

228

Características de los niños con problemas para dar explicaciones

Es posible que los niños con problemas de secuencia, de referencia o de lenguaje divergente hagan lo siguiente:

☞ Tienen una capacidad intelectual promedio o por encima del promedio.

☞ Tienen discapacidades para el aprendizaje en otras áreas, como para leer o de percepción.

☞ Tardan una cantidad anormal de tiempo para comenzar a responder una pregunta "abierta" como "Cuéntame acerca de tus plantas".

☞ Brincan a tu alrededor cuando vuelven a contar una historia, se refieren a los acontecimientos sin un orden lógico u omiten información esencial.

☞ Se detienen y vuelven a comenzar a la mitad de una oración, y cambian las palabras conforme se desarrollan las frases, como "Eh... oh... Quiero decir... eh, iba de compras, oh... bueno, *había ido* de compras, pero... no sé... y eh..."

☞ Confunden la izquierda con la derecha y la primera cosa con la última.

☞ Piensan que quien les escucha entiende lo que dicen cuando en realidad está desconcertado.

☞ Tienen dificultades para prestar atención o concentrarse en una tarea.

☞ Prefieren decir "no sé" a esforzarse para explicar algo.

☞ Tienen dificultades para responder las preguntas sobre un ensayo.

☞ Tienen dificultades para escribir historias donde los acontecimientos aparezcan en el orden correcto, aunque las ideas pueden ser creativas.

☞　Tienen dificultades para decir en orden los días de la semana o los meses del año.

☞　Tienen dificultades para inciar una conversación o para pensar en las cosas que deben decir.

☞　Poseen muchos conocimientos pero tienen problemas para expresarlos, tanto oralmente como por escrito.

☞　No perciben la idea general y enfocan su atención en detalles sin importancia.

☞　Tienen problemas para recordar las palabras.

¿Cómo afectan al niño los problemas para dar explicaciones?

Dado que los niños con problemas de lenguaje expresivo frecuentemente tienen dificultades para "explicar" cosas, pueden considerar que las conversaciones son agotadoras. Se sienten torpes si la búsqueda de las palabras correctas interfiere con sus conversaciones. Pero si comienzan a hablar muy rápidamente, la costumbre de detenerse y volver a comenzar puede dejar confundidos a quienes los escuchan, y hace que los niños sientan una mayor ansiedad.

En la escuela es muy probable que un problema de lenguaje expresivo afecte al niño durante las discusiones en clase y al escribir ensayos. Cuando se les pide que escriban un informe, los niños como Tatiana necesitan ayuda para comenzar y organizar sus ideas. Recuerda que los problemas que tienen estos niños cuando tratan de explicar algo oralmente también se presentan cuando deben escribir. Quizás requieran que se les diga de manera muy específica qué información debe estar contenida en el informe.

Los niños con este tipo de problemas pueden responder preguntas directas de manera satisfactoria, especialmente si la maestra busca respuestas de una palabra, pero tendrán más problemas si deben responder preguntas sobre un texto o escribir un reporte de lectura.

Existen muchas razones que explican este fenómeno. Las tareas de desarrollar los párrafos y seguir una secuencia requieren de una mente organizada. Para crear ideas, debes estar en posibilidad de establecer asociaciones y recordar información que ya conoces, así como escribirlas en una hoja de papel. Las mismas aptitudes de lenguaje expresivo y organización resultan necesarias para pronunciar un discurso o explicar los resultados de un proyecto científico. Si tu hijo tiene un retraso en estas áreas, la escuela puede volverse más tediosa y abrumadora con el tiempo. Tu hijo conoce la información, pero le resulta difícil escribirla en una hoja de papel.

En casa, es probable que los padres tengan que formular muchas preguntas para recibir una respuesta a cuestiones como "¿Qué ocurrió en la escuela el día de hoy?" Una niña como Tatiana puede responder con una sola palabra, como "Nada". La empresa de reunir las palabras, determinar dónde comenzar y pensar en qué palabras utilizar puede ser agotadora, especialmente después de un largo día en la escuela. En otras ocasiones, un niño o niña con este problema podría dar una respuesta confusa, como "Muy bien, sólo hubiera deseado que él no escribiera las respuestas en el pizarrón hasta que yo hubiera terminado. ¡Ayer sólo fueron cinco minutos!" Quizá puedes entender lo que ocurrió, pero la manera como tu hijo o hija lo expresó es desconcertante.

Desde el punto de vista social, un niño o niña como Tatiana puede sobrellevar la situación sin menoscabo de su capacidad para forjar y mantener amistades. De acuerdo con mi experiencia, la mayoría de los niños son pacientes en lo que respeta a convivir con niños como Tatiana o hacerles preguntas para dejar en claro algo que los confunde. Pueden percibir a Tatiana como una niña tímida o tranquila. Ella puede manifestar interés en los deportes o las disciplinas artísticas donde la comunicación preponderante no sea oral, como la pintura, el dibujo, la música y la danza.

Tu hijo puede tener dificultades en aquellas materias que implican presentar muchos reportes, orales o por escrito. El uso de esquemas y tarjetas puede ayudar, pero lo más probable es que tenga más éxito en otras materias como ciencias naturales, computación, matemáticas, arte, trabajos manuales, carpintería y otras tareas físicas. Las áreas en que tu hijo tiene éxito en la escuela determinarán relativamente la carrera que escogerá en el futuro.

La terapia para el niño con problemas para dar explicaciones

La terapia enfocada a tratar los problemas de este tipo rara vez "cura" al niño, aunque ciertamente se obtiene una mejoría. En ocasiones la personalidad naturalmente tímida de un niño o su discapacidad para el aprendizaje, hacen más difícil el cambio de lo que en esencia es un mal estilo de comunicación.

En la terapia, el niño comenzará por aprender cómo explicar pequeños fragmentos de información o historias. Gradualmente, la longitud y complejidad de la tarea se incrementan. El enfoque puede estar en el uso de palabras y frases para describir, en volver a contar acontecimientos o historias en orden (secuencia), o simplemente en aprender a comenzar y a organizar mentalmente las ideas cuando debe responder una pregunta abierta.

Si el área de dificultad del niño estriba en sus aptitudes de referencia, será importante que aprenda a ser específico y evitar el lenguaje ambiguo. Generalmente un niño con aptitudes de lenguaje expresivo mal desarrolladas necesitará prestar atención en casi todas estas tareas, en cierto grado.

Algunos terapeutas del lenguaje dedican tiempo a ayudar a que los niños mejoren esas aptitudes en su lenguaje escrito así como en el oral. Dado que los informes y ensayos demandan formular y organizar el lenguaje, los terapeutas se enfocan en este último, especialmente al final de la educación básica y en la secundaria.

¿Qué pueden hacer los padres para ayudar a un niño con problemas para dar explicaciones?

Si sospechas que tu hijo tiene un problema parecido al de Tatiana, trata de obtener la opinión de un especialista. Si tu hijo ha sido diagnosticado ya con un problema de lenguaje expresivo de este tipo, puedes ayudarlo de las siguientes formas:

☞ Sé paciente. Dale más tiempo a tu hijo para que responda oralmente. La presión del tiempo puede hacerle titubear e incrementar su ansiedad.

☞ Evita las preguntas "abiertas" como "Cuéntame de tu quipo favorito de béisbol". Es mejor que formules preguntas específicas como "¿Hizo tu equipo alguna buena jugada de hoy?"

☞ Después de ver una película, un programa de televisión o un video, ayuda a que tu hijo reconstruya los elementos esenciales de la historia. Hagan dibujos de las escenas más importantes y ayúdalo a ordenarlas. Haz que escriba diálogos y notas debajo de los dibujos.

☞ Utiliza fotografías de la familia para ayudar a que tu hijo hable de las cosas que han ocurrido. Trata de tomar varias fotos en el curso de un acontecimiento para que tu hijo pueda ponerlas en orden después y relatar lo que ocurrió. Intenta más tarde que tu hijo o hija le cuente a alguien más sobre el hecho sin mirar las fotografías.

☞ Ayuda a tu hijo en proyectos "abiertos" a realizarlos de manera independiente, como "Escribe un informe sobre Cristóbal Colón". Averigua qué información quiere la maestra. Ayuda a que tu hijo desarrolle un esquema antes de que trate de realizar la tarea, y muestrale cómo hacerla por pasos sucesivos. Por ejemplo, la tarea sobre Cristóbal Colón puede dividirse en cuatro partes: (1) Escribe sobre la juventud de Colón; (2) Escribe sobre lo que hizo para conseguir apoyo para su viaje de descubrimiento; (3) Escribe sobre el primer viaje a las Américas, y (4) Escribe sobre los demás viajes que realizó.

☞ Revisa los exámenes de tu hijo. Si le cuesta trabajo responder a las preguntas "abiertas", es posible que sea necesario hablar con el terapeuta del lenguaje para determinar si tu hijo debe presentar sus exámenes de forma más apropiada.

Tal vez necesites ayudar regularmente a tu hijo en esta clase de tareas en casa o pasar muchas horas de trabajo improductivo entre ustedes. A veces ayuda saber que tu hijo no es flojo, sino que tiene un tipo específico de problema o deficiencia de lenguaje. Entonces sabrás que no puedes esperar que tu hijo sobresalga en esta clase de actividades más de lo que cabría esperar que un niño gordo sobresalga en el columpio o el subeybaja. La comprensión de esa situación puede aliviar el sentimiento de culpa al sentir que "lo ayudas demasiado". Un especialista puede indicarte cuál es la mejor forma de ayudar a tu hijo con necesidades especiales.

Estudio de un caso: Jackson

Jackson tenía diez años de edad y era apreciado por sus maestras y compañeros, pero era evidente que tenía algunos problemas. Cuando tenía ocho años y cursaba el segundo grado, se diagnosticó que Jackson tenía problemas de percepción, los cuales son un tipo de discapacidad para el aprendizaje. Estos problemas de percepción se hicieron evidentes cuando tuvo dificultades para aprender a leer y escribir. Su caligrafía era desordenada y mal distribuida en la página. De hecho, su escritorio estaba desordenado, al igual que su habitación en casa. Jackson es lo que podríamos llamar un "niño descuidado", aunque adorable. Perdía las cosas y olvidaba sus tareas frecuentemente. El niño recibió ayuda adicional en el salón de atención especial de la escuela y por medio de un programa especial de lectura.

Lo que no era evidente en el segundo grado es que Jackson también tenía problemas de lenguaje expresivo. Conforme creció, además del problema de percepción consistente en ordenar los sonidos, quedó claro que Jackson también tenía problemas para colocar en orden las palabras y oraciones. Cuando estaba en el segundo grado sus padres y maestras se dieron cuenta del problema que tenía para explicar cosas, pero eso no era el principal motivo de preocupación si se comparaba con sus aptitudes de lectura y escritura que estaban por debajo del promedio. Sus problemas de lenguaje expresivo parecían muy pequeños en comparación con los otros, por lo que no se consideró la idea de realizar una evaluación del habla y el lenguaje.

Conforme la capacidad de lectura y escritura de Jackson mejoraron, surgió la expectativa de que pudiera escribir historias más detalladas y con una trama coherente. En clase, las discusiones se volvieron más abstractas y filosóficas. Los proyectos asignados tenían menos restricciones y permitían una mayor creatividad. Desafortuna-

235

damente, esa "mayor creatividad" era demasiado para un niño como Jackson. Le era tan difícil comenzar que de hecho no lo hacía.

La maestra del quinto grado de Jackson envió el caso al Equipo de Evaluación Infantil. Le interesaba diseñar estrategias conductistas para motivarlo a que concluyera sus proyectos. Su madre también le prestaba atención, lo que hacía que cada tarea se convirtiera en una verdadera batalla nocturna. Por su parte, el niño mostraba menor disposición a participar en clase. Generalmente obtenía calificaciones de ocho y nueve, a menos que las pruebas consistieran en escribir un texto. Normalmente reprobaba éstas últimas.

Dado que Jackson ya había sido identificado como un estudiante que necesitaba educación especial, el equipo consideró varias estrategias para motivarlo. ¿Quizá podría tener un mejor desempeño en las pruebas si estudiara más? ¿Necesitaba más tiempo para realizar las tareas? ¿Eran éstas últimas demasiado difíciles? Le pedí permiso a los padres de Jackson para realizar una evaluación de habla y lenguaje con el fin de determinar sus aptitudes de lenguaje y averiguar si existía otra causa para esos problemas.

En el análisis sobre su lenguaje, Jackson mostró poseer un buen vocabulario y tuvo un buen desempeño en las tareas de procesamiento de lenguaje. Sin embargo, cuando le pedí que describiera una gran fotografía sobre un sitio en construcción, hizo una pausa de casi un minuto. Se reacomodó en su asiento y tamborileó nerviosamente con el lápiz.

"Bueno, eh... ¿Qué quiere que le diga?"

"Dime todo lo que puedas sobre esta fotografía", le pedí.

"Oh... eh... en la foto hay un... bueno, quiero decir que parece que hay un... tipo colocando ladrillos y el gato está mirando hacia la casa. Bueno, no es todavía una casa; los tipos están construyendo la casa... quiero decir que van a construir la casa. Oh, se me olvidó. No sé".

Cuando le pedí que me contara la historia de su película favorita, me dijo lo siguiente: "Oh... bueno, no sé. Sí, la he visto cerca de cien veces, pero... eh... es difícil de explicar... es acerca de un tipo que tiene muchas... que tiene muchas aventuras. Cuando casi lo matan, el almacén casi se le cae encima y fue impresionante... muy impresionante. Pero al principio estaba en el rancho de su padre. La chica de la película... Johanna... tomó... eh... quiero decir que quería... Mmmh... Bueno, ellos querían encontrar la cueva secreta. Pero el tipo que tenía... eh... esa roca era tan grande, verdaderamente... y fue tan impresionante".

¿Le entendiste? Es probable que te encuentres confundido y no sepas gran cosa de la trama de la película. Si le preguntaras a Jackson sobre un detalle específico de la película, el niño podría responder. No es que se le olvide; lo que ocurre es que las ideas se encuentran tan mezcladas en su mente que no logra expresarlas.

El diagnóstico de Jackson es que padecía de un problema de lenguaje expresivo. Debido a sus otras discapacidades para el aprendizaje, también podríamos decir que estaba discapacitado para el aprendizaje del lenguaje. Estos padecimientos generalmente están relacionados. La pieza faltante en el diagnóstico previo de Jackson era el problema para organizar secuencilmente el lenguaje. También tenía problemas para recordar las palabras.

Una vez que los padres y maestros de Jackson comprendieron los obstáculos que el niño enfrentaba, se diseñaron tareas y exámenes para ayudar a compensar y desarrollar las aptitudes adecuadas. Fue incluido en las sesiones de terapia de grupo de "habla" que tenían lugar semanalmente (como dije antes, esta terapia está más relacionada con el lenguaje que con el habla), lo que le permitió desarrollar estrategias para compensar sus deficiencias.

Es probable que Jackson siempre tenga problemas para organizarse. También es probable que la narrativa, la descripción y las explicaciones nunca sean su punto fuerte. Pero gracias a la comprensión y al desarrollo de esas habilidades de lenguaje, Jackson puede asistir a la escuela con menos presión y con un menor efecto sobre su autoestima, y recibirá la ayuda que necesita para desarrollar esas aptitudes que tanto requiere.

7
Para comprender los problemas de audición

Como dijimos antes, el lenguaje puede ser clasificado en "receptivo" y "expresivo". Dado que el término "lenguaje receptivo" se refiere a qué tan bien comprendemos el lenguaje, un problema de audición puede ser la causa de una debilidad en el lenguaje receptivo. Después de todo, si la información no es escuchada de la manera debida, será difícil de comprender. En muchos casos se utilizan de manera invitable las expresiones "deficiencia de lenguaje receptivo" y "deficiencia de procesamiento de lenguaje", o incluso "deficiencia de procesamiento de audición". Aún es necesario realizar muchas investigaciones en esta área. A veces es difícil saber si un niño tiene dificultades para comprender lo que dice la gente porque sus oídos no están procesando los sonidos de la manera correcta o porque el cerebro no procesa lo que los oídos le envían. Existen algunas pruebas diseñadas para responder a esta pregunta, pero no siempre es posible saber si un niño tiene un problema de comprensión o de procesamiento.

En este capítulo describiré las dificultades que enfrentan los niños con problemas de audición comunes. Me referiré a los padecimientos del procesamiento central auditivo, en que los niños tienen dificultades para distinguir el habla del ruido de fondo; problemas de memoria auditiva, donde los niños olvidan mucho de lo que escuchan; y problemas de procesamiento de lenguaje, donde los niños tienen dificultades para comprender lo que se les dice. En los capítulos posteriores explicaré la manera como estos padecimientos afectan a los niños en la escuela y en el hogar, y detallaré lo que los padres de familia pueden hacer para ayudarlos a superar dichos problemas.

El niño del "¿qué? ¿dijiste algo?": un problema de procesamiento central auditivo

Eddie es un niño muy inteligente, pero a veces no entiendo qué está mal con él. Sé que me oye porque lo hemos llevado a revisión con varios especialistas. Sin embargo, a veces lo llamo por su nombre y no me mira. Cuando lo llamo, generalmente tengo que repetir la pregunta porque está distraído o no me hace caso. Tampoco presta atención a los otros niños durante las discusiones en clase y se distrae con cada pequeño ruido del exterior. Cuando trabajo con él a solas mejora mucho, pero no tengo tiempo para hacer eso con los 25 niños de mi salón de clases. ¿Qué puedo hacer?

Señorita Donelly, maestra de segundo grado.

Los niños como Eddie son un verdadero acertijo. Los padres y maestras *saben* que son inteligentes, pero algo anda mal. Aunque es verdad que un niño talentoso y creativo puede aburrirse en la escuela y soñar despierto, muchos niños tienen un padecimiento que les impide escuchar de manera normal. Es algo que no pueden controlar.

Cuando un niño está en edad preescolar, cabe esperar que sea un reto hacerlo escuchar, especialmente cuando se le pide que se siente por periodos prolongados. Un problema como el de Eddie puede pasar inadvertido hasta el segundo grado, o incluso después, porque a menudo parece que su conducta es algo que superará con el tiempo, o que sólo es cuestión de controlarla.

En este apartado haremos un repaso de las formas como podemos reconocer y comprender a los niños con el problema de Eddie y examinaremos lo que se puede hacer por ellos.

Una causa del problema de Eddie puede ser un *problema del procesamiento central auditivo* (conocido también como CAPD O CAP, por sus siglas en inglés) o simplemente "problema de procesamiento auditivo" (PPA). Tener este padecimiento significa que los oídos de Eddie pueden oír sonidos, pero su cerebro percibe dichos sonidos de manera diferente a como lo hace una persona "normal". Existen muchos tipos de padecimientos del procesamiento central auditivo, de manera que un niño puede presentar síntomas diferentes a los de otro niño. Sin embargo, en general los padecimientos de procesamiento central auditivo provocan problemas al niño porque absorbe mucha de su concentración para oír.

En algunas ocasiones, el niño malinterpreta lo que se le dice o pregunta frecuentemente "¿Qué?" El niño tiene dificultades para "llenar los espacios vacíos" cuando no escucha ciertos sonidos. En otras palabras, si el niño oye "Me fui de "ampamento"", le es muy difícil identificar "campamento". Dado que un niño que se sienta atrás en un salón de clases ruidoso no oye cada sonido, especialmente las consonantes, suele confundirse a menudo. En un ambiente ruidoso, prestar atención a una voz puede resultar físicamente difícil. Por ejemplo, cuando se abre y cierra la puerta o cuando alguien arrastra los pies, el niño se distrae con el ruido. Debido a que les cuesta mucho trabajo escuchar, estos niños tienden a cansarse de escuchar mucho más rápidamente que un niño "normal". El niño que sueña despierto o

241

pasa el tiempo haciendo garabatos en realidad necesita hacer una pausa en la tarea de escuchar con atención.

Los niños con padecimientos del procesamiento central auditivo pueden no recibir un diagnóstico oportuno por muchas razones. En primer lugar, la gente da por hecho que si el niño puede oír un ruido agudo en la prueba de audición, entonces debe escuchar normalmente. Pero oír sonidos y escuchar son dos cosas diferentes. Para escuchar se requiere mucho más que sólo saber que alguien está haciendo un ruido. Es preciso que el niño perciba la diferencia entre "pelo" y "perro", "caro" y "carro". Percibir las diferencias entre palabras y sonidos similares se denomina "discriminación auditiva" o "discriminación del habla". Los niños con padecimientos del procesamiento central auditivo pueden tener problemas para escuchar esas diferencias sutiles en las palabras. Lo anterior también puede constituir un problema cuando el niño deletrea y escribe las palabras, porque necesita saber qué sonidos las componen y en qué orden, para poder escribirlas.

Los niños con padecimientos del procesamiento central auditivo pueden aprender a leer y escribir mediante el método de memorizar las palabras en lugar de prestar atención a los sonidos. Por ejemplo, un niño puede deletrear "g-a-t-o" y luego decir "rato" o una palabra parecida, porque al momento de llegar a la última letra ha olvidado los sonidos anteriores. A esto se le conoce como un problema de secuencia auditiva. Es una clase de padecimiento del procesamiento auditivo y constituye un problema frecuente en niños con problemas de procesamiento central auditivo.

Otra razón por la que no se diagnostica oportunamente este padecimiento es que los niños tienen un desempeño mucho mejor en una habitación sin ruido, que es precisamente donde el especialista realiza la evaluación inicial de habla o lenguaje. En consecuencia, en ese ambiente, los niños pueden seguir las instrucciones, prestar atención y escuchar muy bien, al grado de obtener calificaciones dentro del rango promedio o por encima del mismo. Sin embargo, en el salón de clases o en una discusión animada en la mesa durante la cena, es evidente que se confunden y malinterpretan lo que se dice, necesitan que se les repita y olvidan lo que se les ha dicho. ¿Por qué existe esa diferencia? La capacidad de estos niños para escuchar está influida por lo que ocurre a su alrededor y por la manera como escucha la voz. En un gimnasio, por teléfono, en una cafetería o a través de un altavoz en la escuela, las voces son diferentes desde el punto de vista de la acústica. Los niños con padecimientos del procesamiento central auditivo tienen dificultades para escuchar en esos ambientes. Además de que se distraen con el más mínimo sonido, otro verdadero problema para estos niños es que la voz de las personas es más difícil de procesar cuando hay otros ruidos a su alrededor.

Como la literatura especializada y las investigaciones sólo comenzaron a tratar el tema a profundidad en los últimos diez o quince años, no existen muchas instalaciones para realizar pruebas, y aún persiste un debate entre los especialistas sobre la validez del diagnóstico y el tratamiento. Muchos terapeutas del lenguaje, pediatras y otros especialistas aún están aprendiendo lo que es un padecimiento del procesamiento central auditivo. Sin embargo, conforme pasa el tiempo se vuelve más común enviar a los niños que tienen problemas para escuchar a que se les practiquen este tipo de pruebas, especialmente si dichos problemas no tienen otra explicación. A diferencia de los niños que padecen de deficiencias de atención, los niños con problemas de procesamiento central auditivo son capaces de concentrarse en una tarea (como completar un ejercicio en clase) si dicha tarea no demanda que escuchen algo. Como regla general no se trata de niños impulsivos y no se distraen por el movimiento o por objetos de colores más de lo que cualquier otro niño promedio. Tampoco tienen dificultades para concentrarse en un tema de la manera en que las tienen los niños con problemas de atención. Éstas son solamente algunas de las diferencias entre ambos padecimientos. Sin embargo, también existe la posibilidad de que un niño tenga a la vez deficiencias de atención y un problema de procesamiento central auditivo.

Las investigaciones realizadas por Tallal (1976) y Sloan (1986) demostraron que existe una relación entre los niños con problemas de habla y lenguaje y aquellos con padecimientos del procesamiento central auditivo. A pesar de que aún es necesario realizar muchas investigaciones en esta área, parecen existir pruebas que indican que algunos niños con padecimientos del procesamiento central auditivo hablan diferente porque tratan de imitar las palabras en la forma confusa en que las escuchan. Otras investigaciones recientes consideran un vínculo entre el problema de procesamiento central auditivo y los problemas para recordar las palabras. Cada vez se confirma más la idea de que los niños con este problema auditivo específico a menudo tienen problemas para recordar y utilizar las palabras que han aprendido. Aunque no vean la imagen de un objeto, pueden recordar su nombre. Sin embargo, recordar ese mismo nombre y utilizarlo en el contexto de una conversación es más difícil. Existe la hipótesis de que, toda vez que está afectada su capacidad para escuchar y distinguir el orden de los sonidos, estos niños tienen un mal sistema de almacenamiento de las palabras. (Se recomienda consultar el capítulo anterior respecto a los problemas para recordar las palabras).

Otras investigaciones (Keith, 1981) sugieren que existe una relación entre los niños que han tenido frecuentes infecciones del oído medio (otitis media) y la existencia de padecimientos del procesamiento auditivo central. Esto aun si el niño no padece ya de las infecciones ni tiene líquido en el oído medio. Como dijimos en el capítulo 2, los niños con antecedentes médicos de infecciones frecuentes del oído corren el riesgo de desarrollar otros problemas de habla y lenguaje. Dado que los niños con problemas de habla y lenguaje pueden desarrollar un padecimiento del procesamiento central auditivo, se trata de una manera más en que se relacionan el habla, el lenguaje y la capacidad auditiva.

Los padecimientos del procesamiento central auditivo son diagnosticados por un audiólogo, aunque un terapeuta del lenguaje u otro especialista o padre puede solicitar la evaluación. Esta última tiene lugar en un cuarto a prueba de ruidos, equipado especialmente para realizar esta clase de pruebas. Se colocan audífonos en los oídos del niño, y se le pide que realice varias tareas relacionadas con la audición, como repetir palabras y oraciones que escucha por los audífonos. Se le hace escuchar palabras y frases en distintas formas, con ruido de fondo. Actualmente hay pocos lugares donde puede realizarse esta clase de evaluación, debido a lo caros que son los equipos y a la relativa novedad de nuestro conocimiento sobre este problema. Tu patólogo de habla y lenguaje o tu otorrinolaringólogo puede ayudarte a encontrar a alguien que realice esta prueba. Quizá debas acudir a una universidad o a otra ciudad para que evalúen a tu hijo.

Características de los niños con padecimientos del procesamiento central auditivo

Los niños con problemas de procesamiento central auditivo pueden adoptar diversas formas de conducta. Recuerda de cualquier manera que el diagnóstico se hace con fundamento en los resultados de las pruebas auditivas y no con base en la observación de dichas conductas. Es probable que los niños con problemas de procesamiento central auditivo hagan lo siguiente:

☞ Tengan dificultades para concentrar su atención en lo que alguien les dice cuando hay ruido u otros motivos de distracción.

☞ Tienen dificultades para escuchar por periodos prolongados.

☞ Confunden u olvidan lo que la gente dice.

☞ Muestran dificultades para recordar las palabras en la conversación.

☞ Dicen "¿Eh?" y "¿Qué?" frecuentemente.

☞ No reaccionan ni voltean cuando alguien les llama por su nombre.

☞ Se distraen fácilmente cuando están escuchando algo o a alguien.

☞ Tienen dificultades para deletrear las palabras cuando están aprendiendo a leer.

☞ Tienen dificultades para escribir las palabras.

☞ Muestran problemas del habla.

☞ Tienen problemas para aprender nuevas palabras.

☞ Tienen dificultades en la comprensión de la lectura.

¿Cómo afecta al niño el problema de procesamiento central auditivo?

En casa puede ser difícil que captes la atención de tu hijo si se encuentra en otra habitación, especialmente si el televisor o la lavadora de ropa están funcionando. Una vez que logras llamar su atención, puede ser difícil mantenerla por más de uno o dos minutos. Si la radio está encendida o los hermanitos corren y juegan alrededor, puede ser imposible que tengas una conversación con él.

Debido a las condiciones acústicas, tener una conversación en el automóvil o por teléfono también puede ser difícil, especialmente si la radio está encendida. Si tu hijo practica algún deporte en equipo o asiste a reuniones ruidosas, puede parecer "perdido" o "divagante" en ciertas ocasiones. Este tipo de circunstancias representan un reto para un niño que padece un problema del procesamiento central auditivo. Las voces de las personas compiten entre sí y, en una habitación grande o al aire, libre la acústica hace difícil que el niño escuche con claridad.

La escuela es probablemente el lugar donde el padecimiento del procesamiento central auditivo afecta más al niño, debido a la importancia de escuchar, la cantidad de tiempo que debe dedicar a ello y el número de distracciones que se le presentan. Habida cuenta de la relación entre el habla, la lectura, la escritura y los padecimientos de procesamiento central auditivo, el niño puede requerir ayuda adicional en esas áreas académicas. Sin embargo, un problema de procesamiento central auditivo no necesariamente debe ser un problema permanente o que cause perjuicio, y puede ser manejado para que tu hijo tenga un buen desempeño en la escuela si cuenta con la ayuda adecuada.

Los niños con este problema pueden tener dificultades para comprender lo que leen, además de lo que oyen. Sin embargo, al leer el niño puede regresar y volver a leer un pasaje hasta que lo comprende. Al escuchar no hay manera de recapturar las palabras, a menos que estén por escrito. Estos problemas pueden ser lo suficientemente importantes para justificar la etiqueta de educación especial, en el sentido de que el niño tiene una "discapacidad de aprendizaje", en la escuela.

Los niños con problemas de procesamiento central auditivo pueden tener dificultad para pasar de año, sobre todo si la maestra enseña primordialmente de manera oral. Lo anterior es particularmente cierto en materias como las ciencias naturales y las ciencias sociales. Por esa razón es importante diagnosticar adecuadamente el problema con el fin de realizar ajustes para el niño en el salón de clases. El audiólogo, el terapeuta del lenguaje y el maestro para discapacidades de aprendizaje deben trabajar juntos para hacer los ajustes necesarios con el fin de que tu hijo pueda tener éxito al aprender.

Puede parecer que los niños con problemas de procesamiento central auditivo ignoran a la maestra y sueñan despiertos, como lo hace Eddie. Pueden mirar a los otros niños para asegurarse de que están siguiendo las instrucciones correctamente. Esta conducta, consistente en copiar a los otros niños, puede ser fácilmente malinterpretada por la maestra.

Sin embargo, mediante la comprensión y la terapia, estos niños pueden desempeñarse exitosamente en el salón de clases y en el hogar.

La terapia para los problemas de procesamiento central auditivo

La evaluación y el diagnóstico de este problema se ha vuelto más común en los últimos años, pero los programas de tratamiento todavía están en desarrollo. Muchos audiólogos prefieren esperar a que el niño cumpla siete años antes de formular un diagnóstico definitivo, con el fin de permitir que el sistema del niño tenga tiempo para madurar. Con el fin de ayudar a que el niño con este problema tenga éxito en la escuela es muy importante mantener el silencio en el salón de clases, tanto como sea posible. En ocasiones tener alfombra en el piso y realizar otras mejoras a la acústica puede ser muy útil. En general, la maestra debe tratar al niño como si tuviera un problema de audición, porque la mayor parte de las recomendaciones son apropiadas para un niño con discapacidad auditiva, y ésa es la manera como el niño se desarrolla. Por ejemplo, el niño debe sentarse cerca de la maestra, quien debe hablar despacio y de manera sencilla mientras le habla de frente. Escribir las instrucciones y las piezas clave de la información en el pizarrón es muy útil. Puede ser necesario repetir o refrasear información de importancia.

La terapia corre generalmente por cuenta de un terapeuta del lenguaje o de un audiólogo. Es importante que esta persona trabaje de manera conjunta con la maestra regular, porque esta última tendrá que modificar la manera como presenta la información y como hace preguntas al niño. Con el fin de optimizar la audición, debe fomentarse que el niño observe una buena conducta para escuchar en el salón de clase. La terapia debe ser sistemática y seguir una secuencia, enfocándose primero en una aptitud y comenzando por un nivel sencillo, y gradualmente aumentar el grado de dificultad. Las estrategias encaminadas a pedir que tu hijo piense conscientemente en el proceso de aprendizaje se llaman *habilidades metacognoscitivas*. Éstas deben incluir repetir la información en voz alta o visualizarla (ver el apartado correspondiente, más adelante). Hacer que el niño escuche historias, responda preguntas o siga instrucciones no resulta útil a menos que se pongan en práctica estrategias específicas. La terapia debe enfocarse en las siguientes áreas:

1. Mejorar la discriminación auditiva y la conciencia auditiva. Esto significa que tu hijo escuchará los sonidos y aprenderá en qué se diferencian unos de otros. Los niños con problemas de procesamiento auditivo central tienen dificultades para escuchar la diferencia entre palabras similares como "comer", "correr" y "coser". Al mejorar la discriminación auditiva, tu hijo podrá distinguir las palabras que suenan de manera similar. El terapeuta del lenguaje también le hará escuchar la diferencia de tonos y determinar si son altos o bajos, así como el orden de los sonidos.

2. Mejorar la conciencia fonética. Se refiere a la manera en que tu hijo puede organizar y procesar los sonidos y las sílabas cuando se les colocan juntas y separadas. Los niños con problemas de procesamiento central auditivo frecuentemente no pueden decir que "g-a-t-o" es

PATRICIA MCALEER HAMAGUCHI

"gato". Cuando escuchan "már-mol", les cuesta trabajo reunir las sílabas de "mármol". A esto se le conoce como aptitud para mezclar sonidos. Otras aptitudes relacionadas con la conciencia fonética incluyen identificar el primer y el último sonidos de una palabra (no la letra), escuchar patrones de rima, y decir de cuántas sílabas consta una palabra (fragmentación auditiva). Las investigaciones realizadas a finales de los noventa demostraron que las aptitudes de la conciencia fonética son fundamentales no sólo para los niños con problemas de procesamiento central auditivo, sino también para los niños con dificultades para aprender a leer y escribir. Al trabajar en esas aptitudes, tu hijo debe mejorar también en esas áreas. (Consultar "Entrenamiento en la Conciencia Fonética", en el Apéndice A).

3. Mejorar la memoria auditiva al repetir en voz alta. Para que un niño procese la información, es importante que tenga una estrategia para recordarla. Si se te pide que recuerdes un número telefónico y no tienes papel, es probable que repitas los números en voz alta (o que los murmures) hasta encontrar una hoja de papel y un lápiz. Un niño con problemas de procesamiento central auditivo tiene mala memoria para recordar la información oral y a menudo olvida lo que se le dijo aun antes de procesarlo. Esto ocurre principalmente con fragmentos aislados de información, como una lista de objetos, números o nombres. La técnica consistente en repetir en voz alta permite que tu hijo aprenda a repetir esos fragmentos aislados de información o de frases cortas durante el tiempo suficiente para procesarlos (y visualizarlos). La mejor manera de poner en práctica lo anterior es comenzar con una o dos palabras ("oso"), y decirle a tu hijo que verás si puede recordar cuando le preguntes un minuto después. Repetir juntos ("oso, oso, oso...") ayuda a que el niño aprenda a hacerlo.

250

4. Aprender a visualizar. Si te digo que almorcé ayer en París, en un restaurante francés al aire libre, puedo apostar que ya lo habrás imaginado. ¿Puedes ver las mesas y sillas? ¿Escuchas la música? Los niños con problemas de procesamiento central auditivo a menudo "oyen" las palabras que se les dice, pero no crean una imagen en su mente. Ante la frase "Ella fue a la escuela ayer", estos niños necesitan saber que "ella" implica que debemos imaginar a una niña, "fue" significa que ya ocurrió. El niño tiene que aprender a descomponer cada oración y a visualizarla correctamente. Puede tratar después de visualizar oraciones e historias completas. Existe un excelente programa para visualizar las historias denominado Lindamood-Bell, que proporciona entrenamiento específico al respecto y publica materiales relacionados. (Consultar "Productos y tutoría de Lindamood-Bell" en el Apéndice A).

5. Escuchar cuando hay ruido de fondo o cuando falta una parte del mensaje. Una vez que el niño es capaz de hacer lo descrito en los incisos anteriores, resulta de utilidad practicarlas con ruido de fondo. Desde luego, es mejor comenzar con conversaciones en voz baja durante periodos breves (de dos a tres minutos), y poco a poco pasar a libros grabados en cintas de audio o a estaciones de radio con locutores en vivo. Escuchar música no resulta tan útil porque se utiliza una parte distinta del cerebro. Es importante cambiar constantemente la posición y distancia de la fuente de sonido (la bocina), atrás del niño, a la izquierda y a la derecha, y atrás de la persona con quien habla. Otra aptitud que debe ser incorporada consiste en dilucidar el significado cuando falta una parte del mensaje o éste no ha sido escuchado del todo. El niño necesita a aprender a usar las pistas que le da el contexto para averiguar lo que se pudo decir.

6. Prestar atención a los labios de quien habla para obtener más pistas (lectura de labios). Dado que los niños con problemas de procesamiento central auditivo a menudo tienen problemas para oír en situaciones en las que prevalece el ruido, puede resultar útil enseñarles a leer los labios. Esto permite que el niño utilice su capacidad visual para observar la boca de quien le habla y averiguar lo que está diciendo.

7. Aprender a solicitar una clarificación si el niño no puede oír o entender lo que se le dice. Los niños con problemas de procesamiento central auditivo frecuentemente se acostumbran a dejar que la información "pase por sus oídos". La oyen, pero no la procesan bien. El especialista ayudará a que el niño aprenda a escuchar con más cuidado. El niño necesita identificar en qué consiste el problema. ¿Quiero que la maestra repita lo que dijo? ¿Qué lo diga en voz más alta? ¿Qué lo explique? A éstas se les llama "habilidades compensatorias", porque el niño aprende a compensar sus problemas de audición.

8. Ayudar a que el niño controle el ambiente para que comprenda más fácilmente el mensaje. Lo anterior significa que el niño debe asumir un papel más activo en la resolución de los problemas relacionados con los factores que le rodean. El niño no puede depender de las personas que le rodean para que hagan esto. Por ejemplo, si hay ruido proveniente de afuera, debe ser él quien cierre la puerta o la ventana. Si le resulta difícil oír a la persona que le habla desde el otro lado de la habitación, debe acercarse a ella, pedirle que hable más fuerte o que se acerque.

El apoyo de los programas de computadora

El programa de computadora Fast ForWord ayuda a mejorar estas capacidades del niño. Permite que el niño aprenda a procesar mejor el lenguaje y las palabras. Se trata de un programa caro (al escribir estas líneas tenía un costo de registro de 850 dólares, además de otros cargos que puede agregar el proveedor) e intensivo (de una a dos horas al día, cinco días a la semana durante seis u ocho semanas). Los padres de familia y los proveedores me han comentado que es muy efectivo en algunos casos, aunque no lo es en otros.

Programas de escucha terapéutica

Existe un nuevo tipo de tratamiento, llamado *escucha terapéutica*, aun considerado poco convencional por muchos terapeutas del lenguaje, que es utilizado por algunos especialistas para tratar los problemas de procesamiento central auditivo. La escucha terapéutica consiste en hacer que el niño oiga (generalmente con ayuda de audífonos) discos compactos con música cuidadosamente seleccionada durante un periodo determinado cada día. Se considera que al hacer que el niño escuche ciertas frecuencias y combinaciones de sonidos, mejorará su capacidad para escuchar el habla. Este programa es generalmente manejado por un terapeuta del lenguaje, un audiólogo, un psicólogo o un terapeuta ocupacional. Los programas de escucha terapéutica más comunes son: el Entrenamiento en Integración Auditiva (AIT por sus siglas en inglés), Tomatis, Samonas, el Programa de Audición y el Programa de Buena Condición Auditiva.

Un aparato denominado *sistema FM* (también llamado *entrenador auditivo*) puede ser particularmente útil para un niño que padece un serio problema de procesamiento central auditivo. Para utilizar el sistema FM, la maestra se coloca un micrófono al cuello. Dicho micrófono está conectado a un pequeño transmisor que la maestra puede llevar en el cinturón o ajustado a la parte superior de sus pantalones. El estudiante se coloca unos audífonos conectados a un receptor, el cual se encuentra a su vez en su cinturón, en un arnés o en sus pantalones. Esta tecnología permite que el niño escuche la voz de la maestra con menos distracciones, aunque aún puede escuchar las voces de los demás niños. Permite que el niño se mantenga atento a lo que dice la maestra y a que no se canse tan rápidamente de escuchar.

En los años noventa se desarrolló otra nueva tecnología para ayudar a que los niños escuchen en el salón de clases. En los *sistemas de campo de sonido,* la maestra se coloca un micrófono en la solapa de la camisa, pero en vez de que la voz sea transmitida a los audífonos es difundida a través de un altavoz portátil. Las ventajas de este tipo de sistemas estriban en que los demás estudiantes de la clase también pueden escuchar mejor la voz de la maestra y ésta puede ir de un salón a otro. Existen otros modelos que difunden el sonido a través de altavoces fáciles de colgar en alguna parte del techo. Aunque este sistema no permite gran movilidad para la maestra, su ubicación posibilita una difusión multidireccional del sonido, lo que beneficia a todo el grupo. El uso de un sistema de campo de sonido reduce también el cansancio en la voz de la maestra. Ésta puede además advertir cuando exista interferencia estática. Mejor aún, el niño con problemas de procesamiento central auditivo no tiene que portar los audífonos, que en ocasiones encuentran incómodos, especialmente en los grados superiores de la enseñanza básica. Se han realizado investigaciones que muestran que el uso de sistemas de campo de sonido rinde beneficios para los niños con síndrome de deficiencia de atención así como para otros niños aquejados por otras discapacidades para el aprendizaje. La desventaja del sistema está en que el altavoz se encuentra a varios metros de distancia del niño y la voz de la maestra debe viajar hasta su oído. Al igual que con el sistema FM, el niño con problemas de procesamiento central auditivo tendrá dificultades para escuchar las opiniones de sus compañeros durante la clase a menos que el micrófono sea pasado de mano en mano, lo cual resulta impráctico.

Las nuevas regulaciones contenidas en el Acta sobre Educación para Individuos con Discapacidades (IDEA, por sus siglas en inglés) establecen que, de ser apropiado, debe incluirse algún tipo de tecnología para asistencia auditiva en el PEI. Si el audiólogo considera que tu hijo requiere este tipo de apoyo, asegúrate de que quede incorporado al PEI. Muchas compañías que suministran este tipo de sistemas otorgan un periodo de prueba de 30 días para averiguar si funciona. La mayoría de los sistemas tiene un costo de entre 500 y 1 000 dólares estadounidenses, el cual es similar al de los sistemas FM. (Consulta el apartado sobre "Aparatos para la audición" en el Apéndice A.)

He trabajado con algunos niños que, después de recibir la terapia durante uno o dos años, han alcanzado el rango "normal" en las pruebas realizadas, y que no muestran alguna debilidad auditiva al final de ese periodo. (Sin embargo, se trata de niños que no tienen algún otro padecimiento del habla y el lenguaje, o discapacidad para el aprendizaje.) Pero, para muchos de los niños —si no es que para la mayoría— el problema de procesamiento central auditivo es sólo una parte de alguna discapacidad para el aprendizaje más amplia; por lo tanto siempre tendrán dificultades para escuchar.

¿Qué pueden hacer los padres para ayudar a un niño con problemas de procesamiento central auditivo?

Si el diagnóstico señala que tu hijo tiene un problema de procesamiento central auditivo, es probable que el audiólogo que realizó el diagnóstico te haya dado muchos consejos prácticos. Si no lo ha hecho, pídeselos. Esto es necesario debido a que cada niño es diferente, y dependiendo de los resultados de la evaluación puede tener necesidades especiales. Las siguientes son sugerencias generales que se aplican frecuentemente para los niños con problemas de procesamiento central auditivo:

☞ No trates de conversar con él si se encuentra en otra habitación. Camina directamente hasta donde se encuentra antes de hablarle.

☞ Asegúrate de que el niño te mira y de que está listo para escucharte antes de empezar la conversación.

☞ Reduce el nivel de ruido de tu casa cuando celebren una conversación familiar. Vayan a un cuarto silencioso, apaguen la televisión o cierren la puerta si es necesario.

☞ Si tu casa es un sitio ruidoso debido a que tienes pisos de loseta o madera, piensa en la conveniencia de alfombrar el sitio. La alfombra mejorará la acústica y permitirá que tu hijo oiga más fácilmente.

☞ Si te encuentras en una situación en la que hay mucho ruido, habla en voz un poco más alta. Esto permitirá que tu hijo se concentre en tu voz y no haga caso del ruido de fondo, que es difícil de discriminar.

☞ Habla despacio y haz pausas entre las ideas. Esto permite que tu hijo tenga tiempo para procesar lo que le dices.

☛ Repite y refrasea los mensajes importantes. Si tu hijo puede leer, escribe dichos mensajes en un sitio en donde sea fácil verlos.

Estudio de un caso: Ramón

La señora Edelman, maestra de Ramón en el tercer grado, me abordó en el salón de profesores un día. Se preguntaba qué hacer con Ramón. Estaba segura de que el niño tenía un problema de audición, especialmente porque le habían colocado tubos en los oídos como resultado de infecciones que había padecido anteriormente. Sin embargo, la enfermera de planta en la escuela había revisado al niño y aseguraba que era normal. ¿Qué podía hacer? Casi siempre, parecía como si Ramón no la escuchara. Cuando lo llamaba, el niño no sabía lo que ocurría o respondía una pregunta relacionada, pero no la que ella le había formulado. El niño decía frecuentemente: "¿Qué?"

La maestra me dijo que la aptitud para la lectura de Ramón estaba por debajo del rango promedio; apenas al nivel en que debía esforzarse, pero no lo suficiente como para considerar que requiriera de servicios de educación especial. Parecía ser un niño inteligente, pero a menudo copiaba el trabajo de otros niños. A la maestra le parecía que el niño no prestaba atención. La señora Edelman sabía que algo no estaba bien, pero como Ramón no reprobaba, la maestra tenía dudas para solicitar que se hiciera una evaluación. "¿Qué debo hacer?", me preguntó.

Observé a Ramón de manera informal, en clase, en varias ocasiones. Cuando prestaba atención parecía seguir el ritmo del resto de sus compañeros, pero generalmente estaba distraído. La señora Edelman tenía que pedirle continuamente que la mirara. El niño estaba sentado cerca de una ventana abierta, donde podía escuchar la podadora de

257

césped durante la lección y volteaba a mirar por la ventana frecuentemente.

Cuando hablé con la mamá de Ramón, ella me expresó su irritación con él en casa. "No me escucha", dijo. "¡Le pido que haga algo y lo que le entra por un oído le sale por el otro! Por ejemplo, si le pido que suba a lavarse los dientes, se ponga el pijama y busque un libro para leer, veinte minutos después subo y lo encuentro sentado allí, totalmente vestido y leyendo un libro".

La maestra y la madre de Ramón llenaron una solicitud de evaluación para nuestro equipo de estudio infantil, con el fin de encontrar la causa de los problemas del niño. La maestra de discapacidades de aprendizaje realizó una evaluación y descubrió que Ramón tenía algunas aptitudes sólidas en muchas áreas académicas, especialmente para escribir y para las matemáticas. Sin embargo notó que Ramón memorizaba la mayoría de las palabras, porque era incapaz de deletrear o leer palabras creadas a propósito, como "fole" o "tadu". No tenía idea de cómo escribirlas o deletrearlas. Dado que Ramón no había reprobado en sus cursos de lectura y escritura, el problema había pasado inadvertido.

El niño también necesitaba con frecuencia que le repitieran las preguntas de las pruebas, porque malinterpretaba lo que le decía la persona que realizaba la evaluación. A menudo requería descansos durante la prueba porque se "sobrecargaba" fácilmente con todas las preguntas y la concentración que requería.

En la evaluación del habla y el lenguaje, Ramón obtuvo una calificación muy alta en las pruebas de vocabulario y tuvo un buen desempeño en las pruebas de lenguaje y audición. (No es inusual que los niños con problemas de procesamiento central auditivo tengan un buen desempeño en las pruebas de audición que tienen lugar en un ambiente silencioso y por breves periodos). Las pruebas en las que tuvo problemas fueron aquéllas donde se le pidió que escuchara sonidos como en "t-o-s-t-a-d-a" o sílabas como en "e-le-va-dor", para luego decir de qué palabra se trataba. En dichas tareas, así como en aquellas encaminadas a evaluar su capacidad para recordar series de palabras u oraciones largas, Ramón calificó por debajo del promedio. Sin embargo, los resultados generales de la prueba del niño no eran lo suficientemente bajos como para que ameritara que fuera clasificado como un niño de educación especial.

Con autorización de los padres, nuestro equipo envió a Ramón con un audiólogo para que practicara una evaluación del procesamiento central auditivo. Aquí resultado mostró un problema claro y serio. No podía percibir las palabras con claridad, incluso con sólo un poco de ruido de fondo o cuando faltaba una parte del mensaje. Por esa razón el niño ameritaba un programa de educación especial, lo que nos permitió diseñar un programa individual para él, en la que combinamos la terapia con cambios a la forma en que la maestra impartía sus lecciones y aplicaba los exámenes.

El audiólogo nos pidió que probáramos con un sistema de audición FM, para ayudar a que Ramón mantuviera su atención en la voz de la maestra. También lo cambiaron de lugar, para que se sentara más cerca de la maestra y lejos de la ventana. Se le pidió a la maestra que escribiera las instrucciones en el pizarrón y hablara más lentamente. Incluimos otras sugerencias respecto a estrategias de enseñanza en el PEI (Consulta el capítulo 4 para ver una explicación completa del PEI).

En casa, la madre y el padre de Ramón se dieron cuenta de que tenían que ser pacientes con él. Dejaron de darle instrucciones largas o de conversar con él en la cocina mientras la lavadora de trastes estaba encendida. Cuando necesitaban llamar su atención, esperaban hasta que él los mirara antes de comenzar a hablar. En el automóvil llevaban la radio apagada y hablaban despacio y con claridad para que él pudiera concentrar su atención en sus voces. En el campo de futbol y la cancha de basquetbol ayudaron a sus entrenadores a que entendieran lo difícil que era para Ramón escuchar su voz desde una distancia de siete metros. Los entrenadores aceptaron acercarse a Ramón para ayudarle a entender lo que estaban diciendo. Estas y otras sugerencias han permitido que la familia se adapte muy bien a su problema de procesamiento auditivo.

Ramón cursa actualmente el octavo grado. No necesita ya de los servicios de terapia directa en relación a su problema de procesamiento central auditivo. De hecho, las pruebas señalan que el problema es ahora "leve" desde el punto de vista clínico. Sin embargo, todavía es considerado como un estudiante de educación especial, porque las maestras necesitan reunirse con el terapeuta del lenguaje de vez en cuando para hacer una revisión de sus progresos y encontrar formas en que puedan modificar sus métodos de enseñanza para ajustarse a sus necesidades. Si la escuela tuviera un audiólogo de planta, sería el especialista más involucrado con el programa de Ramón. Pero dado que su escuela, como casi todas las escuelas públicas, no cuenta con un audiólogo, Ramón es revisado cada año por un audiólogo cuyos servicios son contratados por el distrito escolar. Ramón ofreció resistencia a utilizar el sistema FM después de uno o dos años, de manera que ya no lo hace. El niño obtiene calificaciones de diez en matemáticas, ciencias naturales, arte, educación física y ciencias sociales sin ayuda, aunque necesita tomar notas cuidadosamente y estudiar mucho. Ramón trabaja muy duro para obtener buenas calificaciones. Las materias relacionadas con el lenguaje le son aún difíciles. Sus aptitudes para leer y escribir son malas, pero se mantienen en el rango de una calificación de ocho.

El niño del "se me olvidó lo que dijiste": un problema de memoria auditiva

Ayer la señora Sauer nos dijo lo que debíamos hacer y no pude recordar lo que dijo, así que le pregunté a Jamaal porque él es muy listo. Cuando la maestra me sorprendió preguntándole se enojó mucho y me dijo que debería prestar más atención. Pero las palabras sólo vuelan sobre mi cabeza como si fueran un pájaro.

Tamina, cinco años de edad.

¿Conoces algún niño como Tamina? ¿Conoces algún niño que parece escuchar pero no puede recordar lo que dices? Tal vez te identifiques con la madre de Tamina, que esta mañana ha agotado su paciencia. ¿La está ignorando la niña, o verdaderamente ha olvidado subir a cepillarse el pelo y traer su libro de español? ¿Qué es lo que está haciendo la niña allá arriba? La madre de Tamina se exaspera... especialmente después de repetir esas instrucciones dos o tres ocasiones a lo largo de diez minutos. ¿Está probando los límites de su paciencia deliberadamente?

En este apartado analizaremos el tipo de problema de audición que padece Tamina, la manera como afecta a los niños y lo que los padres pueden hacer para ayudar.

Curiosamente, Tamina es un "as" cuando se trata de recordar en qué parte van las piezas de su rompecabezas o cómo llegar a la casa de su tía. Si puede recordar esas cosas, ¿por qué no puede recordar lo que la gente dice?

El cerebro no tiene un sitio específico para la memoria. De hecho, existen muchos tipos de memoria almacenados en distintos lugares del cerebro. Tú puedes recordar olores, sabores, emociones, canciones, acontecimientos y la manera como tu madre te miraba cuando te

261

acariciaba. Se trata solamente de información almacenada en nuestro cerebro. Una vez que la información es almacenada se convierte en parte de nuestra memoria.

Cuando los niños como Tamina tienen dificultades para recordar lo que la gente dice, no significa que no puedan escuchar las palabras o comprender el mensaje. Lo que ocurre es que su cerebro no puede mantener las palabras el suficiente tiempo para que el mensaje cobre su sentido. La palabra "auditiva" se refiere a la manera en que oímos e interpretamos los sonidos y las palabras. Tamina tiene una "deficiencia de memoria auditiva". Es una clase común de padecimiento de la audición que puede afectar gravemente la capacidad del niño de tener éxito en la escuela. ¡También puede ser una causa de grandes frustraciones para los padres!

La memoria auditiva se desarrolla en el niño desde temprana edad. Se trata de un proceso gradual que requiere de precisión al oír, concentración de la atención y de recordar algo en el curso de un día normal. Algunas actividades sencillas, como escuchar la lectura de una historia en voz alta, hablar con la madre o el padre, o escuchar canciones y rondas, ayudan a que el niño desarrolle sus aptitudes auditivas. Sin embargo, incluso con la mejor audición y estimulación, el niño puede tener un problema de memoria auditiva.

Si Tamina tiene dificultades para prestar atención a lo que se le dice y se distrae fácilmente, le será más difícil recordar la información oral. Por lo tanto, los problemas de concentración de la atención también tienen efecto o son la causa de un problema de memoria auditiva. La medicina puede ayudar a los niños con deficiencia de atención, para que se concentren durante más tiempo, mejorando por ello sus aptitudes de memoria auditiva.

Los problemas de memoria auditiva no suelen ser detectados hasta que el niño asiste a la escuela o se le practica una evaluación completa de habla y lenguaje debido a otros problemas, como retraso del habla o del lenguaje. A diferencia de los problemas del habla, los padecimientos de la audición no son notorios a menos que los busques. Es más fácil pensar que el niño es desobediente con el padre o la maestra o que no presta atención.

Para darte una idea de lo que se siente tener un problema de memoria auditiva, lee rápidamente las siguientes instrucciones en voz alta: "Dibuja una flor púrpura y roja sobre la puerta verde, pero primero subraya cada palabra que tenga una "p" o una "f"; tacha el segundo triángulo de mayor tamaño a la derecha del pequeño círculo azul". Ahora cierra los ojos y averigua cuánto de lo anterior eres capaz de recordar. ¿Pudiste recordarlo todo con precisión? Es posible que recuerdes algo sobre las formas y una flor, y quizá la letra "p". Pero si eres como la mayoría de la gente, no almacenaste la información. Por otra parte, leer esa información te permite ver las palabras. Cuando el niño sólamente oye, las palabras se desvanecen en el aire. No hay una sola palabra escrita que pueda recordar.

Mientras leías esas instrucciones, entendiste cada una de ellas de manera individual. Pero cuando se colocan juntas y se dicen rápidamente, tu cerebro no puede captarlas todas. Cuando un niño tiene un problema de memoria auditiva ocurre lo mismo, excepto que sólo una pequeña cantidad de información oral es suficiente para producir el mismo efecto de confusión.

Los niños con discapacidades para el aprendizaje, problemas para concentrarse, problemas del habla y el lenguaje y otro tipo de problemas de la audición frecuentemente tienen deficiencias de memoria auditiva. Este padecimiento puede ser diagnosticado mediante las pruebas practicadas por el psicólogo, el especialista en discapacidades para el aprendizaje, el audiólogo o el terapeuta del lenguaje. Una forma típica de hacer la prueba para descubrir el problema de memoria auditiva consiste en decir una oración y pedirle al niño que la repita. Conforme las oraciones se hacen más y más largas, el niño no sólo tendrá dificultades para recordar las palabras precisas, sino que puede olvidar toda la oración porque es demasiado larga. Otra manera de probar la memoria auditiva consiste en pedirle al niño que siga instrucciones, que también se hacen más largas y complejas conforme avanza la prueba. Un niño cuyo único problema es la memoria auditiva seguirá las instrucciones de manera correcta casi todo el tiempo si las repites muchas veces sin dar más explicación. Sin embargo, si las dices una sóla vez o demasiado rápido, el niño puede entender únicamente una parte de las instrucciones correctas, o decir simplemente "Se me olvidó".

En el caso de los niños en edad preescolar, los retrasos de memoria auditiva también son evidentes cuando les pides que digan "debajo de la mesa" y ellos sólo pueden repetir "mesa". Un niño con memoria auditiva retrasada también puede tener problemas para aprender cómo hablar mediante el uso de oraciones completas o de nuevas palabras, porque no puede recordar qué palabras debe decir.

Un niño que no comprende las instrucciones o que se confunde, sin importar cuantas veces las repitas, tiene problemas de "procesamiento" auditivo (o de lenguaje). Nos referiremos a estos últimos más adelante en este capítulo.

Características de los niños
con problemas de memoria auditiva

Es posible que los niños con problemas de memoria auditiva hagan lo siguiente:

☞ Tienen dificultades para recordar instrucciones que se les dan oralmente, detalles de una historia que escuchan o los nombres de los personajes.

☞ Miran lo que otros niños hacen antes de tratar de seguir una instrucción que se les dio oralmente.

☞ Recuerdan sólo una parte de las instrucciones, generalmente la última cosa que se les dijo.

☞ Tienen antecedentes de infecciones frecuentes en el oído cuando eran bebitos o niños pequeños.

☞ Tienen dificultades para escuchar en clase durante periodos prolongados; se distraen después de un rato.

☞ Tienen dificultades para repetir palabra por palabra las instrucciones que constan de varios pasos.

☞ Tienen dificultades para tomar notas durante las clases; dicen que la maestra "va demasiado rápido".

☞ Tienen dificultades para presentar pruebas orales.

☞ Olvidan las palabras o conceptos nuevos que escuchan durante la clase, o necesitan repetirlas para que "se les peguen".

☞ Cometen errores en palabras de varias sílabas; mezclan las sílabas o deforman las palabras cuando las dicen o las escriben.

☞ Aprenden más fácilmente cuando miran lo que otros están haciendo o cuando lo ponen en práctica inmediatamente.

☞ Necesitan releer la información que se les da por escrito muchas veces para aprenderla.

☞ Tienen dificultades para prestar atención.

☞ Olvidan fácilmente los nombres nuevos.

☞ Tienen dificultades para memorizar su número telefónico, su domicilio, las letras de canciones, poemas, oraciones y enunciados matemáticos.

¿Cómo afecta al niño el problema de memoria auditiva?

Un niño con problemas de memoria auditiva se encuentra en desventaja en casa, pero desafortunadamente lo está aún más en la escuela. Por lo tanto, cuando no padece otro problema de habla, lenguaje o audición, la deficiencia de memoria auditiva puede no ser notorio hasta que el niño tiene seis, siete u ocho años de edad. Es factible que el diagnóstico no se realice oportunamente si el problema es leve.

La madre de Tamina puede recordarle que partirán a casa de la abuelita después del almuerzo, y descubrir que Tamina se marchó a jugar antes de que la madre terminara de lavar los platos. No es que Tamina sea rebelde; simplemente se le olvidó lo que su madre le dijo. Si su madre le pregunta "¿A dónde íbamos a ir después del almuerzo?", la niña puede o no recordarlo. Es posible que Tamina recuerde haber oído algo acerca de la abuelita, pero la parte "después del almuerzo" se le olvidó.

El aprendizaje de la letra de canciones y rondas infantiles es difícil para los niños en edad preescolar con problemas de memoria auditiva. Lo anterior puede ser en ocasiones una fuente de frustración o vergüenza, pero, de acuerdo con mi experiencia, los niños no están conscientes del problema a esa edad. Cuando los niños ingresan al jardín de niños, el aprendizaje de los nombres y sonidos de las letras puede resultar difícil porque se trata principalmente de tareas de la memoria auditiva. Los niños pueden recordar mejor si hacen asociaciones ("A" es la letra con que empieza el nombre de su hermana Ashley).

Para un niño con problemas de memoria auditiva es todo un reto escuchar una historia y recordarla como lo hacen otros niños. Cuando Tamina escucha, puede comprender lo que se dice, especialmente si las oraciones son sencillas y cortas. Desafortunadamente, conforme las oraciones se hacen más largas y complejas, las palabras se vuelven nebulosas en su mente. Al terminar la historia, la niña puede tener problemas para recordar las palabras nuevas, los nombres de los personajes y otros detalles.

En los primeros grados de enseñanza, cuando el aprendizaje es más práctico, los niños trabajan a menudo en grupos, de manera que si un niño olvida las instrucciones, le resulta fácil observar lo que hacen los demás. Por esa razón, un niño con problemas de memoria auditiva puede "compensar" su debilidad durante algún tiempo, aunque la lectura y otras tareas relacionadas con el lenguaje pueden constituir un reto.

Conforme las historias, los personajes y las tramas se hacen más complejas y tienen más detalles, hay más cosas qué recordar, y al niño le será más difícil mantener el ritmo. Las nuevas palabras y conceptos son analizados y enseñados a un ritmo más rápido. Las instrucciones que da la maestra para realizar las tareas y los ejercicios también se hacen más complejas. Un niño que padece un problema de memoria auditiva puede tener muchos problemas en el segundo grado, especialmente en la segunda mitad del curso. Si el niño es un buen lector, puede leer varias veces las instrucciones que ha escrito o estudiar las historias en casa para asimilar la información. Aunque esta cualidad le ayuda a compensar su problema algunos años, puede resultar agotador para el niño y para el padre que ha pasado mucho tiempo ayudándolo a mantener el ritmo con la escuela. Es posible que el niño regrese a casa irritado y cansado, y que ofrezca resistencia a realizar más trabajos en casa.

La terapia para los niños con problemas de memoria auditiva

Puede ser necesario que la maestra regular trabaje con los especialistas para impartir la nueva información, las instrucciones o las historias de una manera distinta (o en menor cantidad) con el fin de que el niño no quede abrumado por la carga. Estas modificaciones deben ser incluidas en el PEI (consulta el capítulo 4).

Existen muchas maneras como un terapeuta o una maestra pueden ayudar a que los niños mejoren su capacidad para escuchar y recordar lo que han oído. El enfoque generalmente consiste en enseñar al niño a visualizar o a recitar en voz alta para ayudar a la memoria. El especialista puede enseñarle al niño la manera de tomar notas de manera que recuerde los puntos clave de las discusiones en clase. Puede hacerse énfasis adicional en la enseñanza de buenas conductas auditivas, como mirar a los ojos a la maestra, mantener el cuerpo sin movimiento y pedir una aclaración cuando no entienden algo.

Actualmente faltan investigaciones que demuestren el valor de los métodos tradicionales de audición, que consisten en que el niño recuerde una serie de palabras, números, oraciones o instrucciones cuya longitud va incrementándose. En mi opinión ese tipo de métodos arrojan magros beneficios si no se le enseña al niño la manera de hacerlo mejor.

¿Qué pueden hacer los padres para ayudar a un niño con problema de memoria auditiva?

Si a tu hijo le han diagnosticado un problema de memoria auditiva, debes tener cuidado con la manera en que le hablas. Trata de hacer lo siguiente:

☞ Acapara la atención total de tu hijo y míralo a los ojos antes de seguir hablando. ("Tamina, mírame a los ojos. Quiero decirte algo".)

☞ Asegúrate que se encuentran en un lugar silencioso cuando tengan una conversación. Apaga la televisión, el radio, la lavadora de trastes y otros aparatos.

☞ Recuérdale a tu hijo que no debe tocar o manipular objetos mientras escucha (no debe tamborilear con el lápiz, dibujar garabatos, etcétera).

☞ Trata de ser conciso. Evita darle instrucciones largas o decir oraciones complejas cuando hables con él.

☞ Habla despacio y haz pausa entre una idea y otra.

☞ Dale una instrucción en cada ocasión; espera a que termine para darle la siguiente.

☞ Si tu hijo puede leer, escribe las instrucciones para que pueda mirarlas cuando lo requiera. También es útil que numeres las órdenes. Por ejemplo: (1) Haz la cama, (2) Guarda tus juguetes, y (3) Lávate los dientes.

Los niños con déficit de memoria auditiva necesitan tiempo para relajarse después de la escuela, para jugar y participar en otras actividades que no sean tan frustrantes o demanden tanto esfuerzo. Puede ser útil para la autoestima del niño que practique algún deporte, aprenda a tocar un instrumento musical, tome clases de danza o intente alguna otra actividad extraescolar. Sin embargo, en esto reside un dilema: ¿cómo ayudar a que el niño mantenga el ritmo de la clase a menos que pases mucho tiempo con él después de la escuela, repasando lo que le pudo haber pasado inadvertido en la clase?

La mayoría de las escuelas establecen plazos aproximados que los niños pasarán cada noche haciendo la tarea, en función del grado escolar. Trata de ajustarte escrupulosamente a ese plazo. Si tu hijo necesita de mucho más tiempo para hacer los deberes, habla con la maestra de educación especial de tu hijo o con el terapeuta del lenguaje acerca de esto.

Estudio de un caso: Sarah

Sarah llamó mi atención en noviembre de su primer año en la escuela. La niña tenía algunas dificultades para aprender a leer y escribir, por lo que su maestra regular solicitó la ayuda del equipo de evaluación infantil. También tenía dificultades para seguir las instrucciones y para empuñar el lápiz de manera correcta al momento de escribir, por lo que su caligrafía era muy mala. Dado que Sarah era una de las niñas más chicas de su clase y no tenía experiencia preescolar, el equipo decidió adoptar una actitud conservadora. Se le dio ayuda para mejorar su lectura tres veces por semana. La maestra regular recibió algunos consejos a practicar en el salón de clases para ayudar a que Sarah aprendiera las letras y sonidos. Por ejemplo, le dieron a Sarah un poco de barro para jugar a apretar, de manera que fortaleciera sus dedos y pudiera empuñar el lápiz mejor; recibió además un lápiz más grande con una cubierta de hule para hacer más fácil que lo sujetara. La maestra intentó dar las instrucciones en clase de una manera más sencilla y procuraba hacer una demostración de lo que debían hacer los niños. El progreso de Sarah fue monitoreado regularmente durante varios meses.

La madre de Sarah estaba preocupada. Su esposo tuvo una discapacidad para el aprendizaje en su infancia y recordó haber tenido problemas desde el principio, como ocurría con la niña. Sus padres deseaban evitar que Sarah se frustrara o se sintiera mal. Trabajaron con Sarah en el hogar diariamente para ayudarle a aprender las letras y a escribir las palabras.

En enero, Sarah había mejorado sus aptitudes para leer y escribir. No se trataba de un progreso espectacular, sino lento y constante. Parecía confundida cuando se le daban instrucciones, pero se sentaba al lado de un niño muy paciente que la ayudaba, por lo que pudo mantener el ritmo de la clase. La maestra revisaba frecuentemente para asegurarse que Sarah había entendido lo que debía hacer.

Al final del año consideramos la idea de mantener a Sarah en el primer grado, pero pensamos que la niña sufriría mayor daño en su autoestima si se le hacía repetir el curso que si se le hacía esforzarse en el segundo grado. Por otra parte, la niña había hecho amistad con varios niños, por lo que se tomó la decisión de permitirle pasar al segundo grado.

Durante el año siguiente Sarah estaba callada en clase y rara vez levantaba la mano para responder las preguntas. Sus aptitudes para leer y escribir eran todavía malas. Generalmente parecía que prestaba atención, pero en ocasiones su maestra le formulaba una pregunta y la niña no siempre podía responder. De hecho, la maestra descubrió que Sarah no era capaz de recordar la pregunta que se le había formulado. Cuando repetía la pregunta o la formulaba en otros términos, la niña podía responder correctamente. Aunque Sarah no era una estudiante sobresaliente, pudo seguir en el segundo grado hasta abril.

La niña comenzó a resistirse a ir a la escuela. Era evidente que no disfrutaba de ésta. En clase parecía estar más y más distraída. A menudo era necesario volver a explicarle las cosas, y para mantener el ritmo solía mirar frecuentemente lo que otros estudiantes hacían. A esas alturas del año sus compañeros podían leer y escribir mucho mejor de lo que podía hacerlo Sarah.

La maestra del segundo grado envió nuevamente a la niña con el equipo de evaluación infantil. En esta ocasión se realizó una evaluación educativa más completa con el fin de averiguar la causa de las dificultades de Sarah. El psicólogo descubrió que el coeficiente intelectual de Sarah estaba muy por arriba del promedio de los niños de su edad, pero que era necesario repetirle las instrucciones, en varias ocasiones, antes de que pudiera responder las preguntas. Tampoco podía repetir las series de números (8-3-5-9) cuando se le solicitaba, lo cual es sintomático de un problema de memoria auditiva. La niña también mostró dificultades para dibujar y relacionar figuras. Sin embargo, en otro tipo de actividades las calificaciones de Sarah estaban muy por encima de su nivel. Estos contrastes (muy buenas calificaciones en algunas áreas, muy malas en otras), además del desempeño de Sarah en clase y de su coeficiente intelectual normal, indicaban la presencia de una discapacidad para el aprendizaje.

La maestra de discapacidades para el aprendizaje se dio cuenta de que Sarah sabía mucho acerca de muchos temas. Sin embargo, era evidente que tenía dificultades con las instrucciones que se le daban oralmente y para pronunciar las palabras. Cuando veía una palabra que no conocía, trataba de adivinar cómo pronunciarla en vez de comenzar por la primera letra.

La evaluación del habla-lenguaje también fue interesante. Sarah tenía un enorme vocabulario, y podía nombrar hasta las imágenes menos claras sin dificultad. Su habla era clara y adecuada. Sus historias estaban llenas de detalles pero mal organizadas. Sin embargo, su problema más grande era la memoria auditiva. Cuando se le pidió que repitiera la oración: "John le dio a su hermano una gran canasta café", ella dijo "La canasta de John es café". Cuando se le pidió que repitiera "Cada niña llevaba un bonito sombrero azul y guantes blancos", ella dijo "Las niñas llevaban sombreros y... se me olvidó".

En todas las oraciones más largas que la anterior, ella simplemente respondía "se me olvidó". Cuando se le pidió que siguiera algunas instrucciones que se le dieron oralmente, tuvo un mal desempeño. Se obtuvieron resultados similares en cualquier tarea que implicara escuchar una gran cantidad de información y responder preguntas sobre la misma.

Con base en los resultados de las pruebas de Sarah, de su desempeño en clase y su conducta en casa, se le diagnosticó una discapacidad para el aprendizaje consistente principalmente en una debilidad de su memoria auditiva. Sarah pudo recibir ayuda en su mismo salón de clases por parte de la maestra de educación especial y el terapeuta del lenguaje. Dado que había varios niños con problemas de audición en el grupo, se impartieron lecciones semanales para mejorar la audición a todos los estudiantes. La maestra modificó la manera como daba sus instrucciones y presentaba nueva información. Al agregar esos servicios y hacer algunos cambios en el salón de clases pudimos ayudar a que Sarah disfrutara nuevamente de la escuela. Actualmente es una niña feliz que cursa el cuarto grado, aunque a veces todavía tiene dificultades.

Como todas las personas con discapacidades para el aprendizaje, Sarah nunca se curará. Sin embargo, puede aprender exitosamente mediante el uso de métodos diseñados para sus necesidades especiales.

El niño que "no comprende lo que debe hacer": un problema de procesamiento del lenguaje

Estoy preocupada por Manny. Siempre ha sido tímido, pero conforme crece comienzo a pensar que hay algo más que eso. El niño está bien mientras juega con sus amigos o realiza alguna actividad física, pero evita a toda costa las conversaciones. En ocasiones parece confundido. No creo que sea un niño tonto, pero no siempre parece estar al tanto de lo que ocurre a su alrededor. Ha estado a la defensiva últimamente, lo que no me deja satisfecha. En la escuela se esfuerza para seguir las discusiones en clase, y a menudo no tiene idea de cómo hacer la tarea cuando llega a casa. Afortunadamente nuestro vecino está en la misma clase, porque no siempre sé lo que el niño debe hacer. Manny lee bien, pero no siempre parece comprender lo que ha leído.

Mamá de Manny, ocho años y medio de edad.

Los niños como Manny son más comunes de lo que imaginas. Dado que *todavía* no tiene un grave problema de conducta y no le cuesta trabajo leer o escribir, el problema de Manny no se ha vuelto evidente para sus maestros y padres. Sin embargo, es evidente que hay algo que no está bien, y su madre lo sabe. ¿Es un niño "tonto"? ¿Se trata simplemente de un niño a quien no le gusta conversar, o hay algo más?

En este apartado me referiré a la manera de reconocer y comprender a los niños con problemas de procesamiento del lenguaje y describiré lo que puede hacerse por ellos. Manny muestra un clásico "problema de procesamiento del lenguaje", que le provoca dificultades para comprender lo que dice la gente. Las palabras flotan en su mente y necesitan tiempo para ser "procesadas" por su cerebro antes de comprenderlas. Cuando alguien habla demasiado rápido o dice muchas cosas de corrido, las ideas se apretujan y él no puede comprenderlas. Este problema tiene muchos nombres que, relativamente, pueden ser usados de manera intercambiable: "retraso de lenguaje receptivo", "deficiencia de procesamiento auditivo" o "deficiencia de comprensión auditiva". Sin embargo, considero que el término "problema de procesamiento del lenguaje" describe mejor la afección de Manny, porque son las palabras que la gente usa, el "lenguaje", lo que causa su confusión.

Como en el caso de otros problemas que hemos analizado, el problema de procesamiento del lenguaje va acompañado frecuentemente de otros tipos de problemas de habla, lenguaje y audición, o de discapacidades para el aprendizaje. Si Manny hubiera dado síntomas de alguno de estos problemas, hubiera sido diagnosticado antes, debido a que el terapeuta del lenguaje hubiera evaluado sus aptitudes para el procesamiento del lenguaje como parte de la evaluación inicial. Pero dado que Manny pertenece al grupo de niños cuyo principal problema es el procesamiento del lenguaje, el problema pasó inadvertido durante algún tiempo. Los efectos del mismo se están manifestando ahora lentamente en su vida diaria.

Los niños con problemas de procesamiento de lenguaje pueden pasar inadvertidos en sus primeros años porque a temprana edad la conversación es menos compleja y no necesitan escuchar mucho. Conforme crecen, se les pide que procesen y utilicen más y más lenguaje. Los juegos de los niños comienzan a tomar la forma de bromas y acertijos. Miran programas de televisión que demandan que los niños comprendan lo que los personajes dicen y por qué lo dicen. Los personajes hablan a menudo de cómo se sienten, discuten, tratan de convencer y cuentan toda clase de historias e ideas descabelladas. En la escuela, las lecciones se enfocan cada vez más en la tarea de escuchar al maestro mientras éste explica principios de matemáticas, conceptos científicos, etc., y a otros estudiantes que hablan de una gran variedad de temas.

Un niño con problemas de procesamiento del lenguaje perderá una gran cantidad de información en esas situaciones. Las siguientes son áreas de problemas comunes para los niños con problemas de procesamiento del lenguaje:

PATRICIA MCALEER HAMAGUCHI

☞ *Humor.* Es muy abstracto y requiere un elevado nivel de procesamiento. Los niños con problemas de procesamiento del lenguaje pueden "no entender el chiste".

☞ *Expresiones idiomáticas.* Se trata de expresiones que utilizamos y que, de tomarlas literalmente, significan algo totalmente diferente a lo que queremos decir. ¿Qué significa la frase "ponte en mis zapatos"? ¿Significa que debo quitármelos para que te los pruebes?

☞ *Instrucciones largas y complicadas.* Éstas suelen "enmarañarse" en la mente del niño. No ocurre al punto de que el niño no pueda comprender lo que significa "escribe algo en el primer renglón" o "encierra en un círculo cada palabra con la vocal 'e'", o que recuerde lo que debe hacer, como ocurre con los problemas de memoria auditiva. Simplemente, sucede que el niño requiere de tiempo para procesar un fragmento de la información antes de que le proporcionen el siguiente, o de otra manera se confunde. Esto también sucede cuando la madre de Manny le dice que "busque un par de tijeras en el lado izquierdo del primer cajón de la cómoda de Jessica". Demasiadas posiciones (primero, segundo, arriba, izquierda, derecha, etc.) en una oración hacen que le sea difícil de procesar.

☞ *Historias con muchos personajes y acontecimientos.* Escuchar este tipo de historias puede ser desconcertante. El problema también se presenta cuando tratas de explicar los planes para las vacaciones familiares o para el paseo de la tarde si requiere de varias paradas, horarios y nombres de personas.

La lectura es de alguna forma una tarea de audición. Conforme leemos algo, de hecho estamos diciendo las palabras en el interior de nuestras mentes. En efecto, oímos nuestra propia voz. Si escuchamos muchas palabras al mismo tiempo, éstas se confunden en nuestra mente.

Lo mismo ocurre cuando leemos. Todos hemos experimentado el sentimiento de que hemos leído algo muy técnico y tenemos que releer varias veces antes de comprenderlo realmente. Resulta semejante cuando estamos cansados. Puedes leer la misma página una y otra vez pero no "procesar" realmente la información. La ves y la oyes, pero no la comprendes.

Los problemas de procesamiento del lenguaje se diagnostican mediante la observación del niño en diferentes situaciones en que debe escuchar, así como al practicar varias pruebas formales y estandarizadas. ¿Parece confundido el niño? ¿Le pide frecuentemente a la maestra que vuelva a explicarle las instrucciones para realizar una tarea? ¿Puede escuchar una historia y entender lo que ocurre?

En esos casos el terapeuta del lenguaje tiene que realizar la labor de detección. ¿Tiene dificultades el niño para procesar o comprender la información porque no sabe lo que significan ciertas palabras? Por ejemplo, un niño puede confundirse fácilmente si el personaje alimenta a un "cabrito" en la granja, si no sabe lo que la palabra "cabrito" significa. Por lo tanto, la evaluación del vocabulario del niño es importante para comprender la raíz de la confusión.

Otra aptitud que debe revisar la persona que realiza la evaluación es la memoria auditiva del niño, a la que nos referimos antes en este capítulo. Si el niño no puede recordar lo que se ha dicho, le será difícil comprender, si no es que imposible. En muchas ocasiones, el niño tiene problemas de procesamiento del lenguaje y de memoria auditiva.

La principal diferencia entre ambos es que el niño con problemas de memoria auditiva puede comprender y procesar lo que se dice pero lo olvida rápidamente, incluso antes de responder. El mensaje se desvanece pronto. En cambio el niño con problemas de procesamiento del lenguaje no comprende lo que se le dice. El mensaje no es recibido del todo o es distorsionado. El niño con problemas de procesamiento del lenguaje malinterpreta, no olvida, lo que se le ha dicho.

Obviamente tampoco debe descartarse la posibilidad de que exista un problema de audición. Si existen otros síntomas, el terapeuta del lenguaje u otro especialista solicitarán que el audiólogo practique una prueba para determinar si hay problemas de procesamiento central auditivo, a los que nos referimos al inicio de este capítulo.

Si el niño tiene dificultades para mantener su atención en algo, el síndrome de deficiencia de atención puede ser la causa de que reaccione como si tuviera un problema de procesamiento del lenguaje. En estos casos el tratamiento para la deficiencia de atención mejorarán la capacidad del niño para enfocarse en el mensaje el tiempo suficiente para comprenderlo.

En los casos de niños con retraso mental, la capacidad de procesamiento del lenguaje siempre es afectada, como todas las aptitudes relacionadas con el lenguaje y la audición. El problema de procesamiento del lenguaje es entonces una parte de otro problema mucho más grande en el caso del niño con retraso mental, y no sería adecuado diagnosticarlo en función del problema de procesamiento del lenguaje por sí mismo.

Características de los niños
con problemas de procesamiento del lenguaje

Como en todos los problemas de habla, lenguaje y audición, el niño puede manifestar una o varias formas de conducta que corresponden al problema de procesamiento del lenguaje. Es posible que los niños con problema de procesamiento del lenguaje hagan lo siguiente:

☞ Malinterpretan o confunden lo que se les dice.

☞ Requieren que se les expliquen las instrucciones en varias ocasiones o que se les haga una demostración.

☞ Necesitan una cantidad de tiempo inusual para pensar antes de responder una pregunta.

☞ Miran lo que hacen los demás para averiguar lo que deben hacer.

☞ Hacen comentarios que no encajan en la discusión.

☞ Tardan mucho tiempo en comprender lo que leen o necesitan leer un pasaje en varias ocasiones antes de comprenderlo.

☞ Tienen dificultades para responder las preguntas cuya respuesta saben en un examen, porque les cuesta trabajo comprender las palabras utilizadas para formular las preguntas.

☞ Tienen dificultades para entender la trama de un programa de televisión o de una película; hacen preguntas que reflejan su falta de entendimiento de aspectos importantes de la historia.

☞ Evitan participar en conversaciones de grupo o con la familia.

☞ Tienen dificultades para disfrutar o apreciar historias de humor, anécdotas o acertijos, aunque puedan ser "el bufón de la clase".

☞ Tienen otras discapacidades del habla, el lenguaje, la audición o el aprendizaje.

☞ Tienen antecedentes de frecuentes infecciones en el oído medio.

☞ Tienen problemas de conducta inexplicables o les disgusta ir a la escuela.

☞ Manifiestan el sentimiento de ser tontos.

☞ Se distraen o no prestan atención al escuchar.

¿Cómo afecta al niño el problema
de procesamiento del lenguaje?

Como dijimos respecto a Manny, un niño con problemas de procesamiento del lenguaje puede sentirse relegado y tener una reacción consistente en evitar las conversaciones. Puede sentirse muy aislado cuando todos los miembros del grupo se ríen y él no comprende por qué. "¿Se están riendo de mí?" Puedes ver qué tan sencillo es que un niño como Manny adopte una actitud defensiva u hostil cuando no comprende cabalmente de qué se ríe la gente.

Cuando todos los demás participan de una animada conversación de sobremesa, Manny se sienta pasivamente o comienza a jugar con su comida y su tenedor. Con sus amigos, puede evitar inconscientemente las situaciones en que debe conversar, y optar por iniciar actividades físicas como andar en bicicleta, patinar o jugar a las escondidillas. Conforme llega a la adolescencia, los deportes de equipo y las actividades artísticas —como el dibujo, la danza o la música— pueden convertirse en su foco de atención.

Los niños con problemas de autoestima corren el riesgo de malinterpretar lo que la gente les dice o dice sobre ellos. Si añadimos a lo anterior un problema de procesamiento del lenguaje, tendremos como resultado un niño que es muy evasivo o adopta una posición defensiva en las conversaciones, especialmente si éstas implican una confrontación o se trata de una discusión acalorada. El sentimiento de confusión cuando tus amigos comprenden algo que tú no entiendes suele afectar tu autoestima, por lo que muchos niños con este problema piensan que son tontos. En ocasiones, los niños con problemas de procesamiento del lenguaje hacen comentarios que tienen relación con el tema del que se habla, pero que están ligeramente fuera de lugar. Esto se debe a que a veces no están seguros de cuál es el tema de la discusión.

Como dijimos anteriormente, los estudiantes con problemas de procesamiento del lenguaje pueden tener dificultades para comprender el humor. Eso no significa que no sean divertidos. Pueden hacer que *tú* te rías de muchas maneras, haciendo gestos o bromas. Lo que ocurre es que cuando alguien más utiliza el *lenguaje* para hacer una broma en forma *oral*, en vez de —digamos— colocarse popotes en la nariz, no pueden comprender la broma. Es posible que los veas reír como todos los demás, pero no saben realmente de qué se ríen.

Dado que la lectura implica el procesamiento del lenguaje, un niño con este problema puede leer muy lentamente o necesita leer algo en varias ocasiones antes de entenderlo. Ésta puede ser una tarea que tome mucho tiempo, y los niños se inquietan cuando ven que todos los demás van en la página 12 y ellos apenas leen la página ocho. Por esa razón pueden apurarse, pero no comprenden realmente lo que están leyendo.

La presentación de los exámenes puede resultar frustrante para un niño con estos problemas. Si la maestra lee las preguntas en voz alta, el niño estará en desventaja porque no contará con tiempo suficiente para procesar la pregunta antes de que sea necesario escribir la respuesta. Si las preguntas constan por escrito, deben estar formuladas en términos claros y sencillos, o el niño puede malinterpretar lo que se le pregunta.

Los niños con ligeros problemas de procesamiento del lenguaje necesitan realizar un poco más de trabajo en la escuela para mantener el ritmo de la clase, pero pueden hacerlo. En su momento será importante que escoja una carrera relacionada con las áreas en las que tiene mejores aptitudes.

La terapia para el niño con problema
de procesamiento del lenguaje

La intervención del especialista en el caso de un niño con problemas de procesamiento del lenguaje depende de varios factores. ¿Existen otros problemas relacionados, como una mala memoria auditiva o discapacidades para el aprendizaje? ¿Qué tan grave es el problema? ¿Qué edad tiene el niño? En algunos casos la terapia servirá para trabajar en ciertas áreas de la audición y mejorar la capacidad del niño para procesar ciertas formas del lenguaje, como las expresiones idiomáticas o el humor. Generalmente se enseña a los niños con problemas leves algunas maneras para compensar este problema. Normalmente estos niños son dados de alta del programa luego de uno o dos años. Como en muchos padecimientos de la audición, no existe cura para el problema de procesamiento del lenguaje, pero los niños pueden mejorar y desarrollar su capacidad para procesar el lenguaje a través de la terapia y la enseñanza.

En una escuela pública, puede ser necesario que el énfasis se haga en ajustar las expectativas y estilo de la maestra en el salón de clases, en vez de "adecuar" al niño. Dado que el problema de procesamiento del lenguaje afecta su capacidad para asimilar la información, puede ser necesario que la escuela le proporcione ayuda adicional en el salón de clases. Quizá se requiera volver a enseñarle ciencias naturales, ciencias sociales y practicar la comprensión de la lectura en forma más fragmentaria o en un nivel más sencillo. Sin embargo, la mayoría de las escuelas intentan lograr esto en el mismo salón de clases, con el apoyo de las maestras de educación especial y/o del terapeuta del lenguaje.

¿Qué pueden hacer los padres para ayudar a un niño con problemas de procesamiento de lenguaje?

Como con todos los problemas del habla, el lenguaje y la audición, la paciencia es una virtud importante de los padres cuyo hijo tiene un problema de procesamiento del lenguaje. Puedes ayudar a tu hijo si recuerdas las siguientes ideas:

☞ Habla despacio. Los niños con problema de procesamiento del lenguaje pueden comprender mejor cuando quien les habla lo hace más despacio de lo que acostumbran.

☞ Asegúrate de que tu hijo te mira y está "listo" para escucharte antes de comenzar a hablar.

☞ Utiliza el lenguaje corporal y los gestos para ayudarte a transmitir tu mensaje.

☞ Repite los mensajes importantes o exprésalos con otras palabras, y formula preguntas con el fin de asegurarte de que tu hijo los ha procesado. ("Debes regresar a casa a las seis. Asegúrate de estar aquí a las seis... ¿A qué hora debes regresar a casa?").

☞ Haz una pausa después de cada idea para permitir que tu hijo tenga tiempo de procesarla. ("Después de la cena me gustaría que cuidaras de Emma... pueden jugar o ver la televisión juntos... Sólo asegúrate de que ambos estén en la cama a las 10:30".)

☞ Haz que tus frases sean breves. En otras palabras, si estás enojado con tu hijo, puedes decir "Estoy muy enojado ahora... lo que hiciste me hizo enojar", en vez de "Ya sabes que cada vez que te digo que hagas algo parece como si tú sólo quisieras hacer lo que deseas. Estoy muy molesto porque lo que hiciste estuvo mal porque..." etcétera.

☞ Alienta a tu hijo para que formule preguntas cuando no comprenda algo. Los niños con problema de procesamiento del lenguaje se sienten tontos en ocasiones, por lo que suelen dudar en hacer preguntas. Deja que tu hijo o hija sepa que hacer preguntas es una muestra de que la persona escucha y realmente le importa comprender lo que alguien más dice.

☞ Explica las expresiones idiomáticas y otras formas de lenguaje figurado, si las utilizas o escuchas que alguien las utiliza con tu hijo. No des como un hecho que él o ella saben lo que quieres decir cuando dices "Ponte en mis zapatos".

Estudio de un caso: André

André parecía ser un típico estudiante de cuarto grado, en muchos sentidos. Era un estudiante que obtenía ochos y nueves en la mayoría de las materias y no representaba motivo de preocupación para sus maestros anteriores, aunque algunos me habían dicho que algo "simplemente no funcionaba" con él. Cuando solicité formalmente una evaluación para él, se retractaban, diciendo que no el niño no estaba reprobando y que primero debían atender a estudiantes con problemas más serios.

Sin embargo, en abril la maestra regular de André y su padre estaban muy preocupados por su mala conducta. André se resistía a realizar las tareas en casa y se hacía el remolón en clase, en vez de prestar atención. Cada vez tenía más problemas para aprobar los exámenes, pero pensaban que eso se debía a su mala conducta y a la falta de estudio. Se presentó una solicitud formal de evaluación, con la esperanza de contar con el apoyo del psicólogo.

André recibió tutoría durante el resto del año y, aunque le costó trabajo, logró pasar de año. En el quinto grado, se inconformó con la tutoría y expresó la idea de "soy tonto" con mayor frecuencia. El psicólogo solicitó la autorización del padre de André para realizar más pruebas. Yo pedí permiso para hacer una evaluación con el fin de asegurarme de que André no tenía problemas de lenguaje o audición que hubiera pasado inadvertidos, y la maestra de educación especial también hizo algunas pruebas para discapacidades de aprendizaje.

La evaluación reveló que André tenía un alto coeficiente intelectual, con aptitudes favorables para muchas áreas. Sin embargo, su desempeño en las pruebas de audición mostraron que tenía un importante problema con el procesamiento del lenguaje. El niño entendía lo que significaban las palabras cuando las consideraba de manera aislada, pero se confundía y frustraba cuando las veía en el contexto de un párrafo o de instrucciones complicadas. La prueba sobre discapacidades para el aprendizaje mostró que tenía algunos problemas en la comprensión de la lectura.

Al realizar algunos cambios en la manera como la maestra estructuraba las preguntas que formulaba a André y en la forma como le transmitía la información, su nivel de estrés disminuyó. La participación de la maestra de educación especial y del terapeuta del lenguaje le ayudaron a desarrollar estrategias para compensar y tener un mejor desempeño en el salón de clases. El psicólogo continuó tratando a André dos veces al mes, pero pudo darlo de alta unos meses después de que André comenzó su PEI, debido a la mejoría de su conducta. Conforme comenzó a sentirse más exitoso, la actitud del niño comenzó a cambiar. Comprendió por qué en ocasiones se sentía tonto y comenzó a sentirse orgulloso de sus aptitudes superiores para las matemáticas y las artes. Dejó de menospreciarse y "corrió riesgos" al responder y formular preguntas. Dado que su tarea fue diseñada en función de sus necesidades individuales, ofreció menos resistencia a hacerla.

André, como los otros niños de que hemos hablado, nunca se curará del problema de procesamiento del lenguaje. Sin embargo, los efectos del mismo se han reducido de manera importante por la intervención adecuada de los especialistas y al hacer que obtuviera una nueva comprensión de sí mismo. André es actualmente el propietario de un muy exitoso negocio de plomería.

8
Causas y padecimientos

Cada niño constituye en sí mismo un conjunto único de aptitudes y retos, muchos de los cuales no coinciden con el perfil "clásico" que describen los libros de texto. A pesar de que en los capítulos previos he descrito muchos de los problemas más comunes de habla, lenguaje y audición, existen otros que pueden estar afectando a tu hijo. En este capítulo conocerás algunas de las causas de los problemas del habla, el lenguaje y la audición, así como los padecimientos especiales que merecen ser considerados de manera independiente.

Este capítulo aborda temas muy graves como el abuso y la negligencia, el envenenamiento por plomo y la pérdida de oxígeno del cerebro. También incluye información sobre otros problemas que pueden contribuir a los padecimientos de habla, lenguaje y audición, como las infecciones frecuentes del oído, respirar por la boca y chuparse el dedo.

Además, hemos incluido en este apartado información sobre padecimientos especiales como el síndrome de Down, la fisura palatina, el síndrome de deficiencia de atención, el autismo y la parálisis cerebral. Muchos niños con estas discapacidades tienen padecimientos físicos o mentales que requieren de atención y frecuentes visitas al médico. Por lo tanto, es natural que los padres dejen de lado cosas como qué tan bien escucha o habla su hijo, especialmente cuando celebran que el pequeño haya salido bien de su última cirugía. Sin embargo, es importante recordar que ayudar a los niños a mejorar su desarrollo de lenguaje y audición tendrá un efecto muy importante en su futuro.

Causas comunes de los problemas de habla, lenguaje y audición

Generalmente la primera pregunta que me hacen los padres después de la evaluación es "¿Tiene mi hijo un problema del habla?" seguido de "¿Hice algo mal?" Considero que ése es el miedo que tienen la mayoría de los padres cuyos hijos —a quienes aman con todo el corazón, a quienes protegerían con su propia vida— no se desarrollan normalmente. ¿Es posible que sin querer hayan hecho algo mal? La respuesta generalmente es "no".

Nosotros, los especialistas en patología de habla y lenguaje, tratamos de determinar las aptitudes actuales de habla y lenguaje del niño a través de una evaluación completa. Esa evaluación nos proporciona información valiosa que nos indica cómo podemos aprovechar las áreas "fuertes" del niño, así como facilitar el desarrollo de las áreas "débiles". También nos ayuda a conocer qué técnicas serán más benéficas. El propósito de la evaluación no es determinar si los padres tienen la culpa, ni hacerlos sentir culpables ni tampoco analizar sus problemas maritales o sus estilos de vida.

Tu patólogo del habla y el lenguaje puede sugerir *cambios* en la manera como interactúas con tu hijo para facilitar el desarrollo de ciertas habilidades, pero no debes considerar dichas sugerencias como una crítica a tu estilo de crianza del niño. La meta es sacar el mejor provecho del tiempo que pasas con tu hijo. Algunos niños necesitan una estrategia más agresiva que otros. Eso no significa que lo que estás haciendo esté mal, sino simplemente que tu hijo tiene necesidades especiales que pueden requerir de mayor atención, o de una clase diferente de atención, que un niño típico que está aprendiendo a hablar. En otras ocasiones puede haber algún factor físico (como problemas de ortodoncia, de audición y alergias) que contribuye al problema y que necesita ser atendido antes de lograr que el niño hable con claridad.

Aunque es raro que ocurra, a veces los padres pueden ser la causa de los problemas de habla, lenguaje y audición, o contribuir a éstos sin proponérselo. En este capítulo mencionaré lo que sabemos sobre esas causas de los problemas de habla, lenguaje y audición. Espero que este capítulo te dé seguridad, así como consejo, con el fin de evitar un problema similar con tus demás hijos. Lamentablemente aún es necesario realizar muchas investigaciones sobre este tema. No poseemos todas las respuestas.

Abuso y negligencia

Quizá los casos más frustrantes de que tenemos conocimiento como especialistas corresponden a niños que vienen a este mundo con un gran potencial o que *pudieron haber* progresado de la manera esperada, pero no lo hicieron debido a las acciones de la madre o de la persona que los cuida. Los problemas de comunicación de los niños pueden ser causados o empeorados por las razones que enumeramos a continuación:

☞ El consumo excesivo de drogas o alcohol de la madre durante el embarazo.

☞ Mala nutrición prenatal.

☞ Abuso por negligencia o descuido; existen situaciones en que los bebitos y niños pequeños son prácticamente abandonados frente al televisor durante la mayor parte del día; también pueden ser mal alimentados y a menudo son sustraídos del hogar y colocados bajo cuidado de extraños por las agencias del Estado.

☞ Abuso físico. Desafortunadamente existen casos documentados de niños que han sufrido daño cerebral debido al abuso físico de sus padres, padrastros o de otra persona encargada de "cuidarlos".

Como probablemente puedes adivinar, los padres de estos niños generalmente no son capaces de buscar ayuda, por diversas razones. Sin embargo, quizá adoptaste a un niño o te preocupa un niño cuyo problema es resultado de esta clase de conductas. O tal vez conoces alguien cuyo hijo está en riesgo debido a un problema de abuso de drogas durante el embarazo. Estos niños necesitan ayuda inmediata porque, a pesar de que todos los presagios están en su contra, si se les somete a un tratamiento resuelto y oportuno *pueden* lograr una extraordinaria mejoría.

Al hablar de "abuso por negligencia", no me refiero a la cantidad de tiempo que un niño típico pasa frente al televisor, sino a considerar éste como si fuera una niñera. Los programas de televisión no pueden hacerle preguntas al niño ni sostener conversaciones con él. Algunos programas educativos en las estaciones públicas de televisión son de gran provecho para los niños que los ven, pero es necesario que alguien muestre interés en el niño para que exista un importante desarrollo del lenguaje.

Asuntos relacionados con la adopción

¿Qué es lo normal para los niños que llegan a formar parte de una familia por medio de la adopción? Depende de la edad del niño al momento de ser adoptado y de la naturaleza de la adopción. Si el niño es producto de un embarazo sano y es adoptado cuando es un recién nacido, no existe razón para preocuparse. El hecho de que el niño sea adoptado no incrementa el riesgo de que tenga un retraso del habla o el lenguaje.

Cada año miles de niños son adoptados en Estados Unidos, procedentes de otros países. A menos que sean bebitos, también necesitan aprender un nuevo idioma. Sin embargo, algunos niños no recibieron la estimulación adecuada en su país natal y, por lo tanto, llegan a Estados Unidos comprendiendo o hablando muy poco de sus lenguas maternas. Dado que el niño tendrá que hacer muchos ajustes, recomendaría a los padres que evitaran enseñarle más de un nuevo idioma durante más o menos el primer año. Aunque criar a un niño en un ambiente bilingüe es generalmente una ventaja (ver "Asuntos de bilingüismo en el habla y el lenguaje", más adelante), en este caso puede ser abrumador y desconcertante.

Si los niños crecen en un ambiente de pobreza extrema durante más de un año, existe un riesgo importante de que tengan un "padecimiento de fijación". Esto es particularmente común en los casos de niños procedentes de los países que formaban la Unión Soviética, pero puede ocurrir en cualquier ambiente como carecen de afecto y estimulación. Los niños con padecimiento de fijación tienen retrasos para aprender el habla y el lenguaje, y les cuesta trabajo iniciar y usar la comunicación, incluso cuando ya saben lo que deben hacer.

Por lo tanto, cuando un terapeuta del lenguaje examina por primera ocasión a un niño adoptado, es difícil hacer un pronóstico de cuándo se pondrá al día, o si lo hará. Esto varía de un niño a otro. Mientras más pequeño sea el niño, mayor será su oportunidad de mejorar rápidamente. Por regla general, mientras más tiempo haya vivido el niño en una situación no satisfactoria antes de ser adoptado, mayor será el riesgo de que tenga retrasos graves o permanentes, incluyendo retrasos de habla y lenguaje. También existe la posibilidad de que este niño hubiera tenido un problema de habla y lenguaje y de que hubiera tenido un retraso, sin importar en dónde haya nacido o en qué ambiente. Desde luego, las limitaciones de estimulación empeorarían su situación.

Cuando adoptas a un niño (sobre todo a un niño no tan pequeño), tu énfasis principal como padre debe estar en ayudarlo a ajustarse emocionalmente a su nuevo ambiente, especialmente en los primeros seis meses. La presión para "ponerse al corriente" por medio de terapias intensivas a menudo son contraproducentes porque el niño no ha tenido la oportunidad de desarrollar un vínculo con sus nuevos padres. Ten cuidado de no comparar a tu hijo con otros niños de la misma edad que nacieron en un mejor ambiente. Un niño que llega después de tres años de poca interacción tiende a comportarse más como un bebito que como un preescolar. El niño puede tardar uno o dos años para comenzar a hablar. Para algunos de estos niños, "ponerse al corriente" no es una meta realista, porque en ocasiones tienen daño permanente en su cerebro, debido a los años de maltrato. Sin embargo, ten cuidado de no hacer predicciones respecto de su vida con base en observaciones o pruebas practicadas en las semanas o meses posteriores a su llegada. Una vez que tu hijo se haya ajustado a su nuevo hogar, entonces tiene sentido proporcionarle cualquier servicio que necesite para crecer y desarrollarse. Sabemos que la intervención oportuna de los especialistas representa una ventaja.

He trabajado con niños en edad preescolar que vienen de las peores condiciones domésticas, golpeados hasta el punto de que han sido hospitalizados y con retrasos en todas las áreas. Sin embargo, muchos de ellos han mejorado en unos cuantos años con mucha atención oportuna, amor y apoyo de sus nuevas familias. De hecho, un niño que había sido diagnosticado como limítrofe con el retraso mental tres años atrás se encontraba como el primer lugar de su clase de lectura al llegar al segundo grado. Aunque esto puede no ser lo común, puede ocurrir, y tú debes ser optimista y apoyar a que todos los niños desarrollen su potencial, sin importar qué tan retrasados parezcan. Desde luego, mientras mayor sea su edad al momento de ser adoptado, más difícil será lograrlo.

Asuntos de bilingüismo en el habla y el lenguaje

Hoy en día muchas personas deciden educar a sus hijos para que hablen más de un idioma. ¿Es una buena idea? Generalmente, sí. Las investigaciones más recientes indican que la inmersión en un segundo idioma a edad temprana puede, en muchos casos, ayudar a que el niño tenga mejores aptitudes para el lenguaje. Permite que el niño se comunique con personas de otra cultura, lo que además le ayudará a ver el mundo desde un punto de vista diferente. Los matices del idioma (la manera como se dirigen a las personas mayores, la forma como expresan sus emociones) le indican al niño aquello que es valioso en esa cultura. Los niños aprenden más de sus padres y de quienes los cuidan cuando interactúan con entusiasmo con ellos. El niño necesita práctica para aprender un idioma.

Aunque el uso de dos idiomas es frecuentemente benéfico, en ocasiones el progreso del niño puede ser ligeramente menor que el de un niño que aprende un solo idioma. También depende de cuanta interacción tenga en cada idioma. Las aptitudes para la comunicación

PATRICIA MCALEER HAMAGUCHI

tienden a ser más desarrolladas en el idioma que habla con mayor frecuencia. Generalmente se considera que, dado que el niño divide su tiempo en el aprendizaje de dos idiomas, el tiempo que dedica a aprender uno de éstos le hace perder la oportunidad de aprender y desarrollarse en el otro. Si decides criar a tu hijo en un hogar bilingüe, hay algunos consejos que debes seguir:

☞ Mantén los idiomas separados. Esto significa que uno de los padres debe hablar en un idioma y alguien más en el otro. Evita que la persona que cuida más tiempo del niño alterne ambos idiomas o combine los dos en una misma oración o en el curso de una conversación. Este tipo de inconsistencia hace difícil que el niño aprenda qué palabras corresponden a cada idioma.

☞ Asegúrate de que al menos uno de los padres interactúe diariamente con el niño en la lengua que se habla en la escuela. Debes buscar un suplemento a esa exposición por medio de reuniones con compañeros de juegos, de la escuela y de programas educativos en la televisión.

☞ Una forma divertida de aprender una segunda lengua es por medio de canciones, videos, películas, libros y reuniones con compañeros de juegos que pueden practicar el idioma con tu hijo en un ambiente más natural.

☞ Cuando sea posible, realiza un viaje largo a un país donde se hable el segundo idioma. La inmersión en la cultura es la manera más eficiente de enseñar un idioma.

Para algunos niños con retrasos de habla y lenguaje, aprender incluso un solo idioma constituye un reto. En esos casos, tu terapeuta del lenguaje puede solicitar que el idioma que se habla en casa sea el mismo que se utiliza en la terapia y en la escuela, de ser posible. Otra opción consiste en hablar el segundo idioma únicamente durante los fines de semana, de manera que el niño siga teniendo contacto con éste mientras se beneficia de la constancia de hablar un idioma entre semana. Si los padres no son capaces de hablar el idioma que se utiliza en la terapia, los conceptos y sonidos deben ser "vertidos" al idioma de los padres, tanto como sea posible. Por ejemplo, si el terapeuta está ayudando a que el niño aprenda la manera de hacer preguntas que comienzan con "dónde", los padres deben trabajar en ese mismo tema en su propia lengua, en casa. Si deseas tener más información sobre la crianza bilingüe de los niños, consulta los materiales sobre asuntos de bilingüismo en el Apéndice A.

Golpe en la cabeza (daño cerebral)

Muchos niños, si no es que todos, se caen y se golpean la cabeza en algún momento durante su infancia. Este tipo de accidentes generalmente no generan efectos dañinos o daño cerebral permanente. Sin embargo, un golpe en la cabeza con la fuerza necesaria puede hacer que el cerebro se inflame, lo que ocasiona mayor presión y la posibilidad de efectos de largo plazo en el aprendizaje, la conducta y la coordinación. Los golpes en la cabeza son otra causa de *trauma craneoencefálico*, al que nos referiremos adelante más detalladamente, en este capítulo. Un golpe muy fuerte en el cráneo también puede hacer que los vasos sanguíneos revienten, lo que puede provocar daños más específico al cerebro.

Si el cráneo del niño no es fracturado y nunca pierde la conciencia, el hospital dará de alta al niño con la advertencia de que debe mantenerse en observación. Desafortunadamente el daño al cerebro puede ser muy sutil para ser detectado al momento del impacto. Los cambios en la conducta o en la aptitud para el lenguaje pueden ser atribuidos incorrectamente al impacto emocional del incidente cuando de hecho el niño está mostrando síntomas de un trauma craneoencefálico. Si te preocupa la recuperación de tu hijo de un accidente como el descrito, debes consultar al neurólogo. Es posible encontrar un neurólogo especializado en pediatría en el hospital infantil. Los efectos que pueden ocasionar este tipo de heridas son los siguientes:

☞ Accidentes automovilísticos.

☞ Caídas en las escaleras.

☞ Accidentes en bicicleta.

☞ Caídas en que la cabeza golpea contra las rocas u otro objeto duro.

Padecimientos congénitos

Algunos padecimientos se presentan al nacer y predisponen al niño para que tenga retrasos de habla y lenguaje. Entre éstos están el síndrome de Down, la parálisis cerebral, la fisura palatina, la sordera congénita y el síndrome de Hunter (nos referimos a estos padecimientos más adelante en este capítulo). En ocasiones el niño no tiene suficiente oxígeno durante el parto cuando el cordón umbilical se enrolla en su cuello o cuando el niño pierde temporalmente la función cardiaca. Los niños que nacen como resultado de un parto traumático, después de un incidente como la caída de la madre en las escaleras o en un accidente automovilístico, deben ser observados cuidadosamente para prevenir problemas posteriores.

Los bebés prematuros no necesariamente corren el riesgo que corrían hace algunos años. Con tratamiento médico intensivo y gracias a la tecnología, los bebés que nacen prematuramente sin defectos permanentes pueden recuperarse totalmente y ponerse al corriente con sus coetáneos al cabo de unos años. Las investigaciones recientes no indican que haya una mayor incidencia de problemas de lenguaje o de aprendizaje entre estos niños, en comparación con los niños que nacieron en el plazo normal. Sin embargo, si hubo falta de oxígeno al nacer, cuidado médico inadecuado u alguna otra causa que afecte la salud, el riesgo se incrementa.

Pérdida variable de la audición a consecuencia de frecuentes infecciones en el oído

Los niños que han padecido frecuentes infecciones en el oído en sus primeros tres años de vida corren el riesgo de tener retrasos de habla y lenguaje. Es difícil definir "frecuente", pero considero que tres o más infecciones en los primeros tres años son suficientemente frecuentes para ameritar un monitoreo cuidadoso del infante. Muchos niños que son enviados al especialista debido a retrasos de habla y lenguaje tienen antecedentes de infecciones del oído. Por otra parte, las dificultades para recordar la información (memoria auditiva) y para comprender la información oral (procesamiento auditivo) pueden subsistir mucho tiempo después de que la capacidad auditiva se normalice.

Deficiencias del habla y el lenguaje hereditarios o por imitación

No es desusual que un terapeuta del lenguaje dé tratamiento a hermanos y hermanas que tienen problemas similares del habla. No se ha determinado si esto se debe a un factor natural o del ambiente. Sin embargo, es notable que un niño que tiene contacto con tantos modelos correctos para hablar a lo largo del día (mediante sus amigos, vecinos y la televisión), copie la manera distorsionada o incorrecta de hablar de uno de sus hermanos. A veces podemos observar este fenómeno en las familias.

Los patrones relacionados con la familia que he descubierto tienden a ser ligeros problemas de pronunciación (ceceos, distorsión de la "r" o la "l") y retrasos de lenguaje o discapacidades para el aprendizaje. En ocasiones uno de los padres muestra el mismo problema durante nuestra entrevista inicial y puede estar o no consciente de la conexión. He dado tratamiento conjunto a padres e hijos en relación a problemas de pronunciación cuando los primeros tienen el interés de corregir sus propios problemas. No es imposible remediar el problema de pronunciación del niño si el padre o la madre continúan hablando de manera incorrecta, pero cuesta más trabajo.

Envenenamiento con plomo

Existen cada vez más pruebas de que el envenenamiento con plomo todavía es un problema grave en Estados Unidos. No es necesario que tu hijo ingiera costras de pintura basada en plomo para que se envenene con ese mineral. Las investigaciones demuestran que los niños pueden envenenarse por la inhalación de polvo en el aire procedente de pintura que contiene plomo, o por beber agua contaminada de tuberías de este metal. Una simple prueba de sangre puede determinar si tu hijo sufre los efectos de envenenamiento con plomo. Solicita a tu médico que realice la prueba si tienes esa preocupación. El departamento de salud de tu localidad puede proporcionar pruebas gratuitas para este padecimiento.

La pintura que contenía plomo estuvo a la venta hasta 1974, cuando el gobierno federal de Estados Unidos aprobó una ley que la prohibía. Las partículas de pintura pueden contaminar el aire con tan sólo abrir y cerrar una ventana que tiene una vieja capa de pintura. Cuando se hace el remozamiento de una casa vieja, la pintura con contenido de plomo contamina el aire. Una visita a una casa vieja que está en proceso de renovación durante un fin de semana puede ser suficiente para causar el problema, así sea temporalmente. Sin embargo, incluso el contacto por un breve lapso puede tener repercusiones a largo plazo en el niño.

Sólo se requiere que el niño inhale una pequeña cantidad de aire contaminado para que se envenene con plomo. Si el problema relacionado con el plomo no es corregido, el envenenamiento puede ocasionar padecimientos permanentes vinculados a la conducta y el aprendizaje. Se considera que los niños menores de seis años corren un mayor riesgo de envenenamiento con plomo. Los adultos en el mismo hogar pueden no mostrar síntoma alguno, debido a que sus cuerpos pueden combatir el envenenamiento con plomo de manera más fácil. Un niño con envenenamiento de plomo puede volverse inquieto e irritable, y con el tiempo puede desarrollar problemas de deficiencia de atención y discapacidades para el aprendizaje (incluyendo problemas de lenguaje) si la fuente de plomo no es identificada y removida. La detección temprana y la eliminación de la fuente previenen problemas permanentes.

Las tuberías de plomo pueden contaminar tu suministro de agua. Antes de comprar una casa, haz que revisen el agua para ver si contiene plomo, aun cuando no lo contemplen las leyes estatales sobre bienes raíces. Si se descubre que tu hijo tiene envenenamiento con plomo, será necesario que localices la fuente del mismo. No olvides hacer que analicen el agua de tu casa en busca de la fuente contaminante de plomo.

Capacidad intelectual limitada

Es difícil diagnosticar este problema durante los primeros años, debido a que las pruebas no son confiables antes de que el niño cumpla siete años de edad. Por esa razón, antes de esa edad los sistemas escolares prefieren decir, respecto de los niños que se encuentran detrás de sus compañeros en dos o más áreas, que tienen "retraso en su desarrollo", a menos que un médico realice un diagnóstico más específico. Estos niños tienen dificultades en la mayoría de las áreas de desarrollo, si no es que en todas. Generalmente tienen retraso en habilidades que no involucran el habla, como caminar, jugar adecuadamente, manipular rompecabezas y cuidar de sí mismos (vestirse, alimentarse, etcétera). En ocasiones hacen todas estas cosas en la edad indicada, pero la calidad de lo que hacen es mala. Los niños con retraso nunca se ponen al corriente, sin importar la manera como intervengan los especialistas, pero el pronóstico médico mejora si reciben terapia oportuna y adecuada. Dependiendo del nivel de esas deficiencias, pueden ser consideradas posteriormente como "de lento aprendizaje", "retrasados mentales que pueden ser educados", "de daño cerebral moderado", "retrasados susceptibles de ser capacitados" o "de retraso mental grave". El habla, el lenguaje y la audición constituirán un reto para estos niños durante toda su vida. Sin embargo, el sistema educativo moderno tiene personal capacitado para desarrollar y ajustar las aptitudes de *todos* los niños hasta su nivel más alto posible. Puedes y debes aprovechar cada oportunidad de ayudar a que tu hijo logre desarrollar todo su potencial.

Debilidad de los músculos de los labios

Cuando los músculos de los labios de un niño son débiles, los sonidos como "p", "b", "m", "f" y "v" son difíciles de pronunciar, debido a que los labios deben moverse para producirlos. Los mismos músculos son utilizados para succionar líquidos, silbar y respirar por la nariz cuando apretamos los labios. Si tiene dificultades para pronunciar esos sonidos, puede ser necesario que realice ejercicios para los labios y otras actividades oral-motrices no relacionadas con el habla, con el fin de fortalecerlos.

Respirar por la boca

Un niño que padece alergias frecuentemente tiene dificultades para respirar por la nariz, lo que le crea el hábito de respirar por la boca. Las adenoides y amígdalas de tamaño mayor al normal pueden contribuir al problema. Si el niño respira por la boca, los músculos de la lengua pierden su equilibrio y se mueven hacia adelante. Los niños que respiran constantemente por la boca en ocasiones desarrollan un "ceceo" cuando pronuncian palabras con sonidos como "s" y "z", debido a que la lengua se enreda con los dientes. La terapia para corregir el ceceo es generalmente más efectiva si se limpian los conductos nasales del niño y se le vuelve a enseñar a respirar por la nariz. Si los músculos de la lengua tienen mucho tiempo fuera de equilibrio, también debe corregirse la forma como traga, antes de que se pueda corregir el ceceo.

Pérdida de oxígeno debido a un trauma

Si el suministro de oxígeno de tu hijo es limitado, aun así, puede ocurrir un daño permanente al cerebro. Se trata de otro tipo de herida traumática del cerebro. Sus síntomas incluyen una regresión o falta de mejoría en sus aptitudes al hablar y utilizar el lenguaje. En los bebés es más difícil detectar este padecimiento con sólo observar la conducta. Puedes descubrir que el patrón de llanto del niño es diferente, que sus ojos suelen enfocar menos y que su estado general durante la vigilia ha cambiado. El neurólogo es un médico especialista que puede decirte si tu hijo ha sufrido daño cerebral como resultado de este tipo de trauma. Si tu hijo ha experimentado alguno de los accidentes que menciono a continuación, el médico que lo atendió debió revisar indudablemente este aspecto. Puede producirse una pérdida de oxígeno en el cerebro debido a que:

☞ El niño estuvo a punto de ahogarse.
☞ El niño estuvo a punto de sofocarse.
☞ Tuvo una reacción durante un procedimiento médico.
☞ Se atragantó.
☞ Perdió temporalmente la función cardiaca o el pulso.

Si necesitas más información sobre temas de habla, lenguaje y audición relacionados con trauma cerebral, consulta el apartado "Autismo, parálisis cerebral, discapacidad auditiva y otros padecimientos especiales", más adelante en este mismo capítulo.

Restricciones ocasionadas
por el frenillo debajo de la lengua

En ocasiones los niños tienen dificultades para mover la lengua con libertad debido a que ésta se encuentra sujeta muy firmemente. Este padecimiento se conoce como "anquiloglosia" (también llamado "sujeción del frenillo"). En casos más leves se dice que el niño tiene el frenillo corto. Es fácil corregir estos problemas mediante cirugía. Como resultado, el niño puede hablar más cómoda y claramente. A veces es necesario que después del procedimiento quirúrgico practique ejercicios con la lengua y reciba terapia del habla, con el propósito de ayudar a que aprenda a mover la lengua para pronunciar ciertos sonidos. Generalmente afecta el sonido de la "r", porque éste requiere que la lengua se retraiga al interior de la boca. La calidad del habla en general es afectada, como si la lengua estuviera ocupada o no pudiera moverse. Un niño con anquiloglosia también tiene dificultades para masticar y comer diversos alimentos de manera cómoda.

Ataques

Los niños que han padecido ataques, ya sea de fiebre muy alta, de origen desconocido, o de un padecimiento como la epilepsia, tienen mayor riesgo de desarrollar deficiencias del lenguaje. En ocasiones, un bebito o un niño pequeño puede incluso tener una regresión en el desarrollo del lenguaje durante un lapso posterior al ataque. A menudo el habla, el lenguaje y la audición pueden mejorar o alcanzar su nivel previo con el paso del tiempo. Sin embargo, la repetición de los ataques puede ocasionar daño permanente al cerebro, con efectos en las aptitudes de habla, lenguaje y audición del niño.

Dientes desalineados, movimientos de la mandíbula y pérdida de las piezas dentales

Cuando los problemas de ortodoncia de un niño no han sido atendidos, en ocasiones le resulta difícil pronunciar las palabras. Por ejemplo, un desplazamiento importante del maxilar puede hacer que le cueste trabajo pronunciar los sonidos con claridad. Si por otra parte el niño tiene un paladar angosto o un deslizamiento de la lengua, estos factores pueden operar de manera conjunta para dificultar ciertos movimientos necesarios para el habla. En muchos casos, el terapeuta puede ayudar a que el niño encuentre otra manera de producir los mismos sonidos hasta que el problema sea corregido. Si esta estrategia carece de éxito, tiene sentido esperar a que los problemas de ortodoncia del niño sean atendidos. Durante el procedimiento de ortodoncia, es posible que coloquen en la boca del niño un aparato para ampliar el paladar, que impide que hable con claridad y nos orilla a la espera. Como regla general, los dientes mal alineados no interfieren con el habla.

Cuando al niño le hace falta alguno de los dientes frontales, algunos sonidos —como la "f" y la "s"— sonarán ligeramente distorsionados hasta que aparezca el nuevo diente.

En algunos casos, el niño puede morder adecuadamente pero tener dificultades para realizar los movimientos adecuados con la mandíbula al comer y hablar. Si el niño mueve la mandíbula de izquierda a derecha o prefiere comer de un mismo lado, es posible que haya problemas con los músculos de la mandíbula. Dado que la lengua se encuentra fija al maxilar inferior, sus movimientos están determinados por los de la mandíbula. Si ésta no se mueve de la manera correcta, la lengua no estará en la posición adecuada al hablar. En estos casos el terapeuta necesitará utilizar terapia motriz para ayudar a que el niño utilice esos músculos de manera correcta al hablar y comer.

Chuparse el dedo y usar el biberón
después de un año de edad

Muchos niños se chupan el pulgar o utilizan esporádicamente el biberón después de un año de edad, sin que haya un aparente efecto de largo plazo en su habla. Sin embargo, si el niño lo hace a diario, el hábito puede hacer que la lengua y los músculos de los labios pierdan su equilibrio, lo que resulta en un deslizamiento de la lengua. Estos hábitos también pueden ejercer presión hacia adelante sobre los dientes y causar futuros problemas de ortodoncia. El deslizamiento de la lengua puede ocasionar una distorsión de los sonidos de la "s" y la "z", así como de la "ch" y la "j". Cuando el niño trata de pronunciar esos sonidos, coloca la lengua entre los dientes superiores e inferiores y por eso no logra producir el sonido correcto. A menos que el niño se encuentre bajo un programa especial de alimentación con la supervisión de un terapeuta ocupacional o del habla, trata de hacer que tu hijo beba de un vaso normal, desde el primer año de edad.

El hábito de chuparse el pulgar es difícil de abandonar. Lo que funciona en el caso de un niño puede no funcionar en otro. Algunas estrategias duran por uno o dos días, luego pierden su carácter de novedad y dejan de ser efectivas. Se trata de un proceso de "prueba y error" que toma tiempo y constancia hasta que encuentres el que funcione mejor.

Para ayudar a que tu hijo rompa el hábito de chuparse el pulgar, puedes intentar lo siguiente:

☛ Concéntrate primero en que deje de chuparse el dedo durante el día. Dado que los niños suelen hacerlo mientras miran la televisión, toma medidas al respecto. De ser necesario, haz que utilice un guante durante el tiempo que pase frente al televisor.

Cuando el pulgar vaya a la boca, apaga la televisión. Comienza por hacerlo durante lapsos breves (cinco a diez minutos) y luego increméntalos hasta media hora del programa de televisión. En algunos casos ayuda el uso de la goma de mascar.

☞ Considera la posibilidad de usar una "tabla de recompensas". Cada vez que el niño pase media hora frente al televisor sin chuparse el dedo, coloca una estrella o una "palomita" en la tabla. Cuando el niño alcance cinco o diez estellas obtendrá alguna clase de recompensa especial.

☞ Al principio trata de darle algo que hacer con las manos (crayones o juguetes) mientras mira la televisión, para distraerle de chuparse el dedo.

☞ Una vez que logres que no se chupe el dedo frente al televisor, agrega otra actividad. Dado que los niños suelen chuparse el dedo cuando viajan en el automóvil, puedes seguir en ese ámbito. Comienza a hacerlo durante recorridos breves a la tienda (cinco a diez minutos) y agrega las recompensas en la tabla. Si es necesario, haz que utilice un guante en el coche.

☞ Tu siguiente meta debe ser lograr que deje de chuparse el dedo después de cenar, porque los niños que se chupan el dedo suelen hacerlo cuando están cansados. Divide la noche en periodos de media hora, como por ejemplo de las siete a las siete y media. Recompensa a tu hijo por no chuparse el dedo durante ese lapso. Agrega otra media hora cada semana, por ejemplo de siete a ocho, y después de siete a ocho y media.

☞ Una vez que el niño ha dejado de chuparse el dedo durante el día, trata de que deje de hacerlo durante la noche. Descubrirás que el guante es útil para lograrlo. Algunas personas utilizan un entablillado que puede adquirirse en las farmacias para las fracturas de dedos, mientras que otras vendan todo el brazo del niño. (Recuerda no apretar mucho la venda; no debes afectar la circulación de la sangre.)

Si necesitas más ideas puedes acudir con el dentista del niño, el ortodoncista o el terapeuta del lenguaje. El libro *My Thumb and I: A Proven Approach to Stop a Thumb or Finger Sucking Habit for Ages 5-10* (*Mi pulgar y yo: una estrategia probada para romper el hábito de chuparse el dedo entre los 5 y los 10 años*) de Carol Mayer y Barbara Brown, también puede serle útil.

Debilidad del músculo de la lengua

La lengua es probablemente el músculo más importante que utilizamos al hablar. Si un niño no es capaz de levantarla o moverla, le será imposible hacerlo. Además, ese niño puede tener dificultades para masticar y tragar, lo que algunas veces ocasiona que se atragante, por lo que es necesario cuidar su dieta. Debido a lo anterior, un niño con debilidad en el músculo de la lengua debe realizar actividades motrices no relacionadas con el habla para fortalecer el músculo de la lengua.

Causas desconocidas

En muchos casos, los retrasos de habla, lenguaje y audición surgen sin razón aparente, y se hacen notorios entre los 18 meses y los cuatro años de edad, dependiendo de la gravedad del retraso. Las deficiencias de comunicación menos graves, como los problemas de pronunciación, el tartamudeo, los padecimientos de la voz y las dificultades en el procesamiento, pueden ser menos notorios o estar ausentes a esa edad.

Es inusual que pasen inadvertidos hasta que el niño ingrese a la educación básica.

Como patólogos del habla y el lenguaje, ponemos lo mejor de nuestra parte para detectar la causa del problema. Sin embargo, debemos aceptar que *en muchos casos, si no es que en la mayoría, nunca sabemos por qué el desarrollo del habla, el lenguaje y la audición de un niño es diferente o más lento que el del promedio de los niños.*

Autismo, parálisis cerebral, discapacidad auditiva y otros padecimientos especiales

Para algunos niños el habla, el lenguaje y la audición son tareas que constituyen un reto. Cuando el niño adquiere o nace con una discapacidad física o mental, comienza una etapa nueva y en ocasiones tortuosa para los padres. ¿Qué le ocurrirá a mi hijo? ¿Será capaz de comunicarse de la manera como lo hacen los otros niños? ¿Qué debo hacer para ayudar a que mi hijo saque el mayor provecho de estos años de desarrollo? Ésas son preguntas que los padres se formulan de manera natural. Desafortunadamente, muchas de esas preguntas no tienen una respuesta sencilla, en términos generales. El viejo axioma de que "cada niño es único" es fundamentalmente cierto.

Por ejemplo, diez personas con síndrome de Down pueden hablar y tener un desempeño correspondiente a diez niveles distintos de desarrollo para el momento en que cumplen 20 años. Algunas personas con síndrome de Down se desarrollan, trabajan, e incluso se casan. Otros necesitan más ayuda en sus actividades cotidianas, hablan con muchas dificultades y son menos independientes. A pesar de que existen vínculos comunes que agrupan a ciertos grupos de niños, las necesidades de uno pueden ser diferentes a las de otro. La terapia educativa y del habla-lenguaje no es una medida que se ajuste a todas las necesidades.

Solamente el paso del tiempo puede decir lo que el futuro le depara a un niño con alguno de estos padecimientos. Por el momento, los padres pueden ayudar a hacer que el niño saque el mayor provecho posible de la ayuda especial y de las experiencias que la vida ofrece. Las actitudes hacia los niños con discapacidades han cambiado en los últimos años. Actualmente tienen acceso a todo tipo de terapias y tecnologías que pueden mejorar su calidad de vida. Por esa razón pueden disfrutar de su infancia y hacer la mayoría de las cosas que un niño "normal" hace.

En este apartado delinearé la naturaleza de algunos padecimientos especiales y los aspectos relacionados con el habla, el lenguaje y la audición de cada uno de ellos, así como qué tipo de intervención de los especialistas cabe esperar. El médico de tu hijo diagnosticará si tu hijo tiene alguno de estos padecimientos. Aunque hay cientos de síndromes y padecimientos neurológicos, musculares e intelectuales, he seleccionado los más comunes por razones de espacio.

Si tu hijo tiene un padecimiento que no está descrito en estas páginas, la Asociación Americana del Habla, el Lenguaje y la Audición (ASHA) puede ayudarte a localizar al especialista más adecuado que responda a tus preguntas. Los números telefónicos y domicilios están incluidos en el Apéndice A. Muchas otras organizaciones —tanto públicas como privadas— que se dedican a ayudar a los niños con discapacidades también se encuentran en esa lista.

Problemas de deficiencia de atención

Algunos niños que vienen a verme son muy inteligentes, pero tienen dificultades para concentrarse en una tarea. Sus mentes pasan revista rápidamente a los cuadros de las paredes, los juegos de mis estantes y los objetos de mi escritorio. Quieren experimentar y tocarlo todo, y hacerlo todo al mismo tiempo. Todo los distrae, incluso ellos mismos, aunque nunca intencionalmente. En los últimos años se ha utilizado el término "Síndrome de deficiencia de atención" para nombrar a este padecimiento. Algunos niños con deficiencia de atención también son hiperactivos; aunque algunas veces no lo son. Cuando un niño tiene un problema de deficiencia de atención, se le dificulta escuchar y prestar atención a una conversación o a una lección en clase. En una habitación tranquila, en casa, el problema es menos notorio. Pero dado que el salón de clases está decorado con carteles coloridos y en él se escuchan ruidos —como el del afilar de los lápices, etcétera— estos niños tienen más dificultades en su desempeño escolar.

La mayoría de los niños con deficiencia de atención actúan como si tuvieran problemas de memoria auditiva y de procesamiento del lenguaje. Esto se debe a que la información que escuchan "no les entra". Los niños con este problema dejan de escuchar la voz de alguien e inmediatamente se concentran en otro sonido o en algo que ven, como un pájaro o una ardilla en un árbol, a través de la ventana más cercana. No pueden recordar o procesar un mensaje que no recibieron de antemano. Con medicina (generalmente Ritalin), maduración física y el uso de estrategias para hacerle frente al problema, los niños con deficiencia de atención pueden mejorar sus aptitudes auditivas. Sin embargo, escuchar y prestar atención a alguien que les habla puede ser siempre un reto para estos niños, incluso en la edad adulta.

Otro problema con los niños que tienen deficiencia de atención estriba en tomar un turno en la conversación o en la discusión en clase. Normalmente son los niños que responden a una pregunta sin haber levantado la mano antes. En ocasiones repiten una respuesta que alguien más ha dicho o responden a una pregunta anterior. Esto no se debe a que sean groseros o traviesos. En realidad, el niño con déficit de atención es impulsivo por naturaleza y actúa rápidamente, sin procesar antes lo que otros dicen o sin esperar su turno. Si esperan demasiado tiempo, su cerebro habrá concebido otra idea para el momento en que la maestra les da la palabra. Cuando levantan la mano, a menudo dicen "se me olvidó" una vez que la maestra les de la palabra.

Durante las conversaciones, los niños con deficiencia de atención también tienen dificultades para concentrarse en el tema que se discute. A menudo divagan de la pregunta que les formulas y comienzan a hablar de otros temas relacionados. Pueden cambiar de tema y contar acontecimientos sin relación. Suelen interrumpir a la persona que está hablando, especialmente en momentos inoportunos. Aunque pueden ser malos comunicadores por lo que hemos dicho, no necesariamente tienen un padecimiento del lenguaje en el sentido tradicional del término, además de su problema para concentrar la atención. Aunque en ocasiones sí lo tienen. Ambos se encuentran a tal punto relacionados que a menudo cuesta trabajo saber. Pero como un niño con deficiencia de atención actúa de la manera en que lo hace un niño con problemas de audición y/o de lenguaje, son válidas las sugerencias a los padres de familia en los capítulos 6 y 7.

Los trastorno del espectro de autismo y el trastorno generalizado del desarrollo

El trastorno del espectro de autismo y el trastorno generalizado del desarrollo son un grupo de padecimientos de fundamento biológico que tienen un origen desconocido y que afectan la manera como el niño se comunica e interactúa socialmente. En 1994 la Asociación Psiquiátrica Americana estableció una serie de criterios específicos que fueron consignados en su *IV Manual de diagnóstico y estadística* (DMS, por sus siglas en inglés) para el diagnóstico de los trastornos generalizados del desarrollo, que incluyen las siguientes subcategorías: autismo, síndrome de Asperger, trastorno generalizado del desarrollo no especificado, Síndrome de Rett y trastorno desintegrador infantil. Los especialistas prefieren actualmente utilizar el término "trastorno generalizado del desarrollo", a pesar de que la subcategoría puede o no ser identificada. Sin embargo, muchos expertos en el área del autismo prefieren utilizar la expresión "trastorno del espectro de autismo" para describir estos padecimientos relacionados, en vez de "trastorno generalizado del desarrollo". Cabe esperar que en los próximos años se utilice una terminología de diagnóstico más sistemática en la psicología, la medicina, la patología del habla y la psiquiatría. Por el momento los nombres "trastorno del espectro de autismo" y "trastorno generalizado del desarrollo" se utilizan a menudo de manera invariable.

No hay dos niños que padezcan trastorno del espectro de autismo o trastorno generalizado del desarrollo de la misma forma. Sin embargo, muestran síntomas comunes. Los libros sobre el tema señalan generalmente que los retrasos tienen lugar en las áreas de la conducta en sociedad, del desarrollo del habla y la integración sensorial, pero... ¿qué significa eso? He aquí algunas señales que debes buscar:

Conducta en sociedad

Comencemos por la conducta del niño en su convivencia social. Cuando los niños participan en una actividad o en una conversación, se denomina "actividad de atención mutua", lo que significa que cada persona analiza las reacciones de la otra y reacciona en consecuencia. Los niños con trastorno del espectro de autismo o trastorno generalizado del desarrollo tienen dificultades para percibir la manera como sienten los demás. Es posible que:

☞ No se den cuenta cuando alguien entra o sale de la habitación; a menudo necesitan que alguien les pida que digan "hola" o "adiós" en cada ocasión, y es posible que respondan a dicha petición palabra por palabra (tú le dices: "Johnnie, dile adiós a papá", y él responderá: "Johnnie, dile adiós a papá").

☞ A menudo toman de la mano a un adulto para señalar que quieren algo o necesitan ayuda con algo. Usan la mano como un instrumento, pero no necesariamente la relacionan con el adulto de la que forma parte. Generalmente no sonríen ni expresan gratitud cuando se les ayuda.

☞ Evitan mirar directamente a la gente, excepto cuando se les solicita que lo hagan.

☞ Parecen no reconocer, percibir o señalar cosas de su ambiente a otra persona. (No te muestran algo de interés, como una escena divertida en un programa de televisión o un dibujo que han hecho.)

☞ Tienen dificultades para "simular" en los juegos con títeres, muñecos y figuras de acción. No intentan hacerlos hablar o hacer que se miren.

☞ Tienen dificultades para tomar su turno. Si tú no tomas tu turno, no te pedirán que lo hagas. Se sientan y esperan indefinidamente o continúan la actividad sin ti.

☞ Se ríen en momentos inoportunos y sin causa aparente.

☞ Tienen dificultades para comprender o utilizar expresiones y gestos faciales de manera normal. Si pareces enfadado, asustado o impactado, ellos no reaccionan.

☞ Tienen dificultades para iniciar o sostener una conversación o para interactuar, excepto para obtener algo que quieren o para hablar de su tema favorito. Hacen pocas preguntas, como "¿Qué es eso?" o ""¿A dónde vamos?"

☞ Se concentran en un solo tema, como los trenes, los mapas o la memorización de datos.

☞ A menudo tienen más interés en una parte de un juguete (como al darle vuelta a las rueditas de un carro) que en jugar con el mismo.

☞ Se resisten al contacto físico o, por el contrario, abrazan a casi cualquier persona, incluyendo extraños.

☞ Observan rígidamente una rutina y son inflexibles ante los cambios. Se molestan mucho si te sientas en la mesa equivocada durante la cena o si cambias el sitio en donde colocas las cosas.

☞ Gustan de alinear objetos.

Características del habla y el lenguaje

Muchos niños tienen retraso en sus aptitudes de habla y lenguaje; los niños con autismo o trastorno generalizado del desarrollo observan una conducta de lenguaje que los hace aparecer como una categoría independiente de los que "se tardan en hablar". El terapeuta del lenguaje se preocupa por el tipo de errores que comete un niño, no sólo por el número de palabras que dice o no dice. Los niños con autismo o trastorno generalizado del desarrollo pueden:

☛ Repetir cosas fuera de contexto, como el diálogo que se desarrolla en un comercial de televisión o la letra de una canción.

☛ Utilizan su propia jerga o sílabas sin sentido en lugar de palabras, incluso después de los dos años y medio de edad (pueden además utilizar palabras verdaderas).

☛ Repiten la pregunta que se les hace o la última parte de la misma, en vez de responderla.

☛ No siguen un patrón de desarrollo normal del lenguaje. Es posible que utilicen oraciones completas antes de ser capaces de nombrar objetos comunes en un libro para niños, o decir algo en una ocasión y no volver a decirlo después.

☛ Tienen retraso en lo que hace a la cantidad de lenguaje que utilizan. Pueden no hablar en absoluto o sólo utilizar palabras sueltas.

☛ Hablan con un patrón de entonación inusual o poco natural. Es posible que suenen "como un robot", "como si cantaran" o murmurando.

☛ Les gusta repetir una palabra o frase una y otra vez.

☛ Tienen dificultades para comprender lo que la gente dice.

☛ No utilizan los gestos de manera normal. Cuando son pequeños, pueden girar la cabeza de izquierda a derecha para decir "sí" o de arriba abajo para decir "no". Generalmente no acompañan sus palabras con gestos, como lo hacen los niños cuando quieren mostrar algo "muy muy grande".

☛ Tienen dificultades para realizar tareas como señalar las imágenes a menos que guíes su mano o se lo pidas.

☞ Se les dificulta generalizar el uso de palabras y frases a situaciones nuevas. Si practicas un juego con la pregunta "¿Dónde está el pájaro?", es posible que puedas enseñarle a decir "en el árbol". Sin embargo, si utilizas otro objeto en vez del pájaro (un juguete) y colocas otra cosa en vez del árbol (una casa), el niño no puede percibir la semejanza y responder que el juguete está en la casa.

☞ Tienen dificultades con las preguntas cuya respuesta es "sí" o "no". (Puedes preguntarle "¿Quieres un pedazo de pastel?", y el niño responderá con el silencio o repetirá la pregunta).

☞ No suelen decir "No sé" o preguntar "¿Qué significa eso?", aun cuando les hagas una pregunta cuya respuesta desconozcan, como "¿Dónde está tu tibia?" El niño no responderá, o repetirá la pregunta, o la última palabra.

☞ No responden cuando alguien los llama por su nombre. A menudo es necesario enseñarles a decir "¿Qué?", y a mirar a la persona que los llama.

Conductas relacionadas con los sentidos

La información sensorial nos permite percibir el mundo mediante la vista, el oído, el olfato y el tacto. Los niños que padecen de autismo son *hiposensibles* (tienen una menor reacción) o hipersensibles (tienen una reacción mayor) ante el estímulo. Un niño puede ser hipersensible al sonido (lloran cuando mueles café) e hiposensibles ante el dolor. De cualquier manera, está claro que el niño no percibe las cosas en el ambiente de la manera normal. Es posible que los niños con autismo hagan lo siguiente:

☞ En ocasiones parecen "sordos" y no responden a los sonidos o a la conversación, y en otras ocasiones parecen hipersensibles y abrumados por la conmoción.

☞ Reaccionan a sonidos como las licuadoras, las podadoras de césped, etc., como si éstos les molestaran, y se llevan las manos a los oídos, lloran o gritan.

☞ Prefieren muy pocos alimentos, generalmente de sabores y texturas suaves.

☞ Son muy sensibles a los olores fuertes o les gusta oler todo, incluso cosas como las latas, los vasos de plástico o la ropa.

☞ Son muy selectivos con la ropa que portan y prefieren camisas ya sea únicamente de manga larga o únicamente de manga corta, aun cuando la temperatura indique lo contrario. Es posible que tengan prendas de vestir favoritas que usan una y otra vez. Se sienten incómodos con las etiquetas de la ropa.

☞ Mueven sus manos o brazos de manera repetitiva cuando están excitados o molestos.

☞ Tienen algunas debilidades con aptitudes motrices delicadas como abotonarse la ropa, cerrar la cremallera o escribir las letras sobre los renglones.

☞ Tienen dificultades con aptitudes motrices más complejas como andar en bicicleta, columpiarse o trepar en los juegos para niños.

☞ Se divierten haciendo girar cosas.

Áreas donde son capaces

Los niños con autismo son muy capaces en las siguientes áreas:

☞ Tienen gran interés en las letras, incluso a muy tierna edad, a los 18 o a los 24 meses de edad.

☞ Son buenos para armar rompecabezas y construir juguetes.

☞ Tienen buena memoria para localizar cosas o recordar lugares que han visitado, cosas que han ocurrido o rutinas.

☞ Pueden concentrar su atención al mirar la televisión, jugar con la computadora o realizar otra actividad independiente.

☞ Pueden ser muy buenos para el dibujo y el arte (generalmente después de los cinco o seis años de edad).

Los síntomas de estos padecimientos se presentan durante los primeros tres años de vida, aunque generalmente lo hacen entre los dos años y los dos años y medio de edad. Los niños con síntomas más claros, o con mayor número de síntomas, reciben el diagnóstico de *autismo* o de autismo infantil. De manera informal, el padecimiento es llamado "autismo clásico" o "autismo de libro de texto".

Los niños con trastorno generalizado del desarrollo no especificado tienen *algunas* características del autismo, aunque no tan graves como en el caso del autismo clásico. La expresión "trastorno generalizado del desarrollo no especificado" quiere decir básicamente "ninguno de los antes mencionados", pero el niño tiene conductas *algo* desusuales en el lenguaje, los sentidos y la convivencia social, que de otra manera no podrían ser definidos como discapacidad para el aprendizaje o padecimiento del lenguaje.

Además de los síntomas a los que nos referiremos más adelante, los niños con *síndrome de Asperger* generalmente tienen un tema o área de interés favorito (como los mapas o las direcciones) que predomina durante sus juegos y su conversación, aun cuando no sea oportuno. (Un niño que padece el síndrome de Asperger podría pedirle su dirección al empleado en un mostrador y muy probablemente lo recordará incluso meses después). Pueden tener una memoria excepcionalmente buena para recordar datos e información.

El *síndrome de Rett* generalmente se diagnostica en las niñas. Es poco común y se caracteriza por una regresión de las aptitudes después de cumplir uno o dos años. Un síntoma clave es la pérdida de las habilidades manuales y un movimiento constante parecido al de lavarse las manos o exprimir un trapo mojado.

El *trastorno desintegrador infantil* es muy raro. Consiste en la regresión de algunas habilidades previamente desarrolladas. El niño se torna discapacitado en muchas áreas sin que se conozca la causa.

Existen niveles diferentes de capacidad y expectativas para un niño con trastorno del espectro de autismo o trastorno generalizado del desarrollo. Es difícil realizar pruebas formales, debido a que estos niños son poco consistentes en lo que hace a su voluntad de "actuar" para la gente, especialmente para los extraños. Los niños con padecimientos más leves pueden obtener resultados normales o por encima del promedio en pruebas de coeficiente intelectual. Sabemos que el cerebro está afectado, pero es difícil cuantificar en qué grado y de qué manera, y esto varía de un niño a otro.

Los trastornos generalizados del desarrollo y autismo de gran capacidad

Los padecimientos relacionados en la parte más alta del espectro del autismo son los trastornos generalizados del desarrollo no especificados, el síndrome de Asperger, el autismo de gran capacidad, el trastorno semántico-pragmático del lenguaje, el trastorno del aprendizaje no verbal y la hiperlexia. Se trata de padecimientos relacionados que tienen menos síntomas o síntomas más leves que el autismo clásico.

Por esa razón, es posible que no sean diagnosticados en un niño comunicativo hasta que alcance la edad escolar o la adolescencia. Algunos especialistas consideran que muchos genios de la historia, alguna vez considerados como personalidades antisociales o excéntricas, padecían de hecho una forma leve de autismo o de trastorno generalizado del desarrollo. En ocasiones los niños con estos padecimientos tienen algún pariente con otro tipo de trastorno del espectro de autismo o de trastorno generalizado del desarrollo. En otros casos pudieron haber sido diagnosticados inicialmente como "autistas", pero mejoraron de tal manera que los síntomas se hicieron menos graves. Dado que muchos de los criterios de diagnóstico y tratamiento comenzaron a aparecer en las principales publicaciones especializadas apenas en la década de los noventa, los especialistas frecuentemente no perciben estas señales o realizan un diagnóstico equivocado. Debido a que existen diferencias sutiles en el uso de cada una de esas "etiquetas" de los trastornos más leves, los especialistas en ocasiones no están de acuerdo sobre cuál debe utilizarse. Si un especialista no está capacitado para identificar estos trastornos, puede diagnosticar que el niño tiene problemas emocionales o alguna discapacidad para el aprendizaje más genérica. Sin embargo, debido a que el tratamiento para el trastorno generalizado del desarrollo es diferente al de los problemas emocionales o de otras discapacidades para el aprendizaje, resulta fundamental obtener el diagnóstico correcto.

El uso del lenguaje en el niño con autismo y trastorno generalizado del desarrollo leves

Los niños con estos padecimientos tienen dificultades para utilizar el lenguaje de manera normal, principalmente en situaciones de convivencia social denominadas *pragmáticas*. Es posible que no comprendan el humor expresado oralmente y que tengan dificultades para interpretar los gestos y las expresiones idiomáticas. "Me estás dando lata" significa para ellos literalmente que están dando un recipiente de metal. No suelen mirar a los ojos y pueden pararse demasiado cerca o demasiado lejos cuando hablan con alguien más. A menudo les resulta dificl entender que las demás personas no saben lo que ellos piensan, por lo que en ocasiones parecen divagar y quien los escucha tiene problemas para saber de qué hablan. Frecuentemente tienen dificultades para jugar con otros niños, porque el niño que tiene este tipo de padecimientos tiende a jugar (y a hablar) de manera unilateral, para sí mismo, expresando lo que piensan pero sin mostrar interés por la respuesta del otro niño.

Los niños con estos padecimientos tienen dificultades para procesar lo que se les dice y pueden malinterpretar lo que oyen. En ocasiones pueden hablar con estructuras gramaticales correctas y "sonar" normal. En otras pueden hablar mucho, pero la estructura de sus oraciones se vuelve confusa y débil ("Dame esa cosa única que pusiste sobre eso"). Generalmente los niños con trastornos leves disponen de un buen vocabulario para nombrar los objetos que aparecen en las imágenes, aunque pueden tener dificultades para utilizarlo en una conversación (problemas para recordar las palabras). A menudo leen bastante, aunque pueden no comprender todo lo que leen. Los niños con autismo o trastorno generalizado del desarrollo tienen dificultades para concentrar su atención y pueden recibir tratamiento para el síndrome de deficiencia de atención. Por otra parte pueden ser tratados por la ansiedad o un trastorno obsesivo-compulsivo, debido a que su necesidad por tener una rutina y encontrar las similitudes pueden ser irritantes. Se desarrollan y prueban continuamente nuevos medicamentos para tratar el trastorno del espectro de autismo y el trastorno generalizado del desarrollo.

A pesar de que existen diferencias entre el autismo y el trastorno generalizado del desarrollo, estos padecimientos comparten muchas características similares. El diagnóstico debe ser realizado por un psicólogo, un médico y/o un equipo de especialistas (como un terapeuta del lenguaje) después de entrevistar a los padres y maestros, observar al niño y practicar algunas pruebas formales. La gravedad y naturaleza de las conductas mostradas ayuda a diferenciar las opciones.

La incidencia del trastorno del espectro de autismo o trastorno generalizado del desarrollo

El número de niños que padecen estos trastornos se ha incrementado a un ritmo alarmante en la última década. Es el tercer trastorno más frecuente del desarrollo en la infancia, y afecta a uno de cada 500 niños (datos del Centro para el Control y la Prevención de las Enfermedades, 1997). Mi experiencia personal coincide con los datos de ese inusitado aumento de casos. Aunque nosotros, los especialistas, estamos haciendo mejor nuestro trabajo e identificando a los niños con formas leves de autismo, los criterios para el diagnóstico del autismo clásico han sido los mismos desde hace muchos años y no explicarían dicho incremento. Muchos padres han informado que sus hijos se desarrollaban normalmente hasta que usaron algun antibiótico o recibieron alguna vacuna entre los 15 y los 24 meses de edad, lo que lleva a algunas personas a pensar que existe un vínculo que debilita o colapsa el sistema inmunológico. Otros reportan haber notado conductas parecidas al autismo en los niños desde su nacimiento, lo que hace que otras personas sospechen que es causado por un virus durante el embarazo. Algunos expertos consideran que pudiera haber un vínculo genético, dado que en ocasiones hay más de un niño con autismo en una familia. Otra hipótesis consiste en afirmar que es causado por algún problema del ambiente, porque parece presentar una mayor incidencia en ciertos lugares. También existen informes sobre niños con problemas intestinales (generalmente diarrea) cuyas conductas de autismo han mejorado luego de haber recibido un tratamiento para el problema intestinal, ya sea mediante algún medicamento o un cambio radical en la dieta, lo que hace que algunos expertos piensen que existe una relación entre el autismo y el sistema digestivo. En general se sospecha de una gran variedad de causas desconocidas para este padecimiento.

Para ayudar a los niños con autismo suelen utilizarse muchos tratamientos terapéuticos, educativos y farmacológicos, en función de los síntomas más evidentes, la gravedad, la forma de pensar de los padres y sus recursos financieros. Muchos de esos tratamientos ayudan, pero en grado muy variable. Algunos son caros o tardan demasiado y pueden ofrecer sólo una ligera mejoría. Todavía es difícil predecir qué niños responderán mejor a qué tratamientos, de manera que se trata de un proceso de "prueba y error", en la que resulta más apropiado combinar la intervención de diversos especialistas. De la misma forma en que cada niño es diferente, no existe una manera aceptada de manera general para tratar a los niños, y al escribir este libro no existía aún una "cura" para el autismo.

La terapia del habla y el lenguaje

La terapia del habla y el lenguaje para los niños con autismo generalmente se enfoca al mejoramiento de su comunicación funcional (es decir, que sean capaces de decirle a alguien que quieren algo o que necesitan ir al baño), mejorar su interacción con otros niños (la manera de mirarlos, de pararse a una distancia adecuada y de comprender sus expresiones faciales), comprender la manera de responder preguntas sencillas ("¿Cuál es tu nombre?" "¿Dónde está la pelota?") e iniciar la comunicación (por ejemplo enseñarle la manera de mostrarle a alguien más algo inusual que el niño ha visto). El uso de los pronombres es particularmente difícil para estos niños, por lo que la terapia puede incluir la práctica de palabras como "yo" y "tú". En el caso de niños con habla limitada, los terapeutas pueden utilizar fotografías o imágenes para ayudar a que el niño aprenda a comunicarse por medio de símbolos. A esto se le conoce como "sistema de comunicación mediante el intercambio de imágenes" (PECS, por sus siglas en inglés). Debido a que muchos niños con autismo tienen buena visión, la terapia utiliza muchas imágenes acompañadas con palabras. El uso de "diálogos" permite que el niño comprenda la mecánica de la interacción social ("¿Cómo estás?" "Bien"). Con el fin de ayudarlos a aprender la estructura de las oraciones, algunos niños responden bien al aprendizaje de un sencillo lenguaje de signos que acompañan a las palabras, especialmente en el caso de las preposiciones (en, sobre, etc.) El reto más grande consiste en ayudarlos a aprender a generalizar y utilizar conceptos que han aprendido en otras situaciones. Por ejemplo, el niño necesita comprender que "abre la puerta" puede ser utilizado para otras puertas, y no sólo para la puerta del cuarto donde recibe la terapia. Vale la pena consultar *More Than Words: Helping Parents Promote Communication and Social Skills in Children with Autism Spectrum Disorder* (*Más que palabras: ayudar a los padres para que fomenten las aptitudes sociales y de comunicación en los niños con trastorno del espectro de autismo*) escrito por Fern Sussman para el Programa Hanen, una organización no lucrativa. Puedes consultar su página electrónica en la dirección http://www.hanen.org.

La *capacitación para la integración auditiva* (AIT, por sus siglas en inglés) y los *ejercicios digitales para la audición* son conducidos por especialistas —generalmente audiólogos— entrenados especialmente para ello. La terapia comienza con una evaluación del patrón de audición del niño. ¿Se siente cómodo cuando oye sonidos en ciertos tonos? ¿Parece escuchar "demasiado bien" en algunas frecuencias? Algunos especialistas piensan que esta hipersensibilidad a algunos sonidos y frecuencias es la causa de que el niño hable menos, murmure o se resista a escuchar a otras personas cuando le hablan. El tratamiento consiste en hacer que el niño escuche a través de audífonos algunas piezas musicales seleccionadas cuidadosamente, dos veces al día durante diez días. Muchos padres informan que sus hijos reaccionan menos ante los ruidos fuertes y responden más a lo que dicen las personas después de este tratamiento. Se dice que éste mejora la tolerancia del niño o niña a su propia voz, lo que permite que utilice más el lenguaje (aunque estos datos tienen un carácter anecdótico y no corresponden a una investigación formal). Sin embargo algunos padres señalan que no opera ningún cambio perceptible. La terapia es cara; generalmente cuesta más de 1 000 dólares estadounidenses. Los ejercicios digitales para la audición son una forma digitalizada más reciente (1998) de capacitación para la integración auditiva. Si deseas más información puedes consultar la página electrónica que corresponde a la siguiente dirección: www.GeorgianaInstitute.org.

Los siguientes son tratamientos adicionales de uso común para el autismo y el trastorno generalizado del desarrollo:

☞ Entrenamiento de Prueba a Discreción —"Lovaas"— Análisis Aplicado de la Conducta (ABA, por sus siglas en inglés).

☞ Cambios en la dieta (incluyendo la supresión de productos lácteos y harinas).

☞ Vitaminas (como la B6) y suplementos nutricionales.

☞ Secretin.

Para conocer los avances más recientes en la investigación sobre estos métodos puedes consultar la página electrónica del Instituto de Investigaciones sobre el Autismo *(Autism Research Institute)* en la siguiente dirección electrónica: www.autism.com/ari.

Inclusión

Las normas jurídicas (e investigación) relacionadas con el Acta sobre Educación para Individuos con Discapacidades, IDEA, favorecen el concepto de educar a los niños con discapacidades en un ambiente normal de salón de clases el mayor tiempo posible, y agregar clases de educación especial particulares; la remoción del niño sólo tiene lugar en los casos más graves. La ley favorece la utilización de modificaciones y el uso de aparatos de apoyo en caso de ser necesarios, en vez de enviar a los niños a un salón de clases diferente. De hecho, el aspecto más importante de cualquier programa del habla y el lenguaje para un niño con autismo es crear y fomentar las oportunidades para que interactúe socialmente. Cada vez se logra integrar a más y más niños autistas de manera exitosa en los salones de clase regulares, a menudo porque los padres solicitan que así sea. Los niños con autismo y trastorno generalizado del desarrollo necesitan saber con claridad qué deben decir y hacer en cada situación de convivencia. Les resulta de utilidad practicar los ritos de convivencia social con compañeritos que puedan responder de manera normal. También es útil elaborar tarjetas con imágenes para ayudarle a saber cómo debe responder en diversas situaciones. Sin embargo, la clave para lograr su inclusión exitosa es una adecuada capacitación de la maestra, el apoyo que ella reciba en el salón de clases (a menudo se requiere un asistente de instrucción), el suplemento de educación especial (con el propósito de enfocarse en conceptos importantes, ayudar a la maestra a modificar la instrucción y las tareas y ayudar a que el niño desarrolle sus aptitudes de convivencia) y las expectativas realistas de los padres. Un programa que goza de amplia aceptación dominado TEACCH por las siglas en inglés (consulta la sección "Recursos de información sobre autismo y trastorno generalizado del desarrollo" en el Apéndice A) ayuda al niño al organizar las actividades en el salón de clases y en la rutina diaria de una manera que el niño pueda entender y participar. El equipo del PEI (que incluye a los padres) decidirá lo que es mejor para tu hijo. La inclusión del niño en el salón de clases le proporciona un ambiente para aprender y practicar sus aptitudes de lenguaje en la convivencia social, además de ampliar sus aptitudes académicas. La terapia del habla y el lenguaje debe ser parte de este programa. En el caso de niños con problemas más leves, puede ser más apropiado llevar a cabo la terapia en pequeños grupos o de manera directa en el salón de clases.

Los padres deben colaborar estrechamente con los maestros para ayudar a que el niño disfrute de tantas actividades normales como sea posible. Mantén una rutina. Si no estás seguro de que tu hijo te entiende, escribe lo que le estás diciendo mientras se lo dices. Si tu hijo tiene dificultades para comprender que puede ir a nadar *después* de que te acompañe a la tienda, elabora dibujos relacionados con esas actividades y númeralos junto a las oraciones: (1) Vamos a la tienda; (2) vamos a nadar. Aunque tu hijo parezca estar distraído frecuentemente, la información "le llega". Los niños autistas tienen graves problemas de audición. Cuando tengas duda, escribe y dibuja.

Parálisis cerebral

La *parálisis cerebral* (también conocida como CP, por sus siglas en inglés) es un término que describe un grupo de padecimientos que afectan la manera como el niño se mueve. Es ocasionada por un daño cerebral que ocurre durante el desarrollo del feto o el nacimiento. A veces tiene como resultado otros problemas de aprendizaje. La parálisis cerebral no es progresiva; es decir, no empeora conforme crece el niño. Puede afectar uno o más miembros, así como los músculos del rostro y, como en muchos otros padecimientos, existe una amplia gama de discapacidades. En los casos más leves el niño puede solamente cojear; en casos más graves, el niño requiere de una silla de ruedas.

Existen muchos tipos de parálisis cerebral y es frecuente que un individuo tenga más de un tipo. En el caso de la *parálisis cerebral espástica* los músculos del niño realizan movimientos torpes y se contraen mucho. Un niño con parálisis cerebral atetoide tiene contracciones involuntarias, lo que ocasiona el temblor o movimientos involuntarios de diferentes partes del cuerpo. 80 por ciento de los casos de parálisis cerebral corresponde a estos dos tipos (Van Riper, 1978).

Puedes imaginar qué difícil sería hablar si no pudieras mover la boca de la manera como lo deseas. Un niño con parálisis cerebral tiene dificultades para usar su lengua y labios no sólo para hablar sino también para masticar y tragar los alimentos. Otros efectos consisten en que el niño babea y hace gestos de manera involuntaria. Aunque la terapia desarrolla y fortaleza las aptitudes motrices necesarias para hablar, masticar y pasar alimentos, poco puede hacerse actualmente para revertir el daño cerebral que constituye la causa del problema. Es necesario que los padres acepten la situación cuando tienen un hijo con parálisis cerebral. La meta de la terapia no es curar al niño sino desarrollar al máximo sus aptitudes.

Uno de los mayores problemas que enfrentan los niños con parálisis cerebral es utilizar los músculos de su pecho y sus pulmones para exhalar suficiente aire en el momento exacto para hablar. Esa tarea demanda mucha coordinación. En muchas ocasiones el niño abre la boca pero no produce sonidos. O bien se le acaba el aire antes de terminar la idea, por lo que finaliza con un murmullo. Los ejercicios para mejorar la fuerza y coordinación de esos músculos son importantes en el caso de un niño con parálisis cerebral.

El patrón del habla de un niño típico con parálisis cerebral suele ser descrito como una manera incomprensible, dificultosa e imprecisa, característica del daño cerebral. Nuevamente, la manera como el niño habla puede mejorar con terapia hasta cierto nivel, pero el niño nunca tendrá una pronunciación perfectamente clara. La meta consiste en que el niño pueda expresarse de manera comprensible para los demás.

Un niño con parálisis cerebral también suele tener una calidad de voz diferente. Dado que los músculos de la garganta moldean la voz, es más probable que un niño cuyos músculos entran demasiado en contacto o son débiles, tenga una voz nasal o explosiva. Las pausas que realiza pueden sonar como las dudas de un tartamudo, pero la falta de fluidez se debe también a la dificultad para controlar los músculos.

Algunos niños tienen casos graves de parálisis cerebral. Como resultado, el habla no es una forma viable de comunicación. Los avances tecnológicos más recientes y creativos han abierto más oportunidades para que un niño que no puede hablar se comunique. Mediante los parpadeos o el contacto, el niño puede operar muchos de esos dispositivos. Estas otras formas de comunicación se denominan con el término genérico de *comunicación incrementada y alternativa* (AAC, por sus siglas en inglés). Hoy en día existen algunos adultos jóvenes con parálisis cerebral que, a pesar de no poder hablar, asisten a la universidad y escriben historias fantásticas.

La fisura palatina

La *fisura palatina*, deformidad que se presenta al nacer, es un problema físico caracterizado por una apertura en el techo de la boca que conduce a la cavidad nasal. Los niños con fisura palatina también tienen una fisura en el labio. La fisura labial generalmente se ubica en la parte alta del labio, que parece dividido en dos hasta la nariz. Un niño con fisura palatina corre el riesgo de contraer infecciones del oído medio que pueden ocasionar la pérdida temporal de la audición. Los dientes se encuentran desalineados de forma importante, por lo que se requiere una ortodoncia intensiva. Hasta que la dolencia sea corregida mediante cirugía o paliada mediante un dispositivo, el niño con fisura palatina tiene dificultades importantes para pasar los alimentos y las bebidas.

El tratamiento del niño con fisura palatina demanda un cuidado intensivo y especializado de un equipo cráneo-facial en un hospital. El niño puede necesitar de varias cirugías para reparar la apertura; sin embargo, el médico debe esperar a que el niño haya completado su crecimiento para completar la tarea. Un cirujano, un dentista, un patólogo del habla, un ortodoncista y un especialista en prótesis de ortodoncia integran en el equipo. El especialista coloca en el niño un dispositivo denominado *obturador*, que se ajusta sobre la apertura del paladar para que el niño pueda hablar y comer más fácilmente. Es necesario reajustar y reubicar el obturador conforme el niño crece. Algunos niños utilizan el obturador de manera temporal; otros lo requieren permanentemente porque el tejido de la boca o la garganta no es suficiente, incluso con cirugía, para hablar con claridad o tragar alimentos fácilmente.

Un niño con fisura palatina necesita terapia del lenguaje intensiva desde edad muy temprana. Generalmente el hospital se encarga de hacer los arreglos correspondientes. En Estados Unidos, las escuelas publicas proporcionan la terapia posteriormente. El habla del niño se caracteriza por un tono nasal, como si hablara por la nariz en vez de por la voca. Ciertos sonidos como la "p", "b", "t", "d", "k", y "g" son difíciles de pronunciar. A menudo el niño hace un sonido con la nariz, similar a un resoplido, mientras habla. Es muy difícil entender a los niños en edad preescolar que padecen de fisura palatina. Algunos de ellos, a pesar de la terapia y la atención médica, hablan con dificultades notorias. Afortunadamente cada día se realizan nuevos avances en este campo.

El síndrome de Down

El *síndrome de Down,* anteriormente llamado "mongolismo", es una forma específica de retraso. Se trata de un problema genético, que no es causado por algo que la madre haya hecho u omitido durante el embarazo. El riesgo de tener un niño con síndrome de Down se incrementa en el caso de las mujeres que dan a luz después de los 35 años y es ligeramente superior cuando el padre tiene más de 45 años. Al igual que ocurre con muchos otros síndromes, existe una gran variedad de niveles entre la población que padece síndrome de Down. Algunos niños son solamente "lentos" y tienen una infancia relativamente "normal"; otros tienen un retraso grave, y son incapaces de comunicarse o de cuidar de sí mismos. La mayoría de los niños con síndrome de Down se localizan en un nivel de medio a moderado.

Un niño con síndrome de Down tiene ciertas características físicas que permiten que el médico realice el diagnóstico desde el momento del parto. La cabeza, oídos, boca y nariz del niño son ligeramente más pequeños que los de un niño normal. Los párpados son angostos y plegados. A menudo se presentan manchas blancas en el borde exterior del iris de los ojos. La punta de la oreja en ocasiones se dobla ligeramente, y en el interior del oído, el canal auditivo es angosto. Es frecuente que los niños con síndrome de Down tengan un deslizamiento de la lengua, lo que significa que ésta sobresale cuando hablan o pasan alimentos. Los labios son muy secos y agrietados. Cerca de la mitad de los niños con síndrome de Down tienen un pliegue a través de cada mano y cerca de 40 por ciento de ellos tiene además algún tipo de deficiencia cardiaca. Estos niños suelen padecer frecuentemente de resfriados e infecciones del oído medio.

Dado que el síndrome de Down es identificado al nacer o poco después, es posible que los niños reciban atención oportuna. Los padres de familia en Estados Unidos y Canadá pueden aprovechar los programas que ayudan a estimular el desarrollo del niño en todas las áreas, desde que son bebés. El niño tendrá retraso para caminar y gatear, así como para hablar. Durante los primeros meses la terapia tiene lugar en casa o en el hospital. Los programas preescolares que combinan esas actividades con un ambiente orientado hacia los juegos son particularmente efectivos.

Se está volviendo costumbre en Estados Unidos y Canadá que los niños con síndrome de Down sean educados en un salón de clases regular (y en mi opinión esto es deseable, en caso de ser posible, especialmente en la etapa preescolar y en los primeros años de la educación básica). A esta práctica se le conoce como el *modelo de inclusión*. Sin embargo, el niño requerirá de mucha atención individualizada para seguir progresando hacia sus objetivos, que serán diferentes a los de los otros niños. Al ser colocados con niños "normales", el niño con síndrome de Down tiene buenos modelos para emular el habla y más oportunidades de practicar su comunicación que cuando se les ubica en salones de clase con niños que no se comunicaban bien.

Los niños con síndrome de Down no necesariamente requieren de la terapia del habla normal, por parte de un terapeuta del lenguaje. A menudo los padres y maestros pueden colaborar para proporcionarle el tipo de estimulación que beneficiará más al niño. Puede solicitarse al patólogo o terapeuta que actúe como consultor o supervisor. Esto ocurre especialmente si el habla del niño y sus aptitudes para el lenguaje son funcionales y equilibrados con otros aspectos de su desarrollo, o una vez que el niño ha alcanzado la adolescencia.

Algunos niños con síndrome de Down tienen problemas específicos del habla y el lenguaje más complejos que un simple retraso en el desarrollo. Si el niño no es capaz de hacerse entender la mayor parte del tiempo después de cumplir los cinco años, la terapia del habla puede ser apropiada y necesaria. Será necesario que los padres y maestros colaboren estrechamente con el terapeuta, porque la integración de las aptitudes a los ambientes cotidianos constituye un reto para los niños con síndrome de Down. Por esa razón es útil que el patólogo del habla trabaje con el niño en su casa o en su salón de clases, al menos una parte del tiempo.

Muchos niños requieren inicialmente un ambiente silencioso y libre de distracciones; un salón especial para asistir a la terapia y desarrollar sus habilidades. Otra razón por la que puede ser necesario que la terapia del habla se imparta fuera del salón de clases regular estriba en el hecho de que la naturaleza de las actividades de dicha terapia (juegos y actividades manuales) puede hacer difícil que se desarrollen en un salón de clases regular mientras las lecciones son impartidas en éste.

El habla es frecuentemente —y debe ser— una actividad ruidosa, si se realiza correctamente. Generalmente la terapia formal del habla y el lenguaje es finalizada después de la adolescencia, o una vez que el niño ha dejado de realizar progresos mensurables.

Es importante recordar que no existe una forma única de enseñar a un niño que padece síndrome de Down. Cada niño es único y diferente.

Sordera y discapacidad auditiva

La *sordera* implica que el niño no puede escuchar sonido alguno, o escucha muy poco, incluso con un audífono. La *discapacidad auditiva* significa que el niño puede escuchar algunos sonidos. Algunos niños con casos leves de discapacidad auditiva pueden vivir normalmente con un audífono; otros tienen graves problemas de habla, lenguaje y audición. A los niños con discapacidades auditivas moderadas y graves les cuesta mucho trabajo hablar con claridad y comprender lo que se les dice. Los niños que tienen pérdida parcial de la audición a causa de infecciones crónicas del oído medio (otitis media) cuando son muy pequeños y en la edad preescolar, corren el riesgo de tener padecimientos del habla y el lenguaje, lo que puede causarles problemas en su aprendizaje y desempeño escolar (FrielPatti y Finitzo, 1990). *Las infecciones del oído medio son la causa más común de pérdida de audición en los niños entre su nacimiento y los tres años de edad* (Garrard y Clark, 1985). La discapacidad puede tener lugar en uno o ambos oídos.

Existen otras causas relacionadas con la audición, que van desde un virus que afectó a la madre durante el embarazo hasta el caso de meningitis contraída por el niño. En muchas ocasiones no existe una causa conocida.

El niño que es identificado como sordo al nacer es afortunado en muchos sentidos. El diagnóstico oportuno de la sordera y la discapacidad auditiva es muy importante. En el pasado, los niños vivían sin recibir este diagnóstico durante varios años. Esto es menos común ahora, pero todavía ocurre. Proporcionar al niño un audífono tan pronto como sea posible le permitirá escuchar y emular el habla. Incluso sin el dispositivo de audición, muchos niños requieren de un programa de terapia de habla y lenguaje durante varios años si la meta consiste en lograr que hable y escuche de manera aceptable.

En el caso de algunos niños sordos, el habla y la audición no constituyen metas posibles, o incluso deseables. Muchas personas afectadas por la sordera consideran que sus hijos sordos deben aprender a utilizar el lenguaje de señas tan pronto como sea posible y deben ser educados con otros niños sordos. Otros especialistas consideran que utilizar el lenguaje de señas obstaculiza el desarrollo del niño sordo para aprender a hablar y se enfocan a lograr que el niño utilice la audición que tenga para que aprenda a hablar y a escuchar. Algunos especialistas utilizan una estrategia combinada, que se denomina *comunicación total*. El objetivo a largo plazo de la pedagogía de comunicación total consiste en lograr que el niño pueda convivir tanto con la comunidad de sordos como con la comunidad que no padece sordera. Nuevamente, no existe una manera "correcta" de enseñar a un niño sordo. La estrategia depende en gran medida de las ideas de los padres, la audición del niño y la manera de pensar de los especialistas que trabajan con él.

Se ha diseñado un aparato implantado quirúrgicamente que permite que el niño sordo escuche algunos sonidos. Se denomina *implante coclear* y es colocado bajo la piel, sobre la oreja. El niño lleva una pequeña caja en el cinturón o en un arnés, que está conectada a un magneto colocado en la piel sobre el implante. Puede quitarse la caja y los cables cuando se baña o corre.

Este procedimiento sólo está disponible desde principios de los noventa y no en todas las áreas, o no es apropiado para todos los niños sordos. Los resultados del implante coclear varían de un niño a otro, dependiendo del tipo de implante utilizado, la terapia y atención posteriores, así como de la capacidad del niño. Los pacientes considerados para el implante coclear son revisados y evaluados cuidadosamente antes de tomar la decisión de practicar la cirugía. Algunos padres de familia no desean que sus hijos se sometan a esta cirugía (que, como todo procedimiento quirúrgico, conlleva un riesgo inherente), y se conforman con dejar que el niño viva como un niño sordo. He trabajado con un niño que tenía un implante coclear y me consta que progresó de decir unas cuantas palabras como "mamá" a decir oraciones cortas, razonablemente comprensibles, en menos de dos años. Cuando el implante coclear era retirado, no podía escuchar sonido alguno. Considero que abrió un mundo nuevo para él y que le ha dado las herramientas para hacer casi cualquier cosa que desee en su vida.

Un niño sordo puede ser capaz de desempeñarse muy bien en un salón de clases normal con la ayuda de un intérprete, que puede decirle mediante señas lo que la maestra dice. En el caso de este niño, la "audición" se realiza al mirar las manos de alguien más. "Hablar" es comunicarse con las manos. El reto más grande para un niño que se comunica de esta manera consiste en comprender el material de lectura y escribir las oraciones de manera correcta desde el punto de vista gramatical. El lenguaje de señas no sigue las reglas de la gramática de manera exacta, por lo que la lectura y escritura son conceptos difíciles de comprender para el niño sordo.

Los niños que padecen discapacidades auditivas, aun las leves, tienen problemas de pronunciación. Ciertos sonidos, como la "s" y la "t", pueden ser difíciles de escuchar, por lo que es posible que el niño no las pronuncie a menos que se le enseñe la manera de hacerlo. Una oración podría sonar como esto: "Mi ca-a e ro-a" ("Mi casa es rosa"). También es común que no pronuncien los sonidos al final de las palabras, que son más difíciles de escuchar. La voz de un niño con discapacidad auditiva tiene un "sonido" peculiar, como si procediera de la parte posterior de la garganta, y tiene un tono más profundo. En contraste, los niños sordos suelen tener voces de tonos más agudos. La estructura de las oraciones se caracteriza normalmente por la omisión de partículas cortas (el, un, es, a). La oración puede ser escrita de esta manera: "Niño monta caballo". Una terapia intensiva del habla y la amplificación adecuada, a la brevedad posible, ayudará a mejorar estas aptitudes.

Cuando escucha, el niño con un problema de audición moderado tendrá problemas para recordar las instrucciones y otra información. Si hay ruido de fondo, la tarea de escuchar se hace más difícil y agotadora, por lo que el niño se distrae a menudo. Paradójicamente, cuando el niño porta un audífono el problema se hace más grave porque el aparato amplifica *todos* los ruidos. El aprendizaje del sonido de las letras puede hacerse más difícil porque la discriminación de sonidos del niño resulta afectada. Éste puede desconcertarse al seguir una conversación oral. La terapia del habla para los niños con problemas de audición también se enfoca en mejorar su capacidad de comprender y recordar lo que se dice.

Como dijimos anteriormente, un dispositivo denominado sistema FM es particularmente útil para ayudar a que un niño con cualquier problema temporal o permanente de audición tenga un desempeño aceptable en el salón de clases (ver capítulo 7). En Estados Unidos, un niño con discapacidad auditiva debe tener contemplado el sistema FM en su PEI, lo que significa que la escuela debe pagar por éste. Se trata de una pieza básica de equipo que permite que el niño se desempeñe normalmente en el salón de clases, y tiene un costo de entre 1 000 y 1 500 dólares, dependiendo del modelo y las necesidades del niño.

La mayoría de los niños sordos y con discapacidad auditiva tienen retrasos en sus aptitudes de habla, lenguaje y (obviamente) audición a lo largo de su vida. Sin embargo, es mucho lo que podemos hacer actualmente para reducir el impacto del problema de audición y ayudar a que el niño se desarrolle hasta su máximo potencial posible.

La fenilcetonuria (PKU, por sus siglas en inglés) es una enfermedad que, cuando no es tratada, causa daño cerebral. Es ocasionada por la incapacidad del cuerpo de procesar parte de una proteína llamada fenilalanina. Los bebés son revisados de manera rutinaria a este respecto antes de que abandonan el hospital. Sin embargo, es importante hacer una prueba *después* de las primeras 24 horas de vida, para obtener el diagnóstico oportunamente. Los síntomas incluyen retrasos en el desarrollo, irritabilidad, resequedad de la piel y convulsiones. El niño puede tener un olor "a humedad" y frecuentemente es más rubio que sus demás hermanos. El tratamiento incluye una dieta especial que debe ser cumplida de manera rigurosa. Aunque se trata de una enfermedad rara, la fenilcetonuria no debe ser descartada.

Daño cerebral a consecuencia de un trauma

El daño cerebral a consecuencia de un trauma (TBI, por sus siglas en inglés) tiene lugar cuando se registra un daño al cerebro tras el parto o de un acontecimiento específico, como un golpe en la cabeza, cuando el niño ha estado a punto de ahogarse o ha sufrido una privación de oxígeno al cerebro. Los niños con daño cerebral a consecuencia de un trauma sufren ciertos problemas del lenguaje y la audición (afasia) durante su recuperación, y en muchos casos de manera permanente. El periodo de recuperación puede ser de al menos un año o incluso un poco más. A menudo es difícil para los padres de un niño con daño cerebral advertir que le cuesta trabajo realizar algunas tareas sencillas que antes podía hacer con facilidad. Al mismo tiempo, los padres pueden sentirse satisfechos de que la vida del niño se salvara. Anteriormente, muchos niños con daño cerebral, a consecuencia de un trauma no sobrevivían. El progreso de un niño en recuperación es a menudo muy rápido, aunque una recuperación completa no es posible, en muchos casos.

Los niños con daño cerebral tienen características particulares de habla, lenguaje y audición. Es posible que hagan lo siguiente:

☞ Tienen dificultades para concentrarse o prestar atención.

☞ Tienen dificultades con las aptitudes de audición: memoria, comprensión y procesamiento.

☞ Tienen dificultades para hablar de un tema; tienden a divagar de una idea a otra, de manera desorganizada o con poca secuencia.

☞ Tienen dificultades para interactuar socialmente de manera adecuada; pueden decir cosas totalmente falsas o inoportunas.

☞ Tienen dificultades para elaborar oraciones complejas con la gramática correcta, especialmente al principio.

☞ Tienen dificultades para pensar en los nombres de los objetos comunes (anomia).

☞ Tienen dificultades para controlar los movimientos de los labios, la lengua y la mandíbula.

☞ Tienen dificultades para pronunciar palabras con precisión, y mezclan las sílabas.

☞ Utilizan tonos de voz monótonos o entonaciones extrañas cuando hablan.

Un niño con daño cerebral derivado de un trauma tiene otros aspectos médicos y terapéuticos que deben ser atendidos, además del habla y el lenguaje. Aprender a caminar, a atarse las agujetas y ajustarse a cambios tan drásticos constituyen sólo algunas de las tareas que debe realizar. Estos niños y sus familias interactúan con un equipo de especialistas que los ayudan en el largo proceso de rehabilitación. Un neurólogo, un psicólogo, un terapeuta ocupacional y un fisicoterapeuta son sólo algunos de los miembros del equipo.

La manera en que piensa el cerebro de un niño se denomina *función cognoscitiva*. La concentración, la memoria, la resolución de problemas y el buen juicio en la convivencia social son aptitudes cognoscitivas. Existen otras áreas importantes que el niño con daño cerebral debe volver a aprender.

Una vez que el niño con daño cerebral a consecuencia de un trauma es dado de alta del hospital, es posible que vuelva a la escuela si cuenta con apoyo y comprensión. A menudo el niño no comprende que es diferente. La negación es parte del daño cerebral. Por esta razón, el niño puede negarse a asistir a la terapia o a recibir ayuda especial. Los padres y el psicólogo pueden ayudar a que el niño supere ese sentimiento.

La naturaleza y cantidad de terapia enfocada al habla, lenguaje y audición depende del grado del daño, el tiempo transcurrido desde que se produjo el mismo y la edad del niño.

Apéndice A
Recursos

Las siguientes organizaciones y agencias pueden proporcionarte información adicional sobre el padecimiento de habla, lenguaje o audición de tu hijo, o indicarte qué agencia local puede ayudarte.

Para obtener información sobre temas relacionados con habla, lenguaje y audición en los Estados Unidos:

Asociación Americana del Habla, Lenguaje y Audición *(American Speech-Language-Hearing Association, ASHA)*
10801 Rockville Pike
Rockville, MD 20852
(888) 321-ASHA
(800) 498-2071
www.asha.org

Sitios en Internet:
Kidsource.com/NICHCY/speech
Education World: www.education-world.com
www.Babycenter.com

www.Parentcenter.com

Base de datos sobre pediatría: www.icondata.com/health/pedbase/index.htm

Tableros de Mensajes:

America Online: En la sección *"Teacher's Lounge"*, acude a "Tablero de mensajes sobre educación especial" *(Special Education Message Board)*, y al apartado "Temas de habla y lenguaje" *(Speech-Language Issues)*.

En Canadá:

La Asociación Canadiense de Audiólogos y Patólogos del Habla y el Lenguaje *(The Canadian Association of Speech-Language Pathologists and Audiologists, CASLPA)*

2006-130 Albert Street

Ottawa, ON K1P 5G4

(613) 567-9968

(800) 259-8519

Correo electrónico: caslapa@caslpa.ca

Sitio en Internet: www.caslapa.ca

Para obtener información sobre cualquier tipo de discapacidades y derechos de los padres en los Estados Unidos:

Consejo para los Niños Excepcionales *(The Council for Exceptional Children)*

1920 Association Drive

Reston, VA 20191

(888) CEC-SPED

Sitio en Internet: www.cec.sped.org

Fondo para la Educación y la Defensa de los Derechos de los Discapacitados *(Disability Rights Education and Defense Fund).*
2212 Sixth Street
Berkeley, CA 94710
(510) 644-2555
Sitio en Internet: www.dredf.org

Centro de Información sobre Recursos Educativos *(Education Resources Information Center, ERIC).*
Instituto Nacional de Educación *(National Institute of Education)*
U.S. Department of Education *(Departamento de Educación de EE.UU.)*
Washington, D.C. 20208
(202) 254-7934
(800) 538-3742
Sitio en Internet: www.accesseric.org

Federación para los Niños con Necesidades Especiales *(Federation for Children with Special Needs)*
1135 Tremont Street, Suite 420
Boston, MA 02120
(617) 236-7210
(800) 331-0688

Centro Nacional de Información para Niños y Jóvenes Discapacitados *(National Information Center for Children and Youth with Handicaps, NICCYH)*
P.O. Box 1492
Washington, D. C. 20013
(800) 695-0285

Para obtener respuesta personal con información sobre temas relacionados con la educación especial, escribe al siguiente correo electrónico:

Nichcy@aed.org

Instituto Nacional para la Sordera y Otros Padecimientos de la Comunicación *(National Institute on Deafness and Other Communication Disorders, NIDCD)*
31 Center Drive, MSC 2320
Bethesda, MD 20892
(301) 496-7243
Sitio en Internet: www.nih.gov/nidcd

Sitios en Internet:
Recursos en Internet para Niños Especiales *(Internet Resources for Special Children, IRSC):* www.irsc.org
Padres ayudando a Padres: www.php.net

Sitios en Internet sobre Educación Especial:
http://pages.cthome.net/cbristol/capd-spd.html
www.specialneeds.com

Revista para familias y padres de niños con discapacidades:
Exceptional Parent
555 Kinderkamack Road
Oradell, NJ 07649
(877) 372-7368

Para obtener información sobre aparatos para mejorar la audición (incluyendo sistemas FM y sistemas de campo de sonido):

Custom All-Hear: (800) 355-7525

Phonic Ear
EE.UU.: (800) 277-0735
Canadá: (800) 263-8700
Otros países: (707) 769-1110
Sitio en Internet: www.phonicear.com

Lightspeed Technologies
15812 SW Upper Boones Ferry Road
Lake Oswego, OR 97035
(800) 732-8999
(503) 684-5538
Sitio en Internet: www.lightspeed-tek.com

Sitios en Internet para padres de familia:
www.PLUK.org (PLUK son las iniciales de *Parents Let's Unite for Kids,* o "Padres, unámonos por los niños".)

Para obtener información sobre el padecimiento de déficit de atención:

Niños y Aultos con Padecimiento de Déficit de Atención *(Children and Adults with Attention Deficit Disorder, CHADD)*
8181 Professional Place, Suite 201
Landover, MD 20785
(800) 233-4050
Sitio en Internet: www.chadd.org

Asociación Nacional del Padecimiento de Déficit de Atención *(National ADD Association)*

1788 Second Street, Suite 200
Highland Park, IL 60035
(847) 432-ADDA
Correo electrónico: mail@add.org
Sitio en Internet: www.add.org

Para obtener información sobre capacitación para la integración auditiva y ejercicios digitales para la audición:
Correo electrónico: GeorgianaInstitute@snet.net
Sitio en Internet: www.georgianainstitute.org
(860) 355-1545

Para obtener información sobre tecnología para incrementar el lenguaje y tecnología alternativa:

Alianza para el Acceso a la Tecnología *(Alliance for Technology Access)*
2175 East Francisco Boulevard, Suite L
San Rafael, CA 94901
(800) 455-7970
(415) 455-4575
Correo electrónico: atainfo@ataccess.org
Sitio en Internet: www.ataccess.org

Escucha Nuestras Voces, Incremento en la Comunicación *(Hear Our Voices, Augmentative Communication)*
(205) 930-9025

Para obtener información sobre Autismo:

Sociedad Americana del Autismo *(Autism Society of America)*
7910 Woodmont Avenue, Suite 300
Bethesda, MD 20814
(800) 3-AUTISM, ext. 150
(301) 657-0881
Sitio en Internet: Autism-society.org

Instituto de Investigaciones sobre Autismo *(Autism Research Institute)*
(Cuenta con un excelente boletín trimestral con las últimas investigaciones)
4182 Adams Avenue
San Diego, CA 92116
Sitio en Internet: www.autism.com/ari

Sitios en Internet:
www.autism-resources.com

Para obtener información sobre la educación de niños bilingües:

Defensores del Aprendizaje de Idiomas *(Advocates for Language Learning)*
P.O. Box 4962
Culver City, CA 90231
(310) 313-3333

Distribuidora ERIC sobre Lenguas y Lingüistica *(ERIC Clearinghouse on Languages and Linguistics)*
4646 40th Street NW
Washington, D.C. 20016

Correo electrónico: Eric@cal.org
Sitio en Internet: www.cal.org/ericcll

Boletín familiar bilingüe
Multilingual Matters Ltd.
Clevendon Hall
Victoria Road
Clevendon, Avon, England BS217HH
Sitio en Internet: www.multilingual-matters.com

Sobre padecimientos del procesamiento central auditivo:
http://pages.cthome.net/cbristol/capd-idx.html

Para obtener información sobre padecimientos del procesamiento central auditivo:

Creadores de Aptitudes de Comunicación — Corporación Psicológica
(Communication Skill Builders/Psychological Corporation)
3830 E. Bellevue
P.O. Box 42050
Tucson, Z 85733
(800) 228-0752
Sitio en Internet: www.tpcweb.com

El Paquete sobre Procesamiento Central Auditivo *(The Central Auditory Processing Kit)*,
LinguiSystems
3100 4th Avenue
East Moline, IL 61244-9700
(309) 755-2300

(800) PRO-IDEA

Sitio en Internet: www.linguisystems.com

Para obtener información sobre parálisis cerebral:

Sociedad Nacional de las Estampas del Este *(National Easter Seal Society)*

70 East Lake Street

Chicago, IL 60601

(312) 726-6200

Correo electrónico: nessinfo@seals.com

Página en Internet: www.easter-seals.org

Asociación Unida para la Parálisis Cerebral *(United Cerebral Palsy Association)*

1660 L Street NW, Suite 700

Washington, D. C. 20036

(800) 872-5827

Sitio en Internet: www.ucp.org

Para obtener información sobre fisura palatina y otras deformidades faciales:

Asociación Americana para la Fisura Palatina-Craneofacial — Fundación Americana para la Fisura Palatina *(American Cleft Palate-Craniofacial Association/American Cleft Palate Foundation)*

104 South Estes Drive, Suite 204

Chapel Hill, NC 27514

(919) 933-9044

(800) 24-CLEFT

Sitio en Internet: www.cleft.com

Amplias Sonrisas *(Wide Smiles)*
P.O. Box 5153
Stockton, CA 95205-0153
(209) 942-2812
Sitio en Internet: www.widesmiles.org

Para obtener información sobre sordos o discapacitados auditivos:

Asociación Alexander Graham Bell para los Sordos *(Alexander Graham Bell Association for the Deaf)*
3417 Volta Place, NW
Washington, D. C. 20007
(202) 337-5220
Sitio en Internet: www.agbell.org

Sociedad América para los Niños Sordos *(America Society for Deaf Children)*
P. O. Box 3355
Gettysburg, PA 17325
(800) 942-2732
Sitio en Internet: www.deafchildren.org

Centro de Información Nacional sobre la Sordera *(National Information Center on Deafness)*
Gallaudet University
800 Florida Avenue
Washington, D.C. 20002
(202) 651-5051

Sitio en Internet: www.clearinghouse.infotogo@gallaudet.edu

Grupos de apoyo a los padres:
Correo electrónico: Sherryze@gte.net

Programas de computación diseñados para mejorar el habla y la audición:
Laureate Learning Systems, Inc.
110 East Spring Street
Winooski, VT 05404
(800) 562-6801 para solicitar un disco compacto gratuito que contiene una demostración
Sitio en Internet: www.LaureateLearning.com

Para obtener información sobre síndrome de Down y retraso mental

Asociación para Niños con Síndrome de Down *(Association for Children with Down Syndrome)*
4 Fern Place
Plainview, NY 11803
(516) 933-4700

Asociación para Niños con Retraso Mental *(The Association for Retarded Children)*
Sitio en Internet: www.thearc.org

Sociedad Nacional para el Síndrome de Down *(National Down Syndrome Society)*
666 Broadway
Nueva York, NY 10012

(212) 460-9330

Sitio en Internet: www.ndss.org

Sitios en Internet:

www.Downsnet.org

www.DownSyndrome.com

www.nas.com/downsyn/dslistserv.html

Dispraxia:

www.apraxia-kids.org

Para formar parte de listserv, contactar a:

Sharong@nauticom.net

Paquete de Tratamiento Kaufman de la Dispraxia en el Habla para Niños *(Kaufman Speech Praxia Treatment Kit for Children)*

Northern Speech Services, Inc.

(517) 732-3866

Sitio en Internet: www.nss.nrs.com

Para información sobre discapacidades del aprendizaje:

Asociación Americana para Discapacidades del Aprendizaje *(Learning Disabilities Association of America, LDA)*

4156 Library Road

Pittsburgh, PA 15234

(412) 341-1515

Correo electrónico: idanatl@usaorg.net

Sitio en Internet: www.ldanatl.org

Sociedad Internacional para la Dislexia (anteriormente Sociedad Orton para la Dislexia) *(International Dyslexia Society)*
The Chester Building, Suite 382
8600 LaSalle Road
Baltimore, MD 21286
(410) 296-0233
(800) ABCD-123
Sitio en Internet: www.interdys.org/

Productos y tutoría Lindamood-Bell
Lindamood-Bell
(800) 233-1819
Sitio en Internet: www.LindamoodBell.com

Programas de audición para el salón de clases
Es tiempo de escuchar (It's Time to Listen)
(Pro-Ed)
8700 Shoal Creek Boulevard
Austin, TX 78757-6897
(800) 397-7633
Sitio en Internet: www.prodinc.com

Capacitación de la Conciencia Auditiva
Earobics (Conceptos cognoscitivos)
(888) 328-8199
Sitio en Internet: www.cognon.com

FastForward
Corporación el Aprendizaje Científico *(Scientific Learning Corporation)*

PATRICIA MCALEER HAMAGUCHI

1995 University Avenue
Suite 400
Berkeley, CA 94704
(888) 665-9707
Sitio en Internet: www.scilearn.com

CDROM *Mi primera aventura con la lectura (My First Reading Adventure)*
(Monster Lunch Game/Rhyme Time)
Dorling Kindersley-DK
Sitio en Internet: www.dk.com

CDROM *Inicio de preescolar (Jumpstart Preschool)*
Juego disponible en las tiendas.

Programa *LIPS* de Lindamood Bell
(800) 554-1819
Sitio en Internet: www.Lindamoodbell.com

Los sonidos abundan (Sounds Abound)
(LinguiSystems 1-800-PRO-IDEA)
Sitio en Internet: www.linguisystems.com

Programa de aptitudes fonológicas (Phonological Awareness Skills Program)
(Pro-Ed 1-800-897-3202)
Sitio en Internet: www.proedinc.com

Capacitación fonética para la lectura (Phonemic Awareness Training for Reading)

(Pro-Ed 1-800-897-3202)

Fonología del salón de clases (Classroom Phonology)
Creadores de Aptitudes de Comunicación — Corporación Psicológica
Sitio en Internet: www.tpcweb.com

*Los paquetes de conciencia fonológica (The Phonological Aware-
ness Kits)*, básicos o intermédios
LinguiSystems
(800) PRO-IDEA
Sitio en Internet: www.Linguisystems.com

Para obtener información sobre provedores de la técnica "PROMPT"
para la dispraxia:
(505) 466-7710
Sitio en Internet: www.promptinstitute.com

Para obtener información sobre la tartamudez
Asociación Nacional para la Tartamudez *(National Stuttering Association)*
5100 East LaPalma, Suite 208
Anaheim Hills, CA 92807
(800) 364-1677
Sitio en Internet: www.nsa.stutter.org

Fundación Americana para la Tartamudez *(Stuttering Foundation of
America)*
3100 Walnut Grove Road, Suite 603
P.O. Box 11749
Memphis, TN 3811-0749

(800) 992-9392
(901) 452-7343
Sitio en Internet: www.stutter@vantek.net

Para obtener información sobre la recuperación tras un trauma cerebral:

Fundación Nacional para el Trauma Craneal *(National Head Injury Foundation)*
1776 Massachusetts Avenue, NW, Suite 100
Washington, D. C. 20036
(202) 296-6443
(800) 444-6443

Para obtener información sobre padecimientos de la voz:
Fundación de la Voz *(Voice Foundation)*
1721 Pine Street
Filadelfia, PA 19103
(215) 735-7999

Para contactar las oficinas del gobierno de los EE.UU. que proporcionan información sobre educación especial:

Departamento de Educación de EE.UU. *(U.S. Department of Education)*
400 Maryland Avenue, SW
Washington, D.C. 20202-0498
(800) USA-LEARN
Correo electrónico: customerservice@inet.ed.gov

Oficina de Derechos Civiles *(Office of Civil Rights, OCR)*
Departamento de Educación de EE.UU. *(U.S. Department of Education)*
Equipo de Servicio al Cliente *(Customer Service Team)*
Mary E. Switzer Building, 330 C Street SW
Washington, D. C. 20202
(800) 421-3481
(202) 205-5413
Correo electrónico: ocr@ed.gov
Sitio en Internet: www.ed.gov/offices/OCR/

Apéndice B
Lecturas recomendadas

Sobre el desarrollo del habla y el lenguaje:

BARON, Naomi S.- *Growing Up with Language: How Children Learn to Talk.* Perseus Press. Cambridge, MA, 1993.

MANOLSON, A.- *It Takes Two to Talk.* Hanen Centre. Toronto, 1992.

MARTIN, Katherine L., y MARTIN, Katherine I.- *Does My Child Have a Speech Problem?* Chicago Review Press. Chicago, 1997

De interés general para los padres de niños con discapacidades:

BINSTOCK, Cathy Linn.- *After Your Child's Diagnosis: A Practical Guide for Families Raising Children with Disabilities.* EM Press, 1997.

GREENSPAN, Stanley, WEIDER, Serena y SIMON, Robin.- *The Child with Special Needs: Encouraging Intellectual and Emotional Growht.* Addison-Wesley. Reading, Mass, 1998.

HALLER, Mary Cathryn y NOLTING, Paul D.- *Learning Disabilities 101: A Primer for Parent.* Rainbow Books. Highland City, Fla., 1999.

McNAMARA, Francine J. y EDWARDS, Barry.- *Keys to Parenting a Child with a Learning Disability.* Barron's Educational Series. Nueva York, 1995.

SILVER, Larry B.- *The Misunderstood Child: Understanding and Coping with Your Child's Learning Disabilities.* Times Books. Nueva York, 1998.

SMITH, Corinne y STRICK, Lisa.- *Learning Disabilities A to Z..* Simon & Schuster. Nueva York, 1999.

SMITH, Sally L.- *No Easy Answers: The Learning-Disabled Child at Home and at School.* Bantam Books. Nueva York, 1995.

WONG, Bernice Y. L.- *The ABC's of Learning Disabilities.* Academic Press, San Diego, Calif., 1996.

WOODRICH, David L.- *Children's Psychological Testing: A Guide for Non-Psychologists.* Ed.: Paul H. Brookes. Baltimore, 1997.

De interés para los padres con hijos que padecen autismo:

ATTWOOD, Tony.- *Asperger's Syndrome: A Guide for Parents and Professionals.* Ed.: Jessica Kingsley. Londres, 1998.

HOGDON, Linda A.- *Solving Behavior Problems in Autism: Practical Supports for School and Home.* Quirk Roberts Publishing. Try, MI, 1999.

JANZEN, Janice E.- *Autism Facts and Strategies for Parents.* The Psychological Corporation. San Antonio, Tex., 2000.

WETHERBY, A. M. y PRIZANT, Barry.- *Children with Autism Spectrum Disorders: A Developmental, Transactional Perspective.* Ed.: Paul H. Brookes. Baltimore, 2000.

De interés para los padres que están criando hijos bilingües:

AMBERG, Lenore.- *Raising Children Bilingually: The Preschool Years.* Multilingual Matters. Clevendon, Inglaterra, 1987.

BAKER, Colin.- *A Parents' and Teachers' Guide to Bilingualism.* Multilingual Matters. Clevendon, Inglaterra, 1995.

De interés para los padres de niños con dispraxia:

KAUFMAN, Nancy.- *Kaufman Speech Praxis Treatment Kit for Children.* Northern Speech Services, Inc. Gaylord, MI, 1998. (517) 732-3866. www.nsss-nrs.com

MacINTYRE, Christine.- *Dyspraxia in the Early Years.* Ed.: David Fulton. Londres, Inglaterra, 2000.

PORTWOOD, Madeleine, y O'NEILL, John. *Development Dyspraxia: Identification and Intervention: A Manual for Parents and Professionals.* Ed.: David Fulton. Londres, Inglaterra, 1999.

De interés para los padres de niños con padecimientos del procesamiento central auditivo:

The Central Auditory Processing Kit. LinguiSystems. East Moline, Ill, 1999.

KELLY, Dorothy.- *Central Auditory Processing Disorders: Strategies for Use with Children and Adolescents.* The Psychological Corporation. Austin, TX, 1999.

HAMAGUCHI, Patricia M.- *A Metacognotive Approach for the Treatment of Auditory Processing Disorder.* Pro-Ed. Austin, TX, 2002 (De próxima publicación).

De interés para los padres de niños con fisura palatina u otras anomalías faciales:

BERKOWITZ, S.- *The Cleft Palate Story: A Preprimer for Parents of Children with Cleft Lip and Palate.* Quintessence. Chicago, 1994.

CHARKINS, Hope.- *Children with a Facial Difference: A Parent's Guide.* Woodbine House. Bethesda, Md, 1996.

De interés para los padres de niños con discapacidades auditivas:

LITCHFIELD, Ada Bassett, RUBIN, Caroline y MILL, Eleanor.- *A Button in Her Ear.* Ed.: Alberg Whitman. Morton Grove, Ill, 1987.

MEDWID, Daria J. y WESTON, Denise Chapman.- *Kid-Friendly Parenting with Deaf and Hard-of-Hearing Children: A Treasury of Fun Activities Toward Better Behaviour.* Gallaudet University Press. Washington, D.C., 1995.

PAPPAS, Dennis.- *Diagnosis and Treatment of Hearing Impairment in Children.* Singular. San Diego, Calif., 1998.

De interés para los padres de niños con retraso mental o síndrome de Down:

KINGSLEY, Jason, LEVITZ, Mitchell y BRICKY, Andy.- *Count Us In: Growing Up with Down Syndrome.* Harvest Books. Washington, PA, 1994.

KUMIN, Libby, Ph. D.- *Communication Skills in Children with Down Syndrome: A Guide for Parents.* Woodbine House. Bethesda, Md, 1994.

OELWEIN, Patricia Logan.- *Teaching Reading to Children with Down Syndrome: A Guide for Parents and Teachers.* Woodbine House. Bethesda, Md, 1995.

SMITH, Romayne, y SHRIVER, Eunice.- *Children with Mental Retardation: A Parent's Guide.* Woodbine House. Bethesda, Md, 1993.

STALLINGS, Gene y COOK, Sally.- *Another Season: A Coach's Story of Raising an Exceptional Son.* Ed.: Little, Brown. Boston, 1997.

De interés para los padres de niños tartamudos:

AINSWORTH, Stanley y FRASER, Jane.- *If Your Child Stutters: A Guide for Parents.* Fundación Americana para la Tartamudez *(Stuttering Foundation of America.)* Memphis, Tenn, 1986.

ONSLOW, Mark y PACKMAN, Ann.- *The Handbook of Early Stuttering Intervention.* Singular. San Diego, Calif, 1999.

TREIBER, Patricia M.- *Keys to Dealing with Stuttering (Barron's Parenting Keys).* Barron's Educational Series. Nueva York, 1993.

Glosario

afasia.- Pérdida de aptitudes para el lenguaje previamente adquiridas debido a un trauma cerebral.

anomia.- Incapacidad para recordar palabras familiares debido a un trauma cerebral.

anquiloglosia.- También se le llama "sujeción del frenillo". El tejido de conexión que se encuentra debajo de la lengua (frenillo) está demasiado cerca de la punta de la misma, lo que ocasiona una restricción en la movilidad, e incomodidad al hablar o tragar.

apraxia.- Dificultad para realizar o planear movimientos cuando se desea realizarlos.

apraxia del desarrollo.- Forma de apraxia cuya naturaleza se considera relacionada con la maduración.

apraxia oral.- Incapacidad para planear o realizar movimientos con precisión o facilidad al utilizar los músculos que rodean la boca.

aptitudes divergentes de lenguaje.- Capacidad para organizar el lenguaje y responder preguntas "abiertas" o generales, como por ejemplo: "Cuéntame acerca de tu viaje".

aptitudes motoras de la boca.- Capacidad para realizar ciertos movimientos con la lengua, labios, mejillas y músculos del área de la boca.

articulación.- La manera en que se pronuncian los sonidos al hablar.

articulación, retraso de.- Dificultad para pronunciar las palabras con claridad a la edad esperada.

Asperger, síndrome de.- Forma moderada de autismo (síndrome relacionado) que se caracteriza por la dificultad para comprender y responder en situaciones de convivencia social.

atención, déficit de.- Dificultad para mantener la atención en algo.

atención, déficit de, padecimiento.- Padecimiento físico caracterizado por la distracción, la impulsividad y la dificultad para concentrarse en una tarea o persona durante períodos normales de teimpo. El niño puede ser, además, hiperactivo.

audición, padecimientos de la.- Enfermedades relacionadas con la manera en que se percibe, recuerda o comprende un sonido o el lenguaje.

audición, terapia de integración de la.- Programa terapéutico utilizado para reducir la intolerancia del niño ante el sonido y el ruido.

audiólogo.- Especialista capacitado, que puede determinar qué tan bien escucha una persona y recomendar programas educativos o equipos para satisfacer las necesidades de esa persona.

audiométrica, prueba de tonos puros.- Prueba de audición estandarizada que requiere que la persona escuche una serie de sonidos en diferentes tonos y niveles de volumen por medio de audífonos. Cuando la persona escucha un sonido debe alzar la mano o realizar alguna otra clase de movimiento.

auditiva, comprensión.- Capacidad para comprender lo que se escucha.

auditiva, discriminación.- Capacidad para distinguir diferencias sutiles en sonidos similares.

auditiva, memoria.- Capacidad para recordar lo que se ha dicho.

auditivo, entrenador.- *Ver* **sistema FM**

auditivo, procesamiento.- Capacidad para recibir la información que se escucha y comprenderla.

auditivo, secuenciamiento.- Capacidad para escuchar una serie de sonidos o palabras y recordarlos en el mismo orden.

alternativa, comunicación (AAC).- Forma de comunicación utilizada por los niños sin recurrir a la voz; a menudo es un dispositivo operado por medio del parpadeo o del tacto.

atención conjunta.- Acto que consiste en interactuar por turnos y compartir una experiencia común. Los ejemplos consisten en mostrar algo a otra persona, como un juguete favorito o jugar con ella.

autismo.- Padecimiento biológico caracterizado por la incapacidad para utilizar y procesar el lenguaje y la información de los sentidos de manera normal.

autismo de gran capacidad.- Diagnóstico que se formula cuando los síntomas del autismo se encuentran presentes pero son menos graves. Generalmente los niños con autismo de gran capacidad se expresan verbalmente.

calificación.- Forma de comparar el desempeño de un niño basado en un sistema del 1 al 9, en que 5 representa el promedio.

CCC-PHL.- Acrónimo que significa "Certificado de Competencia Clínica — Patología del Habla-Lenguaje" (CCP-SLP por sus siglas en inglés), otorgado por la Asociación Americana del Habla, el Lenguaje y la Audición tras completar la maestría en este campo de estudio, los cursos en áreas específicas, un examen nacional y un período de supervisión de nueve meses.

ceceo.- Problema del habla que se caracteriza por la distorsión de los sonidos de la "s" y la "z".

conciencia fonética.- Aptitudes como la conciencia del orden de los sonidos, la combinación y la ubicación en una palabra, que son importantes para el procesamiento auditivo, la articulación y la lectura.

consultor en discapacidades del aprendizaje.- Especialista que diagnostica la existencia de discapacidades del aprendizaje y recomienda un programa apropiado para el niño con discapacidades para el aprendizaje. También se le conoce como "maestro de educación especial" o "maestro del salón de recursos".

debilidad motora de la boca.- Dificultad para mover o controlar los músculos del área de la boca necesarios para masticar, tragar y hablar.

déficit.- Nivel de desempeño por debajo del promedio en un área de aptitud particular.

desviación estándar.- Monto de la diferencia entre el desempeño de un niño "promedio" y otro niño. La desviación estándar igual o superior a -2.0 implica un déficit en alguna aptitud particular sometida a prueba.

discapacidad para el aprendizaje.- Padecimiento caracterizado por la discrepancia entre la aptitud del niño (que debe ser calificada como "promedio" o "superior al promedio" en una prueba de coeficiente intelectual) y su desempeño en clase, que no se deba a un impedimento físico o un problema emocional.

discapacidad para el aprendizaje del lenguaje.- Discapacidad del aprendizaje que afecta el desempeño del niño en tareas relacionadas con el lenguaje. La mayoría de las discapacidades relacionadas con el aprendizaje son discapacidades para el aprendizaje del lenguaje.

discapacidad para el lenguaje no verbal.- Diagnóstico que se formula cuando existen dificultades para interpretar el lenguaje corporal, el humor y otros aspectos de la convivencia social.

discriminación del habla.- Aptitud para distinguir palabras cuyo sonido es similar.

dispraxia.- Padecimiento motriz caracterizado por la dificultad para mover diversas partes del cuerpo a voluntad. En ocasiones se le utiliza como sinónimo de dispraxia del desarrollo del habla por los patólogos del habla y el lenguaje.

dispraxia del desarrollo del habla.- Padecimiento caracterizado por errores de articulación inconsistentenes y graves, especialmente en la conversación.

edad cronológica.- Edad real de una persona, expresada en años y meses en los informes, por ejemplo 7-4 (siete años y cuatro meses de edad).

ejercicios digitales para la audición.- Terapia de integración auditiva novedosa, digital.

equivalente de edad.- Número utilizado en un informe que indica la manera en que se compara el desempeño de un niño con el de niños de desarrollo normal. La cifra representa años y meses. Un niño que recibe una calificación de "equivalente de edad" de 9-7 tuvo un desempeño similar al que cabría esperar en un niño "normal" de nueve años y siete meses.

excepcionalidad.- Padecimiento de discapacidad; término utilizado en las escuelas canadienses.

expresión confusa y desordenada.- Tipo de problema del habla que consiste en que el niño hable rápidamente, con un proceso desordenado de pensamiento, problemas para recordar las palabras y articulación imprecisa.

expresivo, lenguaje.- Palabras y oraciones habladas o escritas que expresan nuestro pensamiento.

expresivo, vocabulario.- Grupo de palabras que utiliza una persona para hablar.

fijación, padecimiento de.- Enfermedad generalmente causada por la falta de estimulación durante los primeros años, que ocasiona una incapacidad para establecer comunicación con otras personas, dificultades para controlar las emociones y retraso en las habilidades del desarrollo, incluyendo el habla.

fisura palatina.- Defecto de nacimiento que consiste en que el techo de la boca (paladar) no se fusiona adecuadamente, lo que ocasiona una apertura en el paladar que comunica con la cavidad nasal.

fonología.- Aspecto del lenguaje que trata de la producción y comprensión de los sonidos.

hiperlexia.- Término utilizado para describir a los niños que aprenden a leer cuando son muy pequeños, se expresan verbalmente con facilidad, pero muestran dificultades con otros aspectos del lenguaje, como el procesamiento del lenguaje o el uso social del lenguaje.

hipersensible.- Reacción superior a la normal ante alguna clase de estímulo sensorial, como el tacto o el gusto.

hiposensible.- Reacción inferior a la normal ante alguna clase de estímulo sensorial, como el tacto o el gusto.

inclusión.- Corriente de pensamiento que valora educar a los niños con necesidades especiales en un salón de clases regular, con las modificaciones y el apoyo apropiados, en vez de enviarlos a clases separadas de educación especial.

laringe.- Estructura que alberga las cuerdas vocales.

lengua "atravesada".- También conocida como "inversión al tragar". Padecimiento de los músculos de la lengua observable al tragar o en reposo, que causa frecuentemente pequeños errores de articulación y/o padecimientos dentales. La lengua se adelanta entre los dientes, en vez de moverse hacia atrás al tragar alimentos.

metacognoscitivas, habilidades.- Se refieren a tareas que enseñan y hacen practicar el proceso consciente de pensar, recordar y aprender.

metalingüistica.- Aptitud de hablar sobre y entender los conceptos del lenguaje, como contar las sílabas y las palabras, o conocer la diferencia entre una letra y una palabra.

modificación.- Término utilizado en el Plan Educativo Individualizado que detalla los cambios que serán realizados en el salón de clases para adaptarse al padecimiento o discapacidad del niño.

morfología.- Los sonidos o sílabas al principio o final de una palabra que pueden afectar su significado. Por ejemplo, la letra "s" en la palabra "coches" muestra que se trata de más de un coche; el plural ("s") nos proporciona información sobre el coche.

morfológico, déficit.- Dificultad para utilizar la terminación correcta de las palabras o los tiempos correctos de los verbos.

nódulos vocales.- Excrecencias o protuberancias pequeñas que surgen en las cuerdas vocales a consecuencia de una irritación constante, que ocasiona ronquedad y dificultad para utilizar la voz.

obturador.- Dispositivo que se coloca en la boca del niño con fisura palatina, y que le permite hablar y comer de manera normal.

otitis media.- Infección del oído medio, generalmente acompañada por la presencia de fluido detrás del tímpano.

otorrinolaringólogo.- Médico especializado en las enfermedades de oído, nariz y garganta.

padecimiento.- Trastorno permanente caracterizado por la debilidad en una o más áreas de aptitud.

padecimiento del procesamiento central auditivo.- Padecimiento caracterizado por la dificultad para prestar atención al procesamiento del habla en ambientes difíciles o en los que resulta difícil escuchar.

papiloma.- Excrecencia, similar a una verruga, de naturaleza viral, que puede causar ronquera y, si no recibe tratamiento, crecer y multiplicarse, obstruyendo el paso del aire.

parálisis cerebral.- Término utilizado para describir un grupo de padecimientos que afectan la manera en que se mueven los músculos de un niño.

patólogo del habla y el lenguaje.- Especialista que diagnostica y da tratamiento a los padecimientos del habla, el lenguaje y la audición.

Plan Educativo Individualizado (PEI, o IEP por sus siglas en inglés).- Documento formal utilizado (y requerido) en los Estados Unidos para los niños de entre 3 y 15 años, que describe la naturaleza del padecimiento de un niño y la manera en que se le dará tratamiento en la escuela.

Plan de Servicio Familiar Individualizado.- Nombre con que se conoce al PEI para niños menores de 3 años de edad.

pólipos vocales.- Sacos llenos de fluido que pueden formarse en las cuerdas vocales.

porcentajes.- Cifra que compara el desempeño de una persona en una prueba con otras de la misma edad. Una persona que recibe 25 puntos obtuvo mejor calificación que el 25 por ciento de las personas de la misma edad a quienes se aplicó la prueba en un muestreo amplio antes de que la prueba fuera publicada.

pragmática.- La manera en que se utiliza el lenguaje en situaciones de convivencia social.

problema fonológico.- Padecimiento caracterizado por la dificultad para comprender las reglas que se utilizan para combinar sonidos y pronunciar palabras, lo que ocasiona importantes errores al hablar.

problemas para recordar las palabras.- Dificultad para pensar en la palabra, conocida de antemano, en el curso de una conversación.

pruebas estandarizadas.- Pruebas preparadas comercialmente, que contienen información estadística acerca del desempeño esperado en un niño "normal" en cada parte de la prueba. Generalmente refiere "equivalentes de edad" y "porcentajes", entre otras estadísticas, con propósitos de comparación.

pruebas formales.- *Ver* **pruebas estandarizadas.**

pruebas informales.- Pruebas aplicadas mediante la observación del niño mientras éste realiza tareas específicas en un ambiente natural, en su interacción con otros niños, al jugar con títeres o al responder a las preguntas de una conversación.

receptivo, lenguaje.- Palabras que una persona puede comprender.

referencia, aptitudes de.- Capacidad para hacer que otros comprendan de lo que estamos hablando. Por ejemplo, si un niño dice "Mamá, él es simpático" después de regresar de la escuela, el niño no tiene buenas aptitudes de referencia. No podemos saber a quién se refiere el niño, porque la expresión fue utilizada fuera de contexto.

retraso del desarrollo.- Retraso en la obtención de ciertas aptitudes. Generalmente se asocia con niños menores de 7 años de edad.

secuencia.- Colocación de las cosas en el orden correcto.

semántica.- La manera en que se utilizan las palabras para transmitir el significado.

síndrome de Down.- Padecimiento genético asociado con el retraso mental y características físicas específicas.

síndrome de Rett.- Se caracteriza por la regresión de las aptitudes al nivel de un niño pequeño, acompañado por dificultad para manipular objetos.

sintaxis.- El orden de las palabras que se combinan para formar una oración.

sintaxis, déficit de.- Problemas al organizar y utilizar las palabras en el orden adecuado para formar una oración.

sistemas de campo de sonido.- Tecnología de ayuda para la audición que amplifica la voz de la maestra y la difunde a través de un sistema de altavoces colocados en el salón de clases.

sistema FM.- Dispositivo electrónico que ayuda a los discapacitados de la audición o a niños distraídos para que enfoquen su atención en la voz de la maestra. Consiste en un micrófono que se coloca en la solapa, conectado a un pequeño transistor que se porta en el cinturón. El niño escucha la voz de la maestra a través de unos audífonos o de un dispositivo de audición conectado a un receptor que también se porta en el cinturón.

subvocalización.- Técnica para mejorar la memoria mediante la repetición consciente de las palabras o de la frase que se desea recordar.

tareas de nombrar objetos de manera rápida y automática.- Técnica utilizada para medir o practicar las aptitudes relacionadas con recordar palabras; utiliza un gráfico con objetos comunes, como colores, formas u objetos.

TEACCH, programa.- Programa diseñado para facilitar el manejo en el salón de clase de los niños con autismo por medio del uso de tareas calendarizadas y otros sistemas de apoyo.

terapia de audición.- Tratamiento para los problemas de audición que consiste en hacer que el niño escuche música previamente seleccionada durante cierto período.

terapeuta del habla.- *Ver* **patólogo del habla y el lenguaje.**

terapeuta ocupacional.- Especialista que evalúa y apoya el desarrollo de las habilidades motoras.

tiempo de consulta.- Cantidad de tiempo que el especialista pasará con el maestro regular y/u otros especialistas para discutir las necesidades y metas del niño. En los EE.UU. el Plan Educativo Individualizado debe incluir el tiempo de consulta.

timpanograma.- Gráfico que muestra los resultados de una prueba aplicada con un timpanómetro.

timpanómetro.- Instrumento que mide o detecta la presencia de fluidos o de presión anormal en el oído.

trastorno desintegrador infantil.- Se caracteriza por una grave regresión en las aptitudes del niño, en todas las áreas, antes de cumplir 3 años de edad.

trastorno generalizado del crecimiento.- Se conoce con este nombre a un grupo de padecimientos que se caracterizan por las dificultades con el lenguaje y la interacción social, incluyendo el autismo.

trastorno generalizado del crecimiento no especificado.- Diagnóstico formulado si el niño muestra algunos de los síntomas (no todos) del autismo.

trastorno semántico-pragmático del lenguaje.- Diagnóstico formulado cuando el niño muestra dificultades para comprender el significado de las palabras y utilizar el lenguaje en situaciones de convivencia social.

trauma cerebral.- Cualquier daño repentino al cerebro después del nacimiento.

vocabulario.- Palabras.

Bibliografía

ANDERSON, Winifred; CHITWOOD, Stephen y HAYDEN, Deidre.- *Negotiating the Special Education Maze: A Guide for Parents and Teachers.* Woodline House. Rockville, Md., 1990.

ASOCIACIÓN PSIQUIÁTRICA AMERICANA *(AMERICAN PSY-CHIATRIC ASSOCIATION, APA).- Diagnostic and Statistical Manual of Mental Disorders.* (DSM-IV). 4a. ed., American Psychiatric Association, Washington, D. C., 1994.

ASOCIACIÓN AMERICANA DEL HABLA, LENGUAJE Y AUDICIÓN *(AMERICAN SPEECH-LANGUAGE-HEARING ASSO-CIATION).-* "Guidelines for Caseload Size and Speech-Language Service Delivery in the Schools", en *ASHA: Suplemento* No. 10, 35. 1993. pp. 33-39.

ASOCIACIÓN AMERICANA DEL HABLA, LENGUAJE Y AUDICIÓN *(AMERICAN SPEECH-LANGUAGE-HEARING ASSO-CIATION).- Final Regulations to Part B of IDEA '97 Take Effect May 11.* American Speech-Language-Hearing Association. Rockville, Md., 1999.

ATWOOD, Tony.- *Asperger's Syndrome: A Guide for Parents and Professionals.* Ed.: Jessica Kingsley. Londres, Inglaterra, 1998.

BICKLEN, Douglas.- "Typing to Talk: Facilitated Communication", en *American Journal of Speech-Language Pathology,* No. 1 (1), 1992. pp. 15-27.

BISHOP, D. V. M.; CARLYON, R. P. y BISHOP, S. J.- "Auditory Temporal Processing Impairment: Neither Necessary nor Sufficient for Causing Language Impairment in Children", en *Journal of Speech, Language, and Hearing Research,* No. 42, 1999. pp. 1925-1310.

BLOSSER, Jean L. y DePOMPEI, Roberta.- "The Head-Injured Student Returns to School: Recognizing and Treating Deficits", en *Topics in Language Disorders* No. 9 (2), 1989. pp. 67-78.

BOONE, Daniel R.- *The Voice and Voice Therapy.* Prentice Hall, 3a. ed. Englewood Cliffs, N.J., 1983.

BROOKS, Mary.- *Your Child's Speech and Language: Guidelines for Parents.* Pro-Ed. Austin, Tex., 1978.

CACACE, A. y McFARLAND, D.- "Central Auditory Processing Disorder in School-Aged Children: A Critical Review", en *Journal of Speech, Language, and Hearing Research,* No. 41, 1998. pp. 355-373.

CONTURE, Edward, ed.- *Stuttering and Your Child: Questions and Answers.* Fundación Americana del Habla *(Speech Foundation of America).* Memphis, Tenn., 1989.

COSTELLO, Janis y HOLLAND, Audrey.- *Handbook of Speech and Language Disorders.* College-Hill Press. Londres, Inglaterra, 1986.

FOWLER, Mary.- *C.H.A.D.D. Educators Manual: An In-Depth Look at Attention Deficit Disorders from an Educational Perspective.* C.H.A.D.D. Plantation, Fla., 1992.

FRIEL-PATTI, S.- "Clinical Decision-making in the Assessment and Intervention of Central Auditory Processing Disorders" en *Language, Speech, and Hearing Services in Schools,* No. 30, 1999. pp. 345-352.

FRIEL-PATTI, Sandy, y FINITZO, Terese.- "Language Learning in a Prospective Study of Otitits Media with Effusion in the First Two Years of Life", en *Journal of Speech and Hearing Research,* No. 33, 1990. pp. 188-794.

GARRARD, Kay Russell y CLARK, Bertha Smith.- "Otitis media: The Role of the Speech and Language Pathologists" en *ASHA* No. 27 (7), 1985. pp. 35-39.

GEFFNER, Dona; WYNNE, Michael K. y Hodson, Barbara.- "Identification and Remediation of Central Auditory Processing Disorders". Conferencia del Seminario de Primavera de CSHA en San Diego, Calif., 2000.

GERBER, Adele y BRYEN, Diane N.- *Guide to Language and Learning Disabilities.* ECL. Phoenix, Ariz, 1981.

GIDDAN, Jane J.- "School Children with Emotional Problems and Communication Deficits: Implications for Speech-Language Pathologists" en *Language, Speech and Hearing Services in Schools* No. 1, 1991. pp. 291-295.

GOLDBERGER, Jeanne M.- *Tonge Thrust Correction.* Interstate Printers & Publishers. Danville, Ill, 1978.

GORDON, Pearl A. y LUPER, Harold L.- "The Early Identification of Beginning Stuttering II: Problems" en *American Journal of Speech-Language Pathology: A Journal of Clinical Practice*, No. 1, 1992. pp. 49-55.

GRAVEL, Judith S. y WALLACE, Ina F.- "Listening and Language at Four Years of Age: Effect of Early Otitis Media" en *Journal of Speech and Hearing Research*, No. 35, 1992. pp. 588-595.

GREENSPAN, S. I. y WIEDER, S.- *The Child with Special Needs: Encouraging Intelectual and Emotional Growth.* Addison-Wesley. Reading, Mass., 1998.

HALL, Joseph W. y GROSE, John H.- "The Effect of Otitis Media with Effusion on the Masking-Level Difference and the Auditory Brainstem Response" en *Journal of Speech and Hearing Research* No. 36, 1993. pp. 210-217.

HAMAGUCHI, Patricia McAleer.- *Helping Your Child Learn to Listen. Parent Articles 2.* The Psychological Corporation. San Antonio, Tex., 1995.

HAMAGUCHI, Patricia McAleer.- *It's Time to Listen: A Program for Children with Listening Problems.* The Psychological Corporation. San Antonio, Tex., 1995.

HASENSTAB, M. Suzanne.- *Language Learning and Otitis Media.* College-Hill Press. Londres, Inglaterra, 1987.

INGHAM, Janis Costello y RILEY, Glyndon.- "Guidelines for Documentation of Treatment Efficacy for Young Children Who Stutter" en *Journal of Speech, Language and Hearing Research* No. 41, 1998. pp. 753-771.

JANSY, J. y De HIRSCH, K.- *Preventing Reading Failure.* Harper & Row, Nueva York, 1993.

JANZEN, Janice E.- *Understanding the Nature of Autism: A Practical Guide.* Therapy Skill Builders. San Antonio, Tex., 1996.

KEITH, Robert W.- *Auditory and Language Disorders in Children.* College-Hill Press. Londres, Inglaterra, 1981.

KEITH, Robert W.- "Clinical Issues in Central Auditory Processing Disorders" en *Language, Speech and Hearing Services in Schools* No. 30, 1999. pp. 339-344.

KIDD, K. K.- "A Genetic Perspective on Stuttering" en *Journal of Fluency Disorders* No. 2, 1977. pp. 259-269.

LEWIS, Barbara y FREEBAIRN, Lisa.- "Residual Effects of Preschool Phonology Disorders in Grade School, Adolescence and Adulthood" en *Journal of Speech and Hearing Research* No. 35, 1992. pp. 819-831.

MACK, Alison E. y WARR-LEEPER, Genese A.- "Language Abilities in Boys with Chronic Behavior Disorders" en *Language, Speech and Hearing Services in Schools* No. 23, 1992. pp. 214-223.

MARCOS, Kathleen.- *Why, How and When Should My Child Learn a Second Language?* Ed.: ERIC Clearinghouse on Languages and Linguistics. Washington, D. C., 1999.

MYER, Charles M. Ill.- "Fluctuating Hearing Loss in Children" en *American Journal of Audiology: A Journal of Clinical Practice.* No. 1, 1992. pp. 25-26.

NITTROUER, S.- "Do Temporal Processing Deficits Cause Phonological Processing Problems?" en *Journal of Speech, Language and Hearing Research* No. 42, 1999. pp. 925-942.

ONSLOW, Mark.- "Identification of Early Stuttering: Issues and Suggested Strategies" en *American Journal of Speech-Language Pathology: A Journal of Clinical Practice.* No. 1, 1992. pp. 21-27.

ONSLOW, Mark; COSTA, Leanne y RUE, Stepehen.- "Direct Early Intervention with Stuttering: Some Preliminary Data" en *Journal of Speech and Hearing Disorders* No. 55, 1990. pp. 405-416.

OWENS, Robert E. Jr.- *Language Development.* Ed.: Merrill. Columbus, Ohio, 1988.

OYER, Herbert J.; CROWE, Barbara y HAAS, William H.- *Speech, Language and Hearing Disorders: A Guide for the Teacher.* Ed.: Allyn & Bacon. Needham, Mass., 1987.

PRIZANT, Barry M.- "Enhancing Communicative and Socioemotional Competence in Young Children with Autism Spectrum Disorders" en el Seminario celebrado en San Francisco el 23 de septiembre de 1999.

PRIZANT, Barry M.; AUDET, Lisa R.; BURKE, Grace M.; HUMMEL, Lauren J.; MAHER, Suzanne R. y THEADORE, Geraldine.- "Communication Disorders and Emotional/Behavioral Disorders in Children and Adolescents" en *Journal of Speech and Hearing Disorders* No. 55, 1990. pp. 179-192.

PUESCHEL, Siegfried.- *A Parent's Guide to Down Syndrome.* Ed.: Paul H. Brookes. Baltimore, 1990.

RICE, Mabel L.; SELL, Marie A. y HANDLEY, Pamela A.- "Social Interactions of Speech-and-Language-Impaired Children" en *Journal of Speech and Hearing Research* No. 34, 1991. pp. 1299-1307.

RICHARD, Gail J. y HOGE, Debra Reichert.- *The Source of Syndromes.* LinguiSystems. East Moline, Ill, 1999.

RIMLAND, Bernard.- "Secretin Update, December 1999: The Safety Issue" en *Autism Research Review International,* 1999.

ROBERTS, Joanne E.; BURCHINAL, Margaret R.; DAVIS, Brenda P.; COLLIER, Albert M. y HENDERSON, Frederick W.- "Otitis Media in Early Childhood and Later Language" en *Journal of Speech and Hearing Research* No. 34, 1991. pp. 1158-1168.

SEIFERT, Holly y SCHWARTZ, Ilsa.- "Treatment Effectiveness of Large Group Basic Concept Instruction with Head Start Students" en *Language, Speech and Hearing Services in Schools* No. 22, 1991. pp. 60-64.

SHRIBERT, Lawrence D.; FRIEL-PATTI, Sandy; FLIPSEN, Peter Jr. y BROWN, Roger L.- "Otitis Media, Fluctuant Hearing Loss and Speech-Language Outcomes: A Preliminary Structural Equation Model" en *Journal of Speech, Language and Hearing Research* No. 43, 2000. pp. 100-120.

SLOAN, Christine.- *Treating Auditory Processing Difficulties in Children.* College-Hill Press. Londres, Inglaterra, 1986.

SMOSKI, Walter J.; BRUNT, Michael A. y TANAHILL, Curtis.- "Listening Characteristics of Children with Central Auditory Processing Disorders" en *Language, Speech and Hearing Services in Schools,* No. 23, 1992. pp. 145-152.

SNYDER, Lynn S. y DOWNEY, Doris M.- "The Language-Reading Relationship in Normal and Reading Disabled Children" en *Journal of Speech and Hearing Research,* No. 34, 1991. pp. 129-140.

SNYDER-McLEAN, L. y McLEAN J.- "Effectiveness of Early Intervention for Children with Language and Communication Disorders". Tomado de GUARALNICK M. y BENNET J., editores, *The Effectiveness of Early Intervention for At-Risk and Handicapped Children,* Academic Press. Orlando, Fla., 1987. pp. 213-274.

DEPARTAMENTO DE EDUCACIÓN, ESTADO DE CONNECTI-CUT.- *Guidelines for Speech and Language Programs.* Hartford, Conn., 1993.

STEDMAN, Donald J.- "The Essential Value of Early Education" en *National Student Speech Language Hearing Association Journal* No. 17, 1989-90. pp. 29-38.

SWANK, Linda K. y CATTS, Hugh W.- "Phonological Awareness and Written Word Decoding" en *Language, Speech and Hearing Services in Schools,* No. 25, 1994. pp. 9-14.

TALLAL, Paula.- "Rapid Auditory Processing in Normal and Disordered Language Development" en *Journal of Speech and Hearing Research,* No. 19, 1976. pp. 561-571.

TROMBLIN, J. Bruce; HARDY, James C. y HEIN, Herman A.- "Predicting Poor Communication Status in Preschool Children Using Risk Factors Present at Birth" en *Journal of Speech and Hearing Research* No. 34, 1991. pp. 1096-1105.

TRACE, Robert.- "Early Intervention Is the Key" en *Advance,* 4 de mayo de 1992.

DEPARTAMENTO DE EDUCACIÓN DE EE.UU.- *Implementation of the Individuals with Disabilities Education Act.*, XX Informe Anual al Congreso, Resumen Ejecutivo. Washington, D. C., 1998.

VAN RIPER, Charles.- *Speech Correction: Principles and Methods.* Prentice-Hall. Englewood Cliffs, N.J., 1978.

WALLACH, Geraldine P. y MILLER, Lynda.- *Language Intervention and Academic Success.* College-Hill Press. Londres, Inglaterra, 1988.

WARREN, S. y KAISER, A.- "Research in Early Language Intervention". Tomado de ODOM, S. y KARNES, M., editores, *Early Intervention for Infants and Children with Handicaps: An Empirical Base.* Ed.: Paul H. Brookes. Baltimore, 1988. pp. 89-108.

WHITEHURST, Grover J; ARNOLD, David S.; SMITH, Meagan; FISCHEL, Janet E.; LONIGAN, Christopher J. y VALDEZ-MENCHACA, Marta C.- "Family History in Developmental Expressive Language Delay". *Journal of Speech and Hearing Research* No. 34, 1991. pp. 1150-1157.

WILCOX, Jeanne M. y CASWELL, Susan B.- "Early Language Intervention: A Comparison of Classroom and Individual Treatment" en *American Journal of Speech-Language Pathology* No. 1, 1991. pp. 49-62.

Cómo ayudar a los niños con problemas de lenguaje y auditivos se terminó de imprimir en octubre de 2002, en Litográfica Ingramex, S.A. de C.V. Centeno No. 162, col. Granjas Esmeralda, C.P. 09810, México, D.F.